Nicole Wake

3D Printing for the Radiologist

医学影像与 3D 打印

主　编　〔美〕尼克尔·维克

主　译　郑建军　李珍珠　张景峰

天 津 出 版 传 媒 集 团

◆ 天津科技翻译出版有限公司

著作权合同登记号:图字:02-2024-009

图书在版编目(CIP)数据

医学影像与 3D 打印 / (美)尼克尔·维克
(Nicole Wake)主编;郑建军,李珍珠,张景峰主译.
天津:天津科技翻译出版有限公司, 2025.2. --ISBN
978-7-5433-4504-1

Ⅰ. R

中国国家版本馆 CIP 数据核字第 2024YD1262 号

Elsevier (Singapore) Pte Ltd.
3 Killiney Road, #08-01 Winsland House I, Singapore 239519
Tel: (65)6349-0200; Fax: (65)6733-1817

This Translation of 3D Printing for the Radiologist by Nicole Wake was undertaken by Tianjin Science & Technology Translation & Publishing Co., Ltd. and is published by arrangement with Elsevier (Singapore) Pte Ltd.

3D Printing for the Radiologist by Nicole Wake 由天津科技翻译出版有限公司进行翻译,天津科技翻译出版有限公司与爱思唯尔(新加坡)私人有限公司的协议约定出版。

医学影像与 3D 打印(郑建军 李珍珠 张景峰主译)

ISBN: 9787543345041

注　意

本译本由天津科技翻译出版有限公司独立完成。相关从业及研究人员必须凭借其自身经验和知识对文中描述的信息数据、方法策略、搭配组合、实验操作进行评估和使用。由于医学科学发展迅速,临床诊断和给药剂量尤其需要经过独立验证。在法律允许的最大范围内,爱思唯尔、译文的原文作者、原文编辑及原文内容提供者均不对译文或因产品责任、疏忽或其他操作造成的人身及(或)财产伤害及(或)损失承担责任,亦不对由于使用文中提到的方法、产品、说明或思想而导致的人身及(或)财产伤害及(或)损失承担责任。

中文简体字版权属天津科技翻译出版有限公司。

授权单位:Elsevier (Singapore) Pte Ltd.
出　　版:天津科技翻译出版有限公司
出 版 人:方　艳
地　　址:天津市和平区西康路 35 号
邮政编码:300051
电　　话:(022)87894896
传　　真:(022)87893237
网　　址:www.tsttpc.com
印　　刷:天津新华印务有限公司
发　　行:全国新华书店
版本记录:889mm×1194mm　16 开本　12 印张　220 千字
　　　　　2025 年 2 月第 1 版　2025 年 2 月第 1 次印刷
　　　　　定价:118.00 元

(如发现印装问题,可与出版社调换)

译者名单

主　译　郑建军　李珍珠　张景峰

副主译　李泽福　陈　斌

译　者　(按姓氏汉语拼音排序)

蔡楚逸	宁波市第二医院
曹玉福	鹤岗市人民医院
陈　斌	宁波市第二医院
陈　海	宁波市第二医院
陈国平	宁波市第二医院
戴　琦	宁波市第二医院
丁向前	山东大学齐鲁医院
董丹妮	宁波市第二医院
杜昌旺	西安交通大学第一附属医院
段德胜	安阳市第三人民医院
李爱静	宁波市第二医院
李泽福	滨州医学院附属医院
李珍珠	宁波市第二医院
潘春树	宁波市第二医院
徐　涛	上海长征医院
杨　俊	宁波市第二医院
翟春丽	宁波市第二医院
张景峰	宁波市第二医院
张雨瑶	宁波市第二医院
郑林益	宁波市第二医院
郑建军	宁波市第二医院

编者名单

Amy E. Alexander, BME, MS
Senior Biomedical Engineer
Anatomic Modeling Unit
Department of Radiology
Mayo Clinic
Rochester, MN, United States

Alejandro Amor-Coarasa, PhD
Assistant Professor of Radiology (Nuclear Medicine)
Director Radiochemistry Lab
Department of Radiology
Montefiore Medical Center
Albert Einstein College of Medicine
Bronx, NY, United States

Louisa Bokacheva, PhD
Science Communications Specialist
Department of Radiology
NYU Langone Health
NYU Grossman School of Medicine
New York, NY, United States

Ryan Brown, PhD
Associate Professor
Center for Advanced Imaging
    Innovation and Research (CAI^{2}R)
Bernard and Irene Schwartz
    Center for Biomedical Imaging
Department of Radiology
NYU Langone Health
NYU Grossman School of Medicine
New York, NY, United States

Judah Burns, MD
Associate Professor
Department of Radiology
Montefiore Medical Center
Albert Einstein College of Medicine
Bronx, NY, United States

Jingyun Chen, PhD
Research Assistant Professor
Department of Neurology
NYU Langone Health
NYU Grossman School of Medicine
New York, NY, United States

Andy Christensen, BS, FSME
Adjunct Professor
Department of Radiology
University of Ottawa
Ottawa, ON, Canada

President
Somaden LLC
Littleton, CO, United States

Christopher M. Collins, PhD
Professor
Center for Advanced Imaging
    Innovation and Research (CAI^{2}R)
Bernard and Irene Schwartz
    Center for Biomedical Imaging
Department of Radiology
NYU Langone Health
NYU Grossman School of Medicine
New York, NY, United States

Pamela DuPré, MMP
Physicist
Department of Radiation Oncology
Inova Schar Cancer Institute
Fairfax, VA, United States

Lee Goddard, MPhys
Physicist
Department of Radiation Oncology
Montefiore Medical Center
Bronx, NY, United States

Yu-Hui Huang, MD, MS
Department of Radiology
University of Minnesota
Minneapolis, MN, United States

Carlotta Ianniello, MS
PhD Candidate
Center for Advanced Imaging
    Innovation and Research (CAI^{2}R)
Bernard and Irene Schwartz
    Center for Biomedical Imaging
Department of Radiology
NYU Langone Health
NYU Grossman School of Medicine
New York, NY, United States

Adam E. Jakus, PhD
Co-Founder & Chief Technology Officer
Dimension Inx Corp.
Chicago, IL, United States

Benjamin Johnson, BS
Director of Product Development
3D Systems Healthcare
Littleton, CO, United States

Shuai Leng, PhD, FAAPM
Professor
Division of Medical Physics
Department of Radiology
Mayo Clinic
Rochester, MN, United States

Peter Liacouras, PhD
Director of Services
3D Medical Applications Center
Department of Radiology
Walter Reed National Military Medical Center
Bethesda, MD, United States

Assistant Professor
Radiology and Radiological Services
Naval Postgraduate Dental School
Uniform Services University of the Health Sciences
Bethesda, MD, United States

Mohammad Mansouri, MD
Radiology Resident
Department of Radiology
Montefiore Medical Center
Albert Einstein College of Medicine
Bronx, NY, United States

Jane M. Matsumoto, MD
Staff Radiologist
Pediatric Radiology
Bioinformatics
Department of Radiology
Mayo Clinic
Rochester, MN, United States

Kiaran P. McGee, PhD
Consultant
Department of Radiology
Professor of Medical Physics
Assistant Professor of Biomedical Engineering
Mayo Clinic
Rochester, MN, United States

Jonathan M. Morris, MD
Assistant Professor of Neuroradiology
Director of Anatomic Modeling Lab
Department of Radiology
Mayo Clinic and Foundation
Mayo Clinic
Rochester, MN, United States

R. Ross Reichard, MD
Medical Director
Forensic Autopsy Services
Department of Anatomic Pathology
Mayo Clinic
Rochester, MN, United States

Sarah Rimini, BS, RT(R) (MR) (ARRT)
Program Director
Radiology 3D Lab
Geisinger Health
Danville, PA, United States

Fraser Robb, PhD
Chief Technology Leader
MRI Business
GE Healthcare, Inc
Aurora, OH, United States

Henry Rusinek, PhD
Professor
Department of Radiology
NYU Langone Health
NYU Grossman School of Medicine
New York, NY, United States

Jana Vincent, PhD
Senior RF Engineer
GE Healthcare, Inc
Aurora, OH, United States

Nicole Wake, PhD
Assistant Professor of Radiology
3D Imaging Lab Director
Department of Radiology
Montefiore Medical Center
Albert Einstein College of Medicine
Bronx, NY, United States

Adjunct Instructor,
Center for Advanced Imaging
    Innovation and Research (CAI^{2}R)
Bernard and Irene Schwartz
    Center for Biomedical Imaging
Department of Radiology
NYU Langone Health
NYU Grossman School of Medicine
New York, NY, United States

Kenneth C. Wang, MD, PhD
Staff Radiologist
Imaging Service
Baltimore VA Medical Center
Baltimore, MD, United States

Adjunct Assistant Professor
Department of Diagnostic Radiology and
    Nuclear Medicine
University of Maryland
School of Medicine
Baltimore, MD, United States

Kapil Wattamwar, MD
Resident Physician
Department of Radiology
Montefiore Medical Center
New York, NY, United States

中文版前言

随着三维(3D)打印技术的飞速发展,其在医学领域的应用日益广泛,成为医学影像学不可或缺的辅助工具。《医学影像与 3D 打印》由美国 Montefiore 医疗中心放射科 Nicole Wake 博士精心编撰。本书汇集了 3D 打印技术在医学中的前沿应用,为临床医生提供了宝贵的参考资料。

自 20 世纪 80 年代以来,3D 打印技术已逐渐为众多行业提供个性化的定制服务,包括航空航天、汽车制造、消费品、工业产品和医疗保健。与传统技术相比,3D 打印因其高效、灵活且可快速定制的特点,成为具有强大生命力的制造技术。目前,全球范围内有数千台 3D 打印机在运行,既有成本低廉的桌面机型,也有高端的工业机型。

在医学领域,根据患者个体化的医学影像数据可以轻松创建 3D 打印解剖模型。3D 打印解剖模型可以提供视觉和触觉反馈,显著增强了临床从业者对复杂解剖结构的理解。3D 打印解剖模型在医疗领域中有多种应用,包括手术规划、术中引导、患者沟通和医学教育。3D 打印在医学领域的应用最终会提高患者的诊治质量。

本书针对放射科医师和技师,从医学影像学开始,阐述了 3D 打印在临床上多个方向的应用。例如,书中详细描述了如何根据医学影像数据创建 3D 打印解剖模型和利用计算机辅助设计(CAD)设计手术工具。此外,书中还特别强调了当下 3D 打印在医学领域中应用所面临的困境,如医保报销政策、监管困难等。

本书不仅是帮助放射科医师和医学生了解 3D 打印技术在医学领域应用的重要参考书籍,也是帮助医疗工作者利用 3D 打印技术进行手术规划、提高与患者沟通效率的实用手册。相信随着 3D 打印技术在医学领域应用的不断深入,本书将为推动医学发展做出积极贡献。

在翻译本书的过程中,我们严格遵循原著的风格,组织了在临床一线工作的放射科医师、技师、研究生、外科医师和众多拥有 3D 打印经验的医学教授进行反复审校,力求将原著内容准确、生动地传递给读者。在本书即将面世之际,特别感谢参与翻译工作的各位同仁的辛勤劳动。尽管我们力求完美,但疏漏之处在所难免,我们真诚地希望读者提出宝贵的意见和建议,以促进我们不断进步。

前　言

自 20 世纪 80 年代 3D 打印技术被发明以来,其已被广泛应用于航空航天、汽车、消费品、工业品和医疗保健等领域。与传统的制造技术相比,3D 打印技术更高效,可以轻松地打印定制产品,而且设计更加灵活、方便,所需的时间也显著缩短。如今,全球有数千台 3D 打印机在运作,包括低成本的桌面机型和高端的工业机型。

目前,越来越多基于患者影像数据的个体化 3D 打印解剖模型被应用于临床医学领域。3D 打印模型通过提供触觉反馈来帮助医生和患者理解复杂解剖结构,从而扩展了传统二维(2D)屏幕上 3D 医学图像可视化的能力。3D 打印解剖模型可应用于医疗领域的许多方面,包括术前手术计划的制订、术中指导、患者沟通、培训教育,这些都有助于提高对患者的管理水平。

根据医学影像数据创建 3D 打印模型是一个复杂的过程,涉及对原始影像数据的处理,构建个体化解剖结构模型。然后,根据选定的数据对 3D 打印进行优化。作为 3D 打印解剖模型的扩展,这些数据可被用于创建直接用于手术的解剖导航器。同样的方法也可用于创建个体化植入物。然而,由于目前医院的高风险打印设备存在监管问题,本书对此不进行详细讨论。

本书介绍了 3D 打印在医学领域的应用现状与未来发展。书中详细论述了利用医学图像创建 3D 打印模型的方法,尤其是在放射科的应用。此外,还介绍了 3D 打印在介入放射学、核医学和放射治疗等临床领域的应用。本书旨在帮助读者理解创建医学模型的整个工作流程,了解 3D 打印在医学影像学中的应用,并对 3D 打印在医学影像学和医学中的未来发展进行展望。

致　谢

　　感谢各位编者的努力和付出，本书才得以顺利出版。同时，特别感谢本书的编辑 Samuel Young 和项目策划经理 Niranjan Bhaskaran，感谢他们的耐心指导和帮助。

目 录

共同交流探讨
提升专业能力

▪▪ 智能阅读向导为您严选以下专属服务 ▪▪

【推荐书单】　　　推荐专业好书，助您精进
　　　　　　　　　专业知识。

【读者社群】　　　与书友分享阅读心得，交流
　　　　　　　　　探讨专业知识与经验。

 操作步骤指南

微信扫码直接使用资源，无需额
外下载任何软件。如需重复使用
可再扫码，或将需要多次使用的
资源、工具、服务等添加到微信
"收藏"功能。

扫码添加
智能阅读向导

第 1 章

医学 3D 打印简史

Andy Christensen

引言

3D 打印技术已有 30 多年的历史，在许多医疗领域中的应用已经非常成熟。尽管如此，许多医疗领域的人士仍惊讶地发现，3D 打印可以持续给医疗服务带来全新的变革。本章并非全面阐述医学 3D 打印的历史，而是旨在介绍一些重要的里程碑，这些里程碑使医学 3D 打印技术发展到今天的技术水平。

很多 3D 打印在医学中的应用是围绕着"手术个体化"展开的，这个思想可以说是"一贯始终"。个体化手术通常依赖于医学影像数据，唯有如此才能使治疗真正适合每例患者。3D 打印可以灵活处理复杂的设计，从而制造出复杂的导板、逼真的医学模型和多样化的植入物，因此，成为支持个体化手术的最佳选择。如果把医学 3D 打印技术比作工具箱，那么许多工程师、外科医生和其他领域人士都为其中工具的创造贡献了自己的力量。随着时间的推移，工具箱通过软件工具、硬件工具、材料工具和组合这些工具的工作流程不断扩展，以特定方式解决特定的临床问题。3D 打印已经显著改变了医学的几个关键领域，包括颅面外科手术和骨科手术等。

20 世纪 80 年代——3D 打印的先驱工作和医学领域早期探索

关于个体化手术的大部分工作都始于医学影像

技术，如计算机断层扫描（CT）或磁共振成像（MRI）。1967 年，CT 扫描仪问世，其可以获取容积数据，并通过密度感知不同体素的位置分布。传统的 X 线成像将 3D 数据（来自患者）压缩成一个 2D 平面图像。MRI 在 20 世纪 80 年代商业化，并且比 CT 的软组织成像效果更好（有关医学影像的更多信息见第 2 章）。

在 20 世纪 80 年代初期，Hideo Kodama（日本）和 Chuck Hull（美国）开始独立开展第一次 3D 打印技术研究，该技术后来被称为光固化成型。1987 年，Hull 发布第一项美国专利，第一家 3D 打印公司（3D Systems，南卡罗来纳州，罗克希尔）成立，主要销售 3D 打印机，当时被称为快速成型制造领域。有人可能认为，1987 年是 3D 打印在医学领域应用的开始，但实际上，这一领域关键技术的实现可以追溯到 1981 年。

1981 年，颅面外科医生 Jeffrey Marsh 和放射科医生 Michael Vannier 均为华盛顿大学医学院（密苏里州，圣路易斯）的医生，与工程师 James Warren（McDonnell Douglas，密苏里州，圣路易斯）一起研究解剖学建模的概念。目标是利用 CT 扫描的断层数据复制个体材料的切片，并组装形成 3D 对象。McDonnell Douglas 为航空航天领域的公司，使用许多高性能材料，包括钛。一种名为阈值法的图像后处理技术（见第 3 章）被用于描述 CT 扫描中骨的胡氏单位（HU，灰度强度的度量），可为骨结构创建单独的数据切片。该技术首先用于模拟 1 例患有大型额鼻脑膜瘤的男性患儿。从分段的 CT 断层图像中提取的数字文件被传输到铣削机中,该机器追踪这些切片,并将它们转换为与 CT 扫描层相同厚度的钛。当这些切片被组装和堆叠时,就会形成患儿骨结构的同比例模型,该模型可以明确显示其左眶上方的骨穿孔。这项工作持续到 1982 年,并使用丙烯酸板代替钛。由于缺乏资金,该工作在 1982 年停止,但部分模型仍然完好无损。Marsh 和 Vannier 在 20 世纪 80 年代初期发表了一篇关于 3D 成像的论文,出版了一本著作,但论文中只是简单提及了他们的物理建模工作(图 1.1 和图 1.2)。

同样在 1981 年,德国基尔的物理学家 F. Brix 开始研究利用从 CT 扫描获得的人体外形,将它们使用不同的材料切割出来,用作放疗补偿器。这项工作也启发了基尔的其他研究者,包括 Ulrich Kliegis,他通过铣削实心泡沫块创建解剖模型。Kliegis 创立了 MEK/Endoplan 公司(德国,基尔),提供解剖模型服务,并将解剖建模系统商业化,甚至带到 20 世纪 80 年代中期的北美放射学会(RSNA)年会上展示。这个

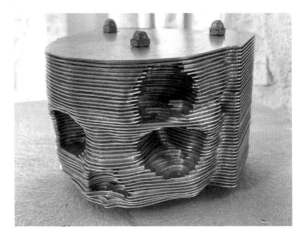

图 1.2　1981 年创建的模型的近距离视图。该模型是通过铣削钛金属的单个切片以匹配 CT 断层图像,并将各个切片堆叠起来形成 3D 模型。

概念超前于其时代,商业化缓慢,但是在 20 世纪 80 年代后,Kliegis 和基尔小组的工作仍在推进。许多著名的颌面外科医生在 20 世纪 80 年代在基尔接受培训,随后将解剖建模的概念带到瑞士（J. Thomas Lambrecht）和奥地利（Rolf Ewers）,继续发展成熟。Lambrecht 于 1996 年出版的书中收录了来自 20 世纪 80 年代后期至 20 世纪 90 年代初期的临床病例,被许多人认为是早期口腔颌面外科应用的权威性著作(图 1.3)。

1984 年,加利福尼亚大学洛杉矶分校(UCLA)的放射学系中,一位名为 Nicholas Mankovich 的物理学家正在努力解决解剖模型的一些问题。他和他的团队采用了类似于圣路易斯团队的方法,通过铣削 CT 扫描的单个切片并将其堆叠起来,创建了等比例的 3D 解剖模型。最初的临床需求是模拟需要颅骨重建的颅骨缺陷患者的骨结构。该团队与著名口腔面部修复专家 John Beumer 博士合作创建了模型,以帮助设计与患者匹配的颅骨植入物,即颅骨成形术。这项工作持续到 1988 年,当时 Mankovich 与 3D Systems 的 Chuck Hull 和 Scott Turner 合作,创建了第一个 3D 打印解剖模型,采用立体光刻技术制作。结果证明立体光刻的概念可行并可以达到所需的准确度,之后 UCLA 团队放弃了早期的堆叠方法,转而采用更强大和精确的立体光刻技术。

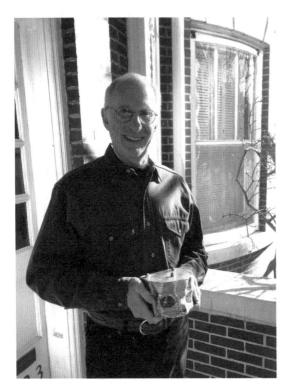

图 1.1　Jeffrey Marsh 与最早的已知解剖模型。该模型是根据医学影像数据创建的。该模型为患左眶上方大型脑膨出的年轻患者。

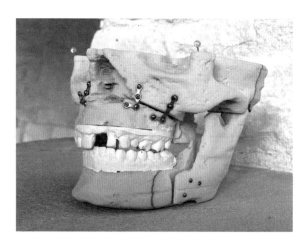

图 1.3　J. Thomas Lambrecht 使用的模型,其中包括患者牙齿的集成牙模,用于制订颌外科手术计划。该模型由德国基尔的 Ulrich Kliegis 用轻质泡沫材料铣削而成。

1982 年,David White 获得了一项关于解剖模型的技术专利,该技术主要用于使用减法、铣削技术创建定制植入物。CEMAX(加利福尼亚州,费利蒙)于 1985 年获得了这项专利,并用它开展解剖模型服务业务,为需要这些模型来制订手术计划或设计患者匹配植入物的外科医生和医疗器械公司提供服务。其中一位用户是 William Binder 博士和 Implantech Associates(加利福尼亚州,文图拉)。Implantech 率先采用 CT 成像技术制作与患者匹配的硅胶面部和肢体假体。

20 世纪 80 年代至 90 年代初,Techmedica(加利福尼亚州,卡马里罗)推出了另一种与 White 竞争的技术。按照现今的标准,这些模型质量较差,但当时解剖模型的精度已经达到临床标准。通过示踪剂将比例为 1:1 的 CT 图像追踪到丙烯酸板上,然后将它们堆叠在一起,沿着外部轮廓用黏土覆盖,再用于制作解剖模型。Techmedica 的技术主要用于大型骨肿瘤重建、四肢重建和复杂关节修复病例。Techmedica 后来被出售给 Intermedics Orthopedics (得克萨斯州,奥斯汀),但至少还有一种产品是从 Techmedica 时代留下来的,即与患者匹配的颞下颌关节全关节置换,现在由 TMJ Concepts(加利福尼亚州,文图拉)销售。

20 世纪 90 年代——3D 打印解剖模型和个体化植入物

Fried Vancraen 和他的公司 Materialise(比利时,鲁汶)从 1990 年开始在这个行业发挥重要作用,正是在这一年,Materialise 公司成立。Vancraen 对于使用 SLA-250(3D Systems,南卡罗来纳州,罗克希尔)进行解剖模型的 3D 打印非常感兴趣,并于 1990 年 11 月通过立体光刻制造了第一个解剖模型。Vancraen 很快发现,转换当时的专有文件格式的软件非常难用。为了改进这个流程,Materialise 公司开发了交互式医学影像控制系统(Mimics)软件,该软件创建于 1991 年,并于 1992 年开始商业化。这个软件为 Materialise 和其他公司提供了开展服务业务的途径。Vancraen 在发起并领导 Phidias 项目方面发挥了重要作用,该项目旨在研究 3D 打印解剖模型与静态 3D 虚拟图像的临床效益对比。Phidias 项目由欧洲放射科医生运营,从 1992 年持续到 1995 年,之后还有相关数据报告。这个项目在收集数据以支持 3D 打印解剖模型的报销方面处于非常前沿的水平。Phidias 项目的一个重要贡献是开发出了一种首创的立体光刻材料,该材料通过过度硬化感兴趣区域,使其选择性地染色,并具有生物相容性。该材料是由 Materialise 和 Zeneca Specialties(英国,伦敦)共同开发的,并且可以使用第二种颜色(红色)突出显示解剖模型中的特定结构。这种材料由 Zeneca 销售,后来转让给了 Huntsman(得克萨斯州,伍德兰),Huntsman 于 2011 年被 3D Systems 收购,并纳入其立体光刻材料产品组合中。这种材料现在仍然在全球范围内被广泛使用。

3C Design(由 RW Christensen、DC Chase 和 D Crook 创立)于 1992 年在得克萨斯州达拉斯成立,主要研究立体光刻技术在航空航天、工业和医学领域的应用。1995 年,该公司解散,随后经过改组,在科罗拉多州戈尔登创立了 Medical Modeling 公司,利用同样的技术继续开展业务。最初,该公司的技术应用范围仅局限于术前解剖模型,以协助进行颞下颌关节全关节置换,但很快就扩展到为许多手术和临床需求提供服务。2000年，自1996年以来一直在Medical Modeling公司工作的Andy Christensen购买了该公司，并继续推进其服务和工作流程开发，以支持3D打印在医学方面的应用。具体包括解剖建模、个体化植入物设计、虚拟手术计划，以及最终用于植入物生产的金属添加材料。

1994年，借鉴Mankovich、Beumer等人的工作，神经外科医生Pawl D'Urso成立了Anatomics公司（澳大利亚，墨尔本），主要研究解剖建模和患者匹配的颅骨成形植入物。D'Urso和他的团队后来在1999年发表了一篇开创性的论文，介绍了一项关于3D打印解剖模型的前瞻性临床试验。该试验结果显示，3D打印解剖模型对于外科医生、患者和医院都有益处。

3D打印机制造商开始注意到这个新兴市场，在1996年，另一家重要的3D打印机和材料企业——Stratasys公司（明尼苏达州，伊登普雷利）采取了重大举措。Scott Crump发明了一种名为熔融沉积建模（FDM）的技术，并于1989年与妻子Lisa共同创立了Stratasys。Lisa对于解剖建模领域非常感兴趣，1996年Stratasys获得了第一台（可能是唯一的）美国食品药品监督管理局（FDA）批准的3D打印机——FDM MedModeller。Stratasys将这款产品商业化，甚至在20世纪90年代晚期参加了RSNA年会，力图将3D打印机推广到医疗市场。Materialise Mimics软件也同时获得FDA批准，提供了将CT扫描结果转化为模型的更完整的解决方案。Stratasys成立一家分公司来实现这个想法，但因为缺乏市场反响而最终停止了业务。这个概念领先于其时代20年，Lisa Crump首先推动了点对点3D打印技术的发展。

虚拟手术的起始时间可以追溯到20世纪90年代中期，当时James Xia医生在中国香港的工作是在口腔和颌面外科手术中的空间中操作、切割和移动物体。他于2000年左右移居休斯敦，并与口腔颌面外科医生Jaime Gateno先后在得克萨斯大学（得克萨斯州，休斯敦）和Methodist医院（得克萨斯州，休斯敦）一起工作数年。该小组的工作重点是包括下颌骨和上颌骨切骨术的正颌面外科手术。在21世纪初，这个富有活力的团队集中精力逐步解决虚拟手术和临床转移过程中的问题。他们与临床和行业合作伙伴一起，在工作过程中持续发表每个后续步骤，建立了工作流程和精度标准。通过数个美国国立卫生研究所资助的研究，该小组与合作者Medical Modeling挖掘了该过程的许多关键步骤，并将其工作流程中的一些步骤商业化，用于正颌面外科手术计划的制订和指导。这些技术的核心是能够在虚拟环境中切除骨段并将这些骨段移动到预期的新位置。以数字表示出所需的结果后，3D打印的模板或固定器将被输出，以将临床计划从计算机转移到手术室中。这个小组继续在该领域发表了一些有影响力的研究结果。

21世纪初——数字设计、金属打印和未来虚拟现实技术

在之前的软件开发和工作流程基础上，SurgiCase软件最初针对牙科移植物进行了模拟定位，将模拟的移植物位置应用于患者，并创建了个体化的3D打印牙科钻孔导板。2001年，Materialise收购了Columbia Scientific（马里兰州，哥伦比亚），该公司是牙科移植物规划软件（SimPlant）的行业领先者，Materialise将SurgiCase软件产品线与SimPlant合并。推动这种应用程序前进的另一个技术进步是锥形束CT（CBCT）的商业化，它使口腔外科医生可以在办公室进行容积成像研究，并推动了CT在颅面领区的广泛使用。

大约在2000年，计算机辅助设计（CAD）软件程序开始变得更加先进，出现了Freeform建模系统等配备了3D触觉反馈系统的产品，可用于医学和牙科建模、产品设计和数字内容创作（Sensable Technologies，马萨诸塞州，沃本）。威尔士卡迪夫的Richard Bibb在这些触觉设备和设计软件应用方面进行了开创性的工作。这项工作对于患者匹配的颅骨修复治疗具有重大影响，并改变了全世界的治疗方式。

与此同时，2001年，在得克萨斯州达拉斯，颅面外科医生Kenneth Salyer开始着手进行一个持续多年的项目——分离颅骨相连的双胞胎。使用Medical Modeling（科罗拉多，戈尔登）提供的最新解剖模型，他和他的团队创建了骨骼、皮肤、脑、静

脉和动脉系统、脑室等的 3D 打印模型,这对于 2003 年分离手术的成功是至关重要的。虽然这不是第一个使用解剖模型来分离双胞胎的手术案例,但这个案例引起了全国的关注,据此发表了一篇关于颅骨相连案例的 3D 打印的重要论文,并获得 2004 年 3D 系统用户组 SLA 卓越奖。早期针对连体双胞胎分离手术的解剖模型可追溯到 1995 年的 Rainey 双胞胎,他们在得克萨斯州圣安东尼奥 Lackland 空军基地的威尔福德·霍尔医疗中心被分离。到 2006 年为止,Medical Modeling 已对 15 对双胞胎进行建模。Salyer 现已从临床工作中退休,他在 21 世纪最初 10 年使用解剖模型制订了 500 多个颅面手术计划(图 1.4)。

Arcam 是一家位于瑞典蒙德尔的金属增材制造机制造商。2003 年,他们的第一台机器被放置在北卡罗来纳州立大学(北卡罗来纳州,罗利)的工程实验室中,由工业工程博士 Ola Harryson 和材料科学博士 Denis Cormier 负责。他们开始使用电子束熔化(EBM)对钛合金(Ti6Al4V)进行加工。这是使用增材金属制造植入物的产业领域的真正开端。医疗服务机构 Medical Modeling 借鉴这项工作,并在 2005 年安装了他们的第一台 EBM 机器,重点用于钛植入物的生产。Harryson 和 Cormier 继续验证许多不同的材料应用于 EBM 的可行性,并推广有关增材金属在制造领域的应用知识。

21 世纪初期,由 Steven Rouse 领导的沃尔

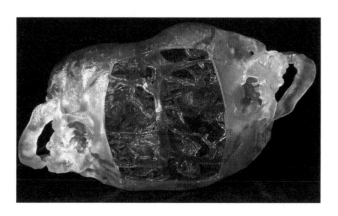

图 1.4 埃及联体双胞胎男孩 Ahmed 和 Mohammed Ibrahim 的双色立体光打印模型,显示了骨骼和底层血管结构。Kenneth Salyer 医生和他的团队使用这个模型成功协助了 38 小时分离手术。

特·里德陆军医学中心(WRAMC,华盛顿哥伦比亚特区)发挥了重要作用,建立了最早的"现场制造"中心之一。Rouse 和同事,包括现任 3D 打印实验室主任 Peter Liacouras,最初使用聚合物进行 3D 打印,以帮助外科医生模拟海湾战争中士兵所遭受的各种创伤。数百名军人受益于该实验室制造的个体化植入物、解剖模型等。2011 年,WRAMC 与马里兰州贝塞斯达的海军设施合并,成立了合并后的沃尔特·里德国家军事医学中心(WRNMMC)。Jerry Grant 在贝塞斯达的 WRNMMC 领导了这项工作多年。

Gateno 和 Xia 围绕虚拟手术和导板技术的早期讨论,由骨外科医生 Steve Howell(加利福尼亚州,萨克拉门托)进一步扩展,用于全关节成形术。Howell 成立了 OtisMed 公司(加利福尼亚州,海沃德),使用解剖对线方法进行全膝关节成形术(TKA)的虚拟规划。使用 CT 扫描来可视化患者的骨结构,能够准确预测全膝关节置换植入物的具体大小。与患者匹配的切割块被设计用于将植入物从规划的虚拟数字位置转移到手术中的患者体内。Howell 的方法不考虑植入系统的制造商,这是一个明显领先于时代的概念。虽然最初并非 3D 打印,但 TKA 规划和引导的概念在 Stryker 于 2009 年收购 OtisMed 之后得到了进一步的发展,Materialise、Biomet(现在的 Zimmer Biomet,印第安纳州,华沙)、Zimmer(现在的 Zimmer Biomet,印第安纳州,华沙)、DePuy Orthopaedics/Johnson & Johnson(印第安纳州,华沙)和 Smith & Nephew(田纳西州,纳什维尔)等公司加入并继续商业化产品以推动该技术的发展。据估计,目前每年使用 3D 打印技术进行 TKA 的病例超过 100 000 个。

正颌手术指矫正面部的牙颌畸形,通常包括下颌和上颌。利用 Gateno 和 Xia 的研究,Medical Modeling 推出了产品,并培训外科医生,旨在将完全手动的正颌手术计划方法转变为数字化为主的方法。传统方法已有 30 年历史,包括标准 X 线、在醋酸纸上描迹、取下牙齿的印模、安装印模,然后手工切割和移动它们,最后手工制作一种称为分离材料的丙烯酸咬合夹,将这个计划转移到手术中。Medical Modeling 在 2007 年使正颌手术计划和模板产品商业化,主要采用数字工作流程,包括使用 CT 或 CBCT、数字

牙齿模型（从铸型中扫描，目前已完全数字化），甚至数字测量，这对每个患者都有所不同。这些数字工作流程简化了手术准备（1h 对 8h），并使手术过程可被预测，因为外科医生可以直接根据患者的解剖结构做出计划。

Daniel Buchbinder（纽约州，纽约）、Evan Garfein（纽约州，布朗克斯）和 David Hirsch（纽约州，纽约）等外科医生与 Medical Modeling 和 Materialise 等公司合作，将 3D 打印技术扩展到了头颈部肿瘤重建。2007 年之前，使用腓骨游离皮瓣重建下颌骨通常无法进行术前计划。应用虚拟手术和模板后，可以使用 3D 打印解剖模型对许多手术进行计划制订和个体化操作。

使用生物兼容性良好的金属进行 3D 打印还可创建人体直接植入物。2006 年，比利时鲁汶大学的 Jules Poukens 教授在颅骨成形术中植入了一枚由 EBM 生产的钛制植入物，这可能是已知的首个颅颌面外科植入 3D 打印钛制部件。该零件由 Carl Fruth 和 FIT AG（德国，卢普堡）实际生产。后来，Poukens 在 2011 年与 Xilloc（荷兰，斯塔德-格林）和 LayerWise（比利时，鲁汶，现归于 3D Systems）合作植入了被认为是世界上第一个 3D 打印的全颌替换植入物。2007 年，新西兰基督城的 Enztec 与 Medical Modeling 和当地骨科医生 James Burn 合作，为涉及髋和膝关节的复杂全关节修复手术制作了患者匹配的植入物（图 1.5）。

21 世纪 10 年代——虚拟手术和导板、医院内 3D 打印技术、美国 FDA 及医疗报销

2010 年，生物相容金属的增材制造已经出现了 5 年以上，在这个领域中也有获得了美国 FDA 认可的产品。Exactech（佛罗里达州，盖恩斯维尔）的 InteGrip 髋臼植入物系列在 2010 年获得了认证，其生产合作伙伴为 Medical Modeling。这是 3D 打印金属植入物首次获得 FDA 认证。2011 年，第一个脊柱植入物"钛笼"通过了美国 FDA 的认证，由 Web Medical（得克萨斯州，弗里斯科）与 Medical Modeling 合作开发。有趣的是，这两个 FDA 认证都是针对现

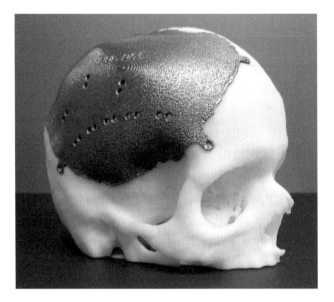

图 1.5　2006 年，Jules Poukens 教授在颅骨成形术中植入了可能是世界上第一个 3D 打印钛合金植入物。该钛合金植入物是 EBM 生产的。

成的、非个体化的骨科植入物组件。FDA 认证的首个聚合物 3D 打印植入物是 2013 年 Oxford Performance Materials（康涅狄格州，南温莎）的 OsteoFab 个体化颅骨装置。

美国 FDA 监管所有在美国市场上销售的医疗设备，并长期对 3D 打印技术及其在医疗设备中的应用非常感兴趣。2014 年，FDA 决定召开一个开放论坛会议，邀请制造商、学者和医生们讨论医疗设备的增材制造技术。两天时间内，约 500 名与会者为 FDA 提供了参考意见。这些意见对 FDA 制定医疗设备的增材制造指南文件至关重要。FDA 设立了增材制造技术内部工作组，继续促进这些技术在医疗设备领域中的安全、有效使用。

同时，随着 Chuck Hull 和 Scott Crump 拥有的一些最初的 3D 打印专利过期，桌面 3D 打印机开始问世，医院也开始采用 3D 打印技术。其中最早和最积极的医院之一是梅奥诊所（明尼苏达州，罗切斯特），这是一家世界领先的医疗中心，自 21 世纪中期以来就在临床工作中采用 3D 打印技术。其工作主要集中在放射学方面，由 Jane Matsumoto 医生（儿科放射科）和 Jay Morris 医生（介入神经放射科）领导。2015 年，梅奥诊所举办了第一个继续医学教育会议，与世界分享他们在 3D 打印方面的知识。来自十几个专业

的外科医生、放射科医生和研究人员在亚利桑那州斯科茨代尔交流了 3 天。这个会议连续举办几年,直到 2019 年停办。

2016 年,医院 3D 打印领域有了另一个重要进展,即 RSNA 3D 打印特别兴趣小组(SIG)的成立。Frank Rybicki(辛辛那提大学)建立了 SIG,并担任首任主席。SIG 领导层的首次轮换选举中,成员包括 Jay Morris(梅奥诊所)、Jane Matsumoto(梅奥诊所)、William Weadock(密歇根大学)和 Peter Liacouras(沃尔特·里德国家军事医学中心)。该小组的主要工作是 3D 打印教育,制定适当的 3D 打印临床应用指南,以及研究在医院应用 3D 打印时的报销问题。目前,SIG 拥有超过 500 名成员,RSNA 已经向所有对该领域感兴趣的人开放了 3D 打印 SIG 成员申请资格。

3D 打印医学模型的安全性和有效性对于医院和 FDA 等监管机构是一个重大课题。2017 年,FDA 和 RSNA SIG 举行了一次联合会议,专门讨论解剖模型及其对医院生产的监管影响。以往,解剖模型是由 Materialise 和 Medical Modeling 等公司生产的,但随着这些服务转移至医院内部,监管环境也在变化。在此次会议上,澄清了几个关键点,包括:①澄清构成"诊断用途"的因素;②强调图像处理软件对 FDA 的重要性;③制造商如何通过 FDA 途径处理这些产品,这是一个具有挑战性的过程,因为需要包括图像处理软件、3D 打印硬件,甚至材料。在这次会议之后,2018 年,第一个通过"新"途径进行诊断用途指示的产品,即 3D 打印解剖模型的 Mimics InPrint 产品(Materialise)问世。该主题的进一步讨论和发展见第 9 章。

另一个被长期讨论的议题是 3D 打印解剖模型的报销问题。在此方面的重大进展出现在 2018 年,当时美国医学会批准建立了首个解剖模型和解剖指南的第三类当前程序术语(CPT)编码。美国放射学会(ACR)和 RSNA SIG 的努力促成了这些编码的建立。4 个第三类 CPT 编码于 2019 年 7 月开始作为报销名称使用。虽然对这些编码的支付是自愿的,但它们为未来的编码开了先河,未来的编码可能会被广泛报销。2019 年,RSNA 和 ACR 创建了一个 3D 打印解剖模型和导板的注册表。该注册表得到了 3D 打印

行业合作伙伴 HP(加利福尼亚州,帕洛阿托)、Formlabs(马萨诸塞州,剑桥)、Materialise(比利时,鲁汶)和 Stratasys(明尼苏达州,伊登普雷利)的支持,旨在收集有关医院内 3D 打印的数据,以支持未来的报销。这些数据包括临床指征类型、模型制作的工作量、使用的技术以及与模型使用相关的临床反馈。该注册表于 2020 年开始接受新案例,并将继续收集数据,进一步证明 3D 打印解剖模型和导板的效果。更多关于报销和 RSNA-ACR 3D 打印注册表的信息见第 8 章。

本章介绍了 3D 打印在医学领域的一些重要发展历程。从 3D 打印技术的引入和发展到其与医学影像多模态的结合,多年来,3D 打印一直被用于提高医护质量。随着越来越多的医院使用这些技术,以及技术的快速迭代和模型实现报销的可能,预计未来将有更多人使用 3D 打印技术。此外,再生医学技术与医学影像相结合,有望彻底改变个体化医疗。接下来的几年将是医学 3D 打印至关重要的时期,可以看到哪些临床应用将受到最大的影响。

参考文献

1. Beckmann EC. CT scanning the early days. *Br J Radiol.* 2006;79:5–8, 161.
2. Hull C. *Apparatus for Production of Three Dimensional Objects by Stereolithography.* US Patent 4575330. March 11, 1986.
3. Marsh JL (Personal Communication with Andy Christensen), St. Louis, MO, January 3, 2016.
4. Vannier MW, Marsh JL, Warren JO. Three dimensional CT reconstruction images for craniofacial surgical planning and evaluation. *Radiology.* 1984;150(1):179–184.
5. Marsh JL, Vannier MW. The "third" dimension in craniofacial surgery. *Plast Reconstr Surg.* June 1983:759–767.
6. Marsh JL, Vannier MW. *Comprehensive Care for Craniofacial Deformities.* Published by Mosby; 1985. ISBN: 978-0801631672.
7. Kliegis UG, Zeilhofer HF, Vitt KD, Sader R, Horch HH. Individuelle Operationsplanung als Instrument des Qualitätsmanagements in der Mund-, Kiefer- und Gesichtschirurgie [Individual surgical planning as a method of quality management in oromaxillofacial surgery]. *Biomed Tech.* 1997;42(Suppl):9–10.
8. Lambrecht JT. *3-D Modeling Technology in Oral and Maxillofacial Surgery.* Illinois: Quintessence Publishing Co; 1996.
9. Klug C, Schicho K, Ploder O, et al. Point-to-point computer-assisted navigation for precise transfer of planned zygoma osteotomies from the stereolithographic model into reality. *J Oral Maxillofac Surg.* 2006;64(3):550–559. https://doi.org/10.1016/j.joms.2005.11.024.
10. Mankovich NJ, Curtis D, Kugawa T, Beumer J. Comparison of computer-based fabrication of alloplastic cranial implants with conventional techniques. *J Prosthet Dent.* 1985;55(5):606–609.

11. Mankovich NJ, Cheeseman A, Stoker NG. The display of three-dimensional anatomy with stereolithographic models. *J Digit Imag.* 1990;3(3):200–203.

12. White DN. *Method of Forming Implantable Prostheses for Reconstructive Surgery.* US Patent 4436684. May 31, 1988.

13. Fisher LM. Advances in prosthetics: computers improve the fit of artificial joints. *NY Times*; April 1, 1987:D8. https://www.nytimes.com/1987/04/01/business/business-technology-advances-prosthetics-computers-improve-fit-artificial-joints.html. Accessed July 26, 2020.

14. Binder WJ, Kaye AH. Three-dimensional computer modeling. *Facial Plastic Surg Clin N Am.* 1994;2:357.

15. Goldstein A. Techmedica seeks edge in custom prostheses. *Los Angeles Times*; July 9, 1985. https://www.latimes.com/archives/la-xpm-1985-07-09-fi-8304-story.html. Accessed July 26, 2020.

16. Wolford LM, et al. Twenty-year follow-up study on a patient-fitted temporomandibular joint prosthesis: the Techmedica/TMJ concepts device. *J Oral Maxillofac Surg.* 2015;73(5):952–960.

17. VanCraen F. (Personal Communication with Andy Christensen), by Phone, December 10, 2015.

18. *Materialise, A History of Meaningful Innovations.* https://www.materialise.com/en/timeline. Accessed 26 July 2020.

19. Wouters K. Medical models, the ultimate representations of a patient-specific anatomy. In: McDonald, Ryall, Wimpenny, eds. *Rapid Prototyping Casebook.* published by John Wiley and Sons; 2001. ISBN 978-1-860-58076-5.

20. VanCraen F. *Building a Bionic Body?* - Biomaterials Research for Healthcare. https://ec.europa.eu/research/press/2000/pr2703-phidias.html. Accessed 26 July 2020.

21. Masters TE, Christensen AM, Perez RR. Effects of computerized axial tomography; technical factors and scanning techniques on the accuracy of anatomical biomodels. *Crit Rev Biomed Eng.* 2000;28(3–4):349–354.

22. D'Urso PS, Barker TM, Earwaker WJ, et al. Stereolithographic biomodelling in cranio-maxillofacial surgery: a prospective trial. *J Cranio-Maxillofacial Surg.* 1999;27(30).

23. Crump S. *Apparatus and Method for Creating Three-Dimensional Objects.* US Patent 5121329. June 9, 1992.

24. FDA. *510(k) Clearance Stratasys FDM MedModeller K971290.* https://www.accessdata.fda.gov/cdrh_docs/pdf/K971290.pdf. Accessed 26 July 2020.

25. FDA. *510(k) Clearance Materialise CT-Modeller System K970617.* https://www.accessdata.fda.gov/cdrh_docs/pdf/K970617.pdf. Accessed 26 July 2020.

26. Xia J, Samman N, Yeung RW, et al. Three-dimensional virtual reality surgical planning and simulation workbench for orthognathic surgery. *Int J Adult Orthod Orthognath Surg.* 2000;15(4):265–282.

27. Gateno J, Teichgraeber J, Xia J. Three-dimensional surgical planning for maxillary and midface distraction osteogenesis. *J Craniofac Surg.* 2003;14:833.

28. Gateno J, Teichgraeber J, Hultgren B. The precision of computer-generated surgical splints. *J Oral Maxillofac Surg.* 2003;61:817.

29. Xia JJ, Gateno J, Teichgraeber JF, et al. Accuracy of the computer-aided surgical simulation (CASS) system in the treatment of complex cranio-maxillofacial deformities: a pilot study. *J Oral Maxillofac Surg.* 2007;65(2):248–254.

30. Xia JJ, Phillips CV, Gateno J, et al. Cost-effectiveness analysis for computer-aided surgical simulation in complex cranio-maxillofacial surgery. *J Oral Maxillofac Surg.* 2006; 64:1780–1784.

31. Gateno J, Xia J, Teichgraeber J, et al. Clinical feasibility of computer-aided surgical simulation in the treatment of complex cranio-maxillofacial deformities. *J Oral Maxillofac*

32. Surg. 2007;65:728–734. FDA. *510(k) Clearance for Materialise Simplant System K033849.* https://www.accessdata.fda.gov/cdrh_docs/pdf3/k033849.pdf. Accessed 26 July 2020.

33. Bibb R, Eggbeer D, Paterson A. *Medical Modelling: The Application of Advanced Design and Development Techniques in Medicine.* Woodhead Publishing.; 2006. ISBN 9781845691387.

34. CNN. *Twins Joined at Head Are Separated*; October 13, 2003. https://www.cnn.com/2003/HEALTH/10/12/egyptian.twins/index.html. Accessed July 26, 2020.

35. Christensen A, Humphries S, Goh K, Swift D. Advanced "tactile" imaging for separation surgeries of conjoined twins. *Childs Nerv Syst.* 2004;20:547–553.

36. Doski JJ, Heiman HS, Solenberger RI, et al. Successful separation of ischiopagus tripus conjoined twins with comparative analysis of methods for abdominal wall closure and use of the tripus limb. *J Pediatr Surg.* 1997;32(12):1761–1766. https://doi.org/10.1016/s0022-3468(97)90529-7.

37. Christensen AM, Humphries SM, Vermilye TL. *A Review of Tactile Imaging Technology Supporting Separation Surgeries of 15 Sets of Conjoined Twins.* CARS 2006 Computer Assisted Radiology and Surgery. Osaka, Japan: Joint Congress of CAR/ISCAS/CMI/CAD; June 28 – July 1, 2006

38. Harrysson OLA, Cansizoglu O, Marcellin-Little DJ, Cormier DR, West HA. Direct metal fabrication of titanium implants with tailored materials and mechanical properties using electron beam melting technology. *Mater Sci Eng C.* 2008;28(3):366–373. ISSN 0928-493.

39. Christensen A, Kircher R, Lippincott A. *Qualification of Electron Beam Melted (EBM) Ti6Al4V-ELI for Orthopaedic Applications (Conference Presentation).* CA, USA: ASM MPMD (American Society for Materials/Materials and Processes for Medical Devices) Meeting, Desert Springs; September 23, 2007.

40. Sabol JV, Grant GT, Liacouras P, Rouse S. Digital image capture and rapid prototyping of the maxillofacial defect. *J Prosthodont.* 2011;20(4):310–314. https://doi.org/10.1111/j.1532-849X.2011.00701.x.

41. Taft RM, Kondor S, Grant GT. Accuracy of rapid prototype models for head and neck reconstruction. *J Prosthet Dent.* 2011;106(6):399–408. https://doi.org/10.1016/S0022-3913(11)60154-6.

42. Howell SM, Kuznik K, Hull ML, et al. Results of an initial experience with custom-fit positioning total knee arthroplasty in a series of 48 patients. *Orthopedics.* 2008;31(9): 857–863.

43. De Vloo R, Pellikaan P, Dhollander A, Vander Sloten J. Three-dimensional analysis of accuracy of component positioning in total knee arthroplasty with patient specific and conventional instruments: a randomized controlled trial. *Knee.* 2017;24(6):1469–1477. https://doi.org/10.1016/j.knee.2017.08.059.

44. McCormick SU, Drew SJ. Virtual model surgery for efficient planning and surgical performance. *J Oral Maxillofac Surg.* 2011;69(3):638–644. https://doi.org/10.1016/j.joms.2010.10.047.

45. Okay DJ, Buchbinder D, Urken M, Jacobson A, Lazarus C, Persky M. Computer-assisted implant rehabilitation of maxillomandibular defects reconstructed with vascularized bone free flaps. *JAMA Otolaryngol Head Neck Surg.* 2013;139(4):371–381. https://doi.org/10.1001/jamaoto.2013.83 [Published correction appears in JAMA Otolaryngol Head Neck Surg. 2013 Aug 1;139(8):771].

46. Hirsch DL, Garfein ES, Christensen AM, Weimer KA, Saddeh PB, Levine JP. Use of computer-aided design and computer aided manufacturing to produce orthognathically ideal surgical outcomes: a paradigm shift in head

and neck reconstruction. *J Oral Maxillofac Surg.* 2009;67: 2115−2122.

47. Roser SM, Ramachandra S, Blair H, et al. The accuracy of virtual surgical planning in free fibula mandibular reconstruction: comparison of planned and final results. *J Oral Maxillofac Surg.* 2010;68:2824−2832.

48. Poukens J, Laeven P, Beerens M, et al. Custom surgical implants using additive manufacturing. *Digital Dental News.* 2010;4:30−33.

49. Xilloc. *The world's first 3D printed total jaw reconstruction.* https://www.xilloc.com/patients/stories/total-mandibular -implant/. Accessed 28 July 2020.

50. D'Alessio J, Christensen A. 3D printing for commercial orthopaedic applications: advances and challenges. In: DiPaola M, Wodajo F, eds. *3D Printing in Orthopaedics.* Elsevier; 2018. ISBN 9780323662116.

51. FDA. *Exactech 510(k) K102975 Exactech Novation Crown Cup with InteGrip Acetabular Shell.* https://www.accessdata.fda. gov/cdrh_docs/pdf10/K102975.pdf. Accessed 26 July 2020.

52. FDA. *4Web Medical 510(k) K112316 ALIF Spinal Truss System Interbody Fusion.* https://www.accessdata.fda.gov/cdrh_ docs/pdf11/K112316.pdf. Accessed 26 July 2020.

53. FDA. *Oxford Performance Materials 510(k) K121818 Osteo-Fab™ Patient-Specific Cranial Device.* https://www.accessdata. fda.gov/cdrh_docs/pdf12/K121818.pdf. Accessed 26 July 2020.

54. FDA. *Public Workshop: Additive Manufacturing of Medical Devices*; October 8−9, 2014. https://www.federalregister. gov/documents/2014/05/19/2014-11513/additive-manufa cturing-of-medical-devices-an-interactive-discussion-on-the -technical-considerations. Accessed July 26, 2020.

55. FDA. *Technical Considerations for Additive Manufactured Medical Devices.* Issued December 5, 2017. https://www. fda.gov/media/97633/download. Accessed 7.26.20.

56. Thompson JL, Zarroug AE, Matsumoto JM, Moir CR. Anatomy of successfully separated thoracopagus-omphalopagus conjoined twins. *Clin Anat.* 2007;20(7): 814−818. https://doi.org/10.1002/ca.20514.

57. Mayo Clinic. *Collaborative 3D Printing in Medical Practice 2015.* https://ce.mayo.edu/radiology/content/collaborative-3d-printing-medical-practice-2015. Accessed 26 July 2020.

58. RSNA. *RSNA 3D Printing Special Interest Group.* https://www. rsna.org/en/membership/involvement-opportunities/3d-pr inting-special-interest-group. Accessed 26 July 2020.

59. Chepelev L, Wake N, Ryan J, et al. Radiological Society of North America (RSNA) 3D printing Special Interest Group (SIG): guidelines for medical 3D printing and appropriateness for clinical scenarios. *3D Print Med.* 2018;4(1):11. https://doi.org/10.1186/s41205-018-0030-y. Published 2018 Nov 21.

60. FDA. *FDA/CDRH RSNA SIG Joint Meeting on 3D Printed, Patient-specific Anatomic Models*; August 31, 2017. https:// www.fda.gov/medical-devices/workshops-conferences-med ical-devices/fdacdrh-rsna-sig-joint-meeting-3d-printed-patie nt-specific-anatomic-models-august-31-2017. Accessed July 26, 2020.

61. Davies S. Materialise received 510k clearance for Mimics inPrint software. *TCT Magazine*; March 26, 2018. https:// www.tctmagazine.com/additive-manufacturing-3d-printi ng-news/materialise-fda-clearance-mimics-inprint-softwa re/. Accessed July 26, 2020.

62. ACR. *New ACR-Sponsored CPT Codes Approved by the AMA.* https://www.acr.org/Advocacy-and-Economics/Advocacy -News/Advocacy-News-Issues/In-the-November-2-2018-Issue/New-ACR-Sponsored-CPT-Codes-Approved-by-the-AMA. Accessed 26 July 2020.

63. ACR. *3D Printing Registry.* https://www.acr.org/Practice-Management-Quality-Informatics/Registries/3D-Printing-Registry. Accessed 26 July 2020.

第 2 章

3D 打印解剖模型中的医学影像技术及其注意事项

Nicole Wake，Jana Vincent，Fraser Robb

医学影像技术在生物学和医学中发挥了重要作用，为"窥视"和理解生命系统提供了可能。X 线为许多医学影像技术，如 CT、MRI、超声和正电子发射断层扫描(PET)铺平了道路。许多科学家，包括 William Morgan 和 Nicola Tesla 可能无意中发现了 X 线，但直到 1895 年底，Wilhelm Röntgen 才发现 X 线能够穿过不透明的物体并生成图像。Röntgen 是首位记录这种现象的科学家，他拍摄了他妻子手骨的照片，并将该射线命名为"X 线"。

X 线是一种由光子携带的具有穿透性的电磁辐射，波长范围为 0.01~10nm，属于电离辐射。X 线管中，当高能电子束撞击高密度靶时，产生的能量以热和高能光子的形式释放出来，就产生了 X 线。与可见光相比，X 线的波长更短，频率更高。

X 线被发现后不久，英国伯明翰的 John Hall Edwards 于 1896 年首次将其应用在临床，他为一位同事手上卡住的针进行了 X 线拍摄。1896 年 2 月 5 日，J. T. Bottomley，Lord Blythswood 和 John Macintyre 参加格拉斯哥哲学学会并做了关于 X 线的演讲。1896 年 3 月，Mcintyre 获得了格拉斯哥皇家医院的许可，成立了全球第一个 X 线科室。

自发现 X 线以来，医学影像学有许多重大的进展，CT 和 MRI 等容积医学影像技术的使用对医学 3D 打印的发展起到了至关重要的作用，这两个领域的进步在几十年中紧密相连(图 2.1)。

当今，容积医学影像是 3D 打印技术的支柱，因为需要影像数据用于创建个体化的 3D 打印解剖模型和导板。可以使用专门的图像后处理软件(详见第 3 章)，应用具有足够对比度和空间分辨率的容积数据创建解剖模型。需要创建 3D 解剖模型时，为了能在 3D 解剖模型中有效地显示解剖结构，在影像检查之前需要定制影像采集和重建技术，基于目标解剖结构，采用最佳的影像技术、图像序列及图像重建方法。

临床最常用的生成 3D 打印解剖模型的技术是 CT，因为 CT 应用 X 线，只有一种对比机制，使得 CT 数据的图像后处理相对简单。MRI 的软组织分辨率较高，没有电离辐射，另外，3D 超声数据也可以被采用。然而，应用 MRI 较为困难且耗时较长[部分原因是固有低信噪比(SNR)和图像伪影导致的非解剖信号变化]；应用超声数据更加困难，因为其获得的是非层析图像。本章将回顾常用的创建 3D 打印解剖模型的成像系统，包括 CT、MRI 和超声。3D 打印技术在核医学中的应用见第 12 章。

CT 扫描技术

CT 的历史可以追溯到 1917 年，奥地利数学家 Johann Radon 发明了拉东变换，证明了从一个无限集合的投影中可以重建一个函数。可在许多文献中查阅相关数学知识，包括 Epstein 等的著作。简而言之，将 2D 物体的一维投影在多个角度进行变换的

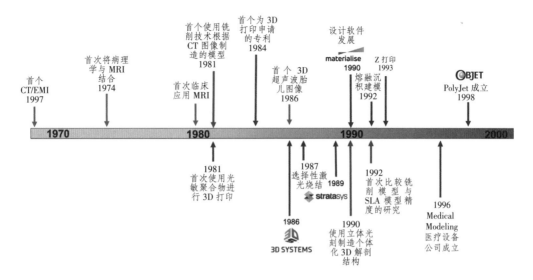

图 2.1　医学影像和 3D 打印技术早期的主要发展。

转换称为 2D 拉东变换。对于一个固定的角度 θ (q)，$g(l,q)$ 被称为投影；对于所有的 l 和 q，$g(l, q)$ 是 $f(x,y)$ 的 2D 拉东变换。为了表示图像，拉东变换通过以特定角度围绕图像中心旋转光源，从不同角度获得图像的多个平行光束投影。

$$R_\theta(x') = \int_{-\infty}^{\infty} f(x'cos\theta - y'sin\theta, x'sin\theta + y'cos\theta)dy'$$

其中，

$$\begin{bmatrix} x' \\ y' \end{bmatrix} = \begin{bmatrix} cos\theta & sin\theta \\ -sin\theta & cos\theta \end{bmatrix} \begin{bmatrix} x \\ y \end{bmatrix}$$

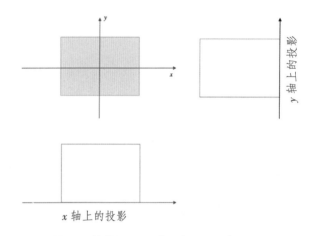

图 2.2　简单的 2D 函数的水平和垂直投影。

一个物体的投影是通过任何给定角度 θ 下的层析测量过程产生的，由一组线积分组成（图 2.2）。单个切面的投影集被称为正弦图。

一般来说，$f(x,y)$ 的拉东变换是 f 在 y' 轴平行的线积分：

1967 年，Godfrey Hounsfield 在英国百代唱片（EMI）中央研究实验室工作时，在不同角度使用 X 线对一个物体进行成像，创造出第一台 CT 扫描仪。Hounsfield 当时正在研究字母的模式识别，并试图重建盒子中内容的 3D 图像，他意识到将整体视为一系列切片来重建更容易。验证了这个方法后，他就开始在旧车床上构建测试装置。这个测试装置现在被称为"车床模型"，使用镅−95 作为其 γ 源，探测器为光子计数器。最初，获取图像需要 9 天时间，使用国际计算机有限公司（International Computers Limited）的

大型计算机系统需要 2.5 小时才能重建这些图像。

第一台 EMI CT 扫描仪于 1971 年被安装在英国的阿特金森莫雷医院，并进行了第一次人类脑部检查。几年后，CT 扫描仪被引入美国，1973 年在梅奥诊所首次进行了临床扫描。1975 年，EMI 推出了第一台全身扫描仪，安装在伦敦的北威克公园医院。不久之后，美国的第一台全身扫描仪被安装在密苏里州圣路易斯市的华盛顿大学医学院的马林克罗特研究所。到 1976 年，大约有 17 家不同的公司销售 CT 扫描仪，在全球销售了 475 台。1979 年，Godfrey Hounsfield 和 Allan Mcleod Cormack 因推动 CT 发展的开创性工作而共同获得了诺贝尔生理学或医学奖。

重建 CT 层面的标准方法是"反投影"方法，需要

通过一维拉东核(反投影)过滤一维投影以获得 2D 信号。反投影方法从投影值开始,反投射相等像素值的光线,其总和为相同的值(图 2.3)。仅当收集足够数量的投影角度时,才能恢复完整图像中的结构;然而,如果采用这种相对简单的方法,则可能导致图像模糊。因此,滤波反投影方法更为常用,通常使用稳定和离散的拉东反变换。

自从发明 CT 以来,CT 的扫描速度、扫描层数、辐射剂量和图像质量都有了很大进展。CT 发展的重要阶段包括单层 CT、螺旋 CT、多排探测器 CT(MD-CT)(也称为多层 CT)和光谱 CT 成像。单层 CT 系统具有一维探测器阵列,因此,在单个层面上获取数据,每次旋转重建一个平面。螺旋 CT 系统通过不断旋转 X 线球管和探测器并沿扫描仪轴向移动检查床来采集图像,使扫描快速完成(图 2.4)。在 CT 血管造影等检查中,检查床移动速度非常重要,其移动速度为每秒几厘米。

MDCT 于 1992 年问世,结合多行探测器和快速旋转,快速收集 X 线数据。MDCT 扫描仪已经从 4 排探测器系统(图 2.5)迅速发展到具有 256 排和 320 排探测器的系统。与单排探测器 CT 相比,MDCT 扫描仪具有扫描时间短、扫描范围大和扫描层厚薄等优点,特别适用于 3D 重建。

光谱 CT 成像使用不同的能量级别捕捉图像,因此,可以根据材料密度或原子序数区分体内元素。重建图像的能量可以按滑动比例改变,相对于传统

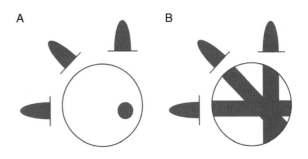

图 2.3　(A)3 个方向上的点物体投影。(B)重建平面上的反投影。

CT,具有许多优势,如创建虚拟无增强图像和放大/消除碘或钙抑制的图像。Erik Fredenberg 的一篇综述列出了此方式的许多优点,包括提高了基于软组织和造影剂的对比度噪声比(CNR),以及可以更好地检出病变和斑块特征。

CBCT 是 CT 的一种变体类型,使用锥形 X 线束和 2D 探测器, 而不是扇形 X 线束和一维探测器。CBCT 在口腔和颌面外科领域非常重要, 比传统的 2D X 线成像具有优势,例如,成像时,球管围绕头部旋转,患者坐位或立位,这种成像方式更容易。随着设备在牙科的普及, 此方法在正畸和根管治疗中也得到了应用。此外,图像引导下放疗时通常采用此方法。

CT 图像由灰度像素组成,也称为像素元素。像素的物理大小取决于图像采集时设置的分辨率。类似于像素,体素表示构成 3D 图像的体积元素的数

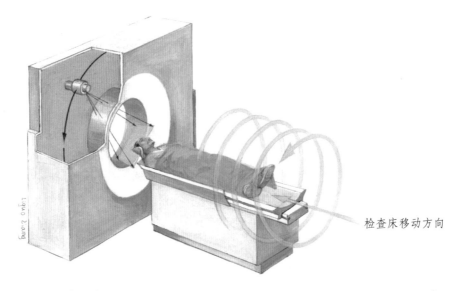

检查床移动方向

图 2.4　螺旋 CT 扫描。(Courtesy of Liguo Liang, Montefiore Medical Center, Bronx, NY.)

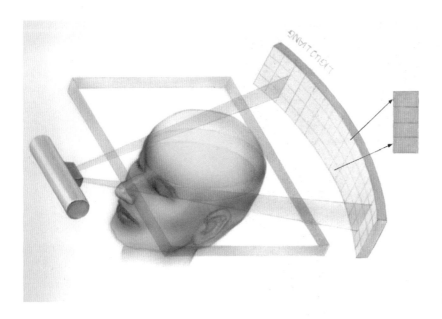

图 2.5　MDCT 扫描。(Courtesy of Liguo Liang, Montefiore Medical Center, Bronx, NY.)

组。像素和体素通常不具有位置/坐标等编码值,而是基于其相对于其他像素/体素的位置,由渲染系统推断其位置。

在 CT 中,只有一种对比机制——图像的灰度强度与组织密度成正比。每个像素的灰度值反映了组织吸收 X 线束的数量。图像的 HU 是初始线性衰减系数机制的线性变换,提供可能存在的组织类型的信息(如空气、骨骼、软组织、血液等)。在 HU 比例尺上,空气用−1000 表示,在灰度图像上呈黑色;骨骼用+1000 表示,在灰度图像上呈白色(图 2.6)。

磁共振成像

MRI 是一种动态和灵活的非侵入性成像技术,其在射频(RF)范围内工作,可以产生详细的解剖图像,而患者不需要暴露于电离辐射。MRI 最初被称为核磁共振成像(NMRI),以纪念 1938 年 Isidor Isaac Rabi 首次描述的核磁共振现象。通过使氯化锂分子的粒子束通过真空室并用不同的磁场操纵,Rabi 证明了如何诱导核磁矩翻转其主磁方向。因此,Rabi 获得了 1944 年的诺贝尔物理学奖。在掌握了核磁共振基础之后,斯坦福大学的 Felix Bloch 和哈佛大学的 Edward Mills Purcell 使用了如今被称为连续波核磁共振的概念,在凝聚态中测量了磁场中自旋的进动。Bloch 和 Purcell 因开发核磁共振测量的新方法而获得了 1952 年的诺贝尔物理学奖。

核磁共振的物理基础是核自旋的概念,核自旋使原子核具有一个与其角动量相关的磁矩,公式为:

$$\mu=\gamma s$$

其中,μ 是磁矩,γ 是旋磁比(与原子核有关的性质),s 是自旋角动量。只有在具有奇数个质子或中子的原子核[如 ^{1}H(质子),^{11}Na,^{13}C,^{19}F 或 ^{31}P]中才能观察到核磁共振效应。由于 ^{1}H 是人体组织中最常见的,其原子核仅由单个质子组成,因此,大多数 MRI 技术仅关注这些质子的共振效应。^{1}H 的旋磁比为 42.58 MHz/T。

为了测量核共振,需要将样品放置在一个静态磁场 B_0 中。在这个磁场中,单个核子的磁矩向量会与磁场方向一致,质子会以一个明确的频率绕着磁场进动,该频率称为洛仑频率(ω_0),与 B_0 成正比,公式为:

$$\omega_0=\gamma B_0$$

静止时,原子核绕 B_0 进动,但由于它们的方向是随机的,因此,没有可检测的信号。当以洛仑频率施加外部能量(即 RF 磁场)时,会发生共振,这是一种以振荡响应为特征的自然现象。^{1}H 原子核从平衡状态转变为倾斜离开 B_0 方向的状态,然后它们仍然绕着 B_0 进动,其进动运动导致它们的净核磁场在附近的导体(即 RF 线圈)中诱导出 RF 电流,发出可检

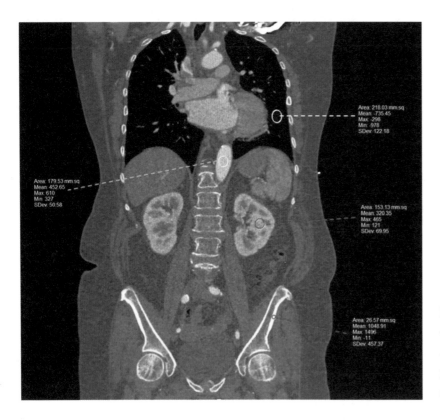

Area: 218.03 mm.sq
Mean: -735.45
Max: -298
Min: -978
SDev: 122.18

Area: 179.53 mm.sq
Mean: 452.65
Max: 610
Min: 327
SDev: 50.58

Area: 153.13 mm.sq
Mean: 320.35
Max: 465
Min: 121
SDev: 69.95

Area: 26.57 mm.sq
Mean: 1048.91
Max: 1496
Min: -11
SDev: 457.37

图 2.6　胸部、腹部和盆腔冠状位 CT 图像,显示了部分组织的 HU,包括平均HU=−735.45 的肺部(空气),平均 HU=452.65 的主动脉(血液),平均 HU=320.35 的肾脏和平均 HU=1048.91 的盆腔(骨)。

测的信号。在人体中,信号因组织类型而异,质子密度越大,信号越高。周围分子(即组织类型)不同,¹H 原子核在磁场中恢复到平衡状态的速率也不同。如果与 B_0 方向一致的自旋被加在一起,它们将产生一个净磁化向量(图 2.7)。

在核磁共振中,由 Erwin Hahn 首次实施的自由感应衰减(FID)是非平衡核自旋磁化绕 B_0 旋转产生的可观测核磁共振信号。在 FID 中,经过 RF 激发后,磁化松弛,质子发生去相位,使磁化的横向分量衰减,导致信号衰减和能量损失,使磁化的纵向分量恢复到其平衡值。FID 信号的大小取决于多种参数,如样品大小和组成、磁场强度和翻转角(FA)。FA 是净磁化在 RF 脉冲过程中经历的旋转量(图 2.8)。在 MRI 中,激发后每个组织都会恢复到平衡状态。纵向或自旋−晶格弛豫描述了自旋向环境中失去的能量,导致其纵向分量恢复到平衡值 M_0,其时间常数为 T1。横向或自旋−自旋弛豫是自旋之间由于分子和原子核在横向的微观相互作用引起的不可逆失相,其时间常数为 T2。回波时间(TE:初始激发脉冲和信号获取之间的时间)和重复时间(TR:相邻信号获取之间的时间,相当于相邻激发间的时间)的

选择决定信号对比度。如果选择短 TR,则具有长 T1 的组织在相邻激发之间不能完全恢复到平衡,因此,它们会产生弱信号。相反,具有短 T1 的组织恢复得更快,产生相对较强的信号。表 2.1 显示了一些样品组织在 3T 下的弛豫时间。不同的脉冲序列可以用来产生 MRI 中的信号对比度,并且可以通过调整 MRI 技术以更好地显示某些结构或病理组织。

脉冲序列的概念最初是由 Erwin Hahn 提出的,他证明了可以通过改进后的基于有限的 RF 脉冲的实验方法观测 NMR 效应。Hahn 还发现了两个连续的 RF 脉冲,一个 90°脉冲接一个 180°脉冲后出现的自旋回波,表示在 FID 衰减过程中丢失的自旋相位信息的再生。在传统的自旋回波脉冲序列中,每个 TR 周期内收集一行成像数据,并重复多个 TR 周期,直到收集到所有的相位编码步骤。通过改变回波时间,可以根据质子恢复平衡的速度调整 MRI 脉冲序列,从而影响整体信号改变,突出某些特定解剖区域。尽管这是产生软组织对比的好方法,但与 CT 不同,它不能提供唯一的对比机制,这可能影响到后处理方案。

1964 年,John Mallard 提出了利用磁共振波谱

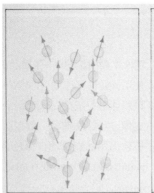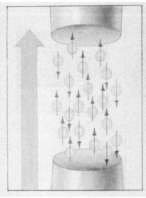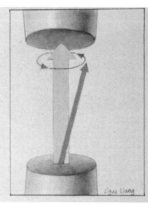

图 2.7　磁场中的自旋排列和进动。一组微观磁矩(左),外部磁场存在时磁矩的排列(中),净磁化矢量(右)。(Courtesy of Liguo Liang, Montefiore Medical Center, Bronx, NY.)

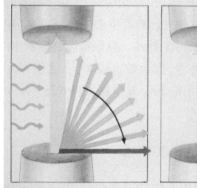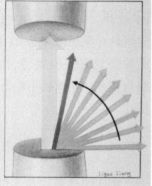

图 2.8　RF 脉冲效应(左)和 RF 脉冲关闭后恢复(右)。(Courtesy of Liguo Liang, Montefiore Medical Center, Bronx, NY.)

表 2.1　常见组织在 3T 检查中的弛豫时间		
	T1(ms)	T2(ms)
肾皮质	1142±154	76±7
肾髓质	1545±142	81±8
脾脏	1328±31	61±9
椎旁肌	898±33	29±4
皮下脂肪	382±13	68±4
前列腺	1597±42	74±9
胰腺	725±71	43±7
子宫颈	1616±61	83±7

学区分肿瘤与健康组织的方法。随后,Raymond Damadian 发现正常与异常组织之间的 T1 和 T2 差异明显,表明 NMR 弛豫时间可用于区分癌细胞与健康组织。这项研究发表于 1971 年。1973 年,Paul Lauterbur 首次证明使用线性梯度场区分来自不同位置的 NMR 信号,并结合重建方式创建 NMR 图像是可能的。同年,Sir Peter Mansfield 发表了确定 NMR 空间结构的方法,奠定了常规层面选择的基础,并沿用至今。1974 年, 来自阿伯丁大学的 James Hutchison 通过投影重建首次使用 MRI 显示病理学改变,图像是用铅笔着色的,但清晰地显示了大鼠的死因——颈椎脱臼(图 2.9)。

1975 年,Mansfield 开发了回波平面成像(EPI)技术,可以在单个 RF 激发后获取多行成像数据,类似于传统的自旋回波。自旋回波 EPI 从 90°脉冲开始,后跟 180°脉冲。在 180°脉冲之后,频率编码梯度迅速振荡,幅度从正到负,形成梯度回波列。通过使用谐振梯度系统,在磁场梯度快速振荡期间,可以在 100ms 或更短时间内获取图像。Mansfield 使用这种技术首次获得了人体活体解剖学的 MRI 图像。

20 世纪 70 年代末和 80 年代初, 阿伯丁大学的团队结合层面选择、频率编码和相位编码的概念开发了自旋旋转成像序列, 使 MRI 具有可用性和稳定性,成为 MRI 序列的基础,并为未来数十年 MRI 的广泛应用和产业化奠定了基础(图 2.10)。实际上,"自旋旋转"这个词汇是由 Jim Hutchison 的妻子 Margaret Foster(也是一位备受尊敬的科学家)提出的,她非常喜欢《星际迷航》。Peter Mansfield 和 Paul Lauterbur 因其"有关 MRI 的发现"于 2003 年获得诺贝尔生理学或医学奖。

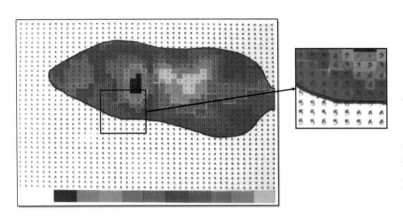

图 2.9　可能是第一张展示病理学的 MRI 图像。使用反转恢复序列,在 0.06T MRI 扫描仪上对老鼠尸体进行成像,基于 25 个投影进行投影重建成像,生成 T1 图像。数据组经手工上色。颈部损伤周围的血液池以黑色表示。(Used by kind permission of David Lurie, University of Aberdeen.)

在阿伯丁团队获得成功之后,20 世纪 80 年代初最初的商用 MRI 系统出现。这些系统的脉冲序列选项有限,通常只有基本的自旋回波和梯度回波技术,可用于 T1W 和 T2W 成像。在过去的 40 年中,硬件、脉冲序列和图像重建算法方面取得了重大进展,使 MR 成像质量更高,速度更快。超导磁体的使用使高场强成像成为可能,目前,1.5T 和 3T 磁体常规应用于临床成像。相位阵列线圈探测、并行成像和灵敏度编码等技术的采用提高了 MRI 检查的速度和分辨率。近年来,MRI 已从显示纯形态学的工具逐步向理解基本生理学的工具转变。

现代 MRI 系统

现代 MRI 系统中,可以在任何平面以任何厚度进行断层成像。2D 成像中通常会选择较薄的层面,

而在 3D 成像中通常会使用较厚的层块。RF 脉冲的中心频率控制沿层面选择梯度方向的成像平面位置。对于等中心的层面,扫描仪会应用中心频率的 RF 脉冲。如果需要收集远离等中心的层面,则必须应用具有频率偏移的 RF 脉冲。有限持续时间的 RF 脉冲会具有一段频带,称为带宽(BW)。层面厚度 Δz 可以用 RF 脉冲 BW 和 z 方向施加的梯度 Gz 来描述。

$$\Delta z = BW/\gamma G z$$

MRI 图像重建技术的基础是空间信息(频率和相位)的编码方式。频率编码的基本原理是施加梯度后,在不同的频率进动方向的不同位置发生核自旋,同时采集信号。相位编码梯度是一种磁场梯度,允许对空间信号位置进行编码。通过调制时空梯度场对信号的频率和相位进行编码,可以通过傅立叶变换确定这种关系。

在 MRI 中,一维傅立叶变换在将信号分解为其频率成分方面起着非常重要的作用,其表达式为:

$$S(kx) = \int_{-\infty}^{\infty} I(x) e^{-i2\pi k_x x} \, dx$$

其中 S 是某一时刻检测到的信号,I 是信号源的幅度(弛豫时间 T1 和 T2、空间中每个位置的质子密度、脉冲序列的 TR 和 TE,以及众多其他参数的函数),x 是空间位置,k_x 是 k-空间中的即时位置,它是 x 方向上的梯度场强度和持续时间的函数。使用傅立叶变换处理这些信号将呈现出一个被激发区域的单个投影。然后,可以像 Lauterbur 一样,使用简单的反

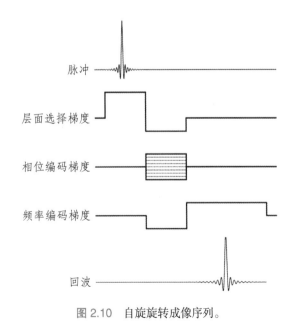

脉冲

层面选择梯度

相位编码梯度

频率编码梯度

回波

图 2.10　自旋旋转成像序列。

投影来生成图像,也可以使用其他类似 CT 的拉东变换重建技术。然而,更常见的方法是在多维空间频率域"k-空间"中获取所有数据,并通过执行多维傅立叶变换生成图像。因此,k-空间是代表空间函数的傅立叶变换的数学空间。

在矩形采样的 k-空间数据中,使用傅立叶变换更容易在所有正交空间维度上进行重建,而无须事先进行加权或插值。矩形数据采集使用相位编码与频率编码相结合的方式,以解析自旋在平面内两个方向上的位置(图 2.11A)。在有限时间内施加相位编码梯度,产生信号中的唯一相位,它是与传统频率编码方向垂直方向上位置的线性函数。如上所述,k-空间的采样也可以径向进行,在不同方向上依次施加频率编码梯度(图 2.11B)。对于径向采集,由于数据点在 k-空间中分布不均匀,因此,必须进行特殊插值或加权,才能通过 2D 傅立叶变换产生层面的 2D 图像。

超声技术

超声成像是一种无创的成像方法,使用高频声波(2~15MHz)来产生人体解剖学图像。超声波是通过介质传播的纵向机械波。超声波在形成时能量最高,随着与介质中相邻分子的相互作用,能量逐渐损失。描述超声波的 4 个重要参数包括波长、频率、传播速度和振幅(表 2.2)。

对于产前成像和心血管系统成像,超声技术是被广泛认可的首选手段。奥地利精神病学家和神经学家 Karl Dussik 在 1942 年首次提出将超声应用于临床诊断,随后用此方法完成了大脑成像。John Wild 的开创性工作推动了超声应用的发展,他在 1950 年通过超声脉冲来检测脑肿瘤,并在 1952 年发现了第一个 2D 乳腺肿瘤。1954 年,Inge Edler 和工程师 Carl Hellmuth Hertz 首次进行了心脏超声检查(超声心动图)。几年后,来自格拉斯哥大学的 Ian Donald 证明了它作为产前成像工具的有效性,从而使超声成像迅速成为全球普遍应用的成像方法。

基本的超声系统包括一个探头、相关的电子设备和显示器(图 2.12)。超声系统通过探头的压电元件发射和检测超声波。基于超声波对具有不同声阻抗的人体组织的反射和散射形成超声图像(表 2.3)。

所有临床超声系统都假定声波的传播速度为 1540m/s,这是软组织中的平均速度,用以确定结构的深度。可以通过测量超声波发射与接收到回波之间的时间来计算深度。反射信号的距离是通过到达时间确定的,由距离方程式定义:

$$d = cT/2$$

其中,d 是界面的深度,T 是回波到达时间,c 是传播速度。反射回波被转换成电信号,并在显示器上呈现出人体解剖结构的灰度图像。图像中的每个点对应于产生回波的组织的解剖位置,显示的亮度对

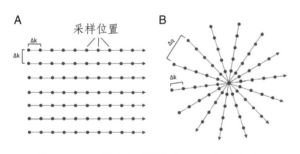

图 2.11　(A)笛卡尔采样方案。(B)径向方案。

表 2.2　四个基本超声波参数

参数	定义	影响因素
频率(f)	超声波的振荡次数或周期数 单位为赫兹(Hz)	波源
波长(λ)	从一个波峰到下一个波峰的物理距离 λ=c/f	波源和介质的性质
传播速度(c)	声波在介质中传播的速度	介质的性质
振幅	声波的强度、体积或大小	波源(最初),后随着波的传播而变化

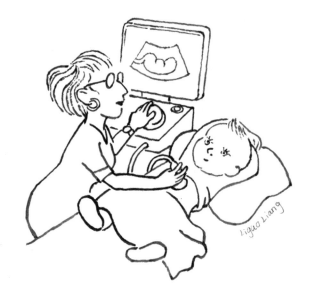

图 2.12　基本超声装置。一名超声医生正在对儿童的腹部进行超声检查。（Courtesy of Liguo Liang, Montefiore Medical Center, Bronx, NY.）

表 2.3　各种材质的声学特性

材质	密度ρ(kg/m³)	传播速度(m/s)
空气(STP)	1.2	330
水(25℃)	1000	1495
脂肪	920	1450
大脑	1030	1510
肝脏	1060	1570
肾脏	1040	1560
肌肉	1070	1570
血液	1060	1570
骨骼	1300~1810	4080
软组织(平均值)	~1000	1540

应于回波强度。

　　超声成像可以分为 4 种主要的扫描技术：A 模式、B 模式、C 模式和 M 模式。A 模式（或幅度模式）信号是沿着单条线一维显示回波信号及其幅度。B 模式（或亮度模式）是通过探头束在平面上扫描来创建图像。随着声波在区域上扫过，回波信号在与解剖位置相对应的位置上被显示在 2D 矩阵中。显示的亮度对应于回波强度。在 C 模式（或恒深度模式）中，回波自特定深度返回时，应用距离方程打开和关闭接收元素。脉冲波（PW）多普勒是 C 模式最

常见的应用。在 PW 多普勒中，在系统检测到信号的特定深度处，样本体素可以移动或定位。在 M 模式（或运动模式）成像中，单个声学线以相同方向重复传输，返回的回波幅度被根据深度转换成亮度。该模式最常用于心脏和心脏瓣膜运动的成像（图 2.13）。传统的 2D 超声成像依赖于探头的位置，而缺乏 CT 和 MRI 中的基本平面——水平面、矢状面和冠状面。

3D 打印解剖模型影像注意事项

　　在申请建模后，可以调整图像的采集和重建过程以确保解剖结构能被很好地显示，并简化医学建模过程。以下是创建 3D 打印解剖模型时需要考虑的问题，包括容积数据获取、空间分辨率和层厚、SNR和 CNR，以及图像伪影。

容积数据

　　典型的 3D 数据集由大量 2D 断层图像组成，这些数据具有限定的厚度，通常沿着被扫描物体的轴向增量获取。这种方法常用于 CT 和 MRI。CT 检查时，层厚主要由探测器规格决定，而 MRI 检查的层厚是由层选梯度的强度和 RF 脉冲带宽决定的。MRI图像的层厚通常比 2D 分辨率大得多。也可以通过在执行傅立叶变换前，在 3D 正交空间方向上获得数据，完成 MRI 容积成像，而不是一系列限定厚度的单个层面。容积成像可能需要更长时间才能完成，但其 SNR 比 2D 图像更高。对于 MRI 而言，更常见的是使用 RF 脉冲来激发具有一定层厚的组织，而不是单个层面。通过在所选层面垂直方向上使用额外的相位编码进行 3D 空间编码，并在获取两个相位编码梯度的所有组合后应用 3D 傅立叶变换。

空间分辨率和层厚

　　为了创建精确的 3D 模型，应避免过度关注层面方向的数字化，这需要层厚足够薄，以保留一些重要的细节。为了进行 3D 建模，建议使用层厚≤1mm 的图像。选择层厚较厚的图像可能会导致在分割模型上看到阶梯状的边界，除非使用后处理加工图像（图 2.14）。

　　为使感兴趣区（ROI）组织的信号达到最优，图像采集也需要被优化，需要合理选择空间分辨率，以

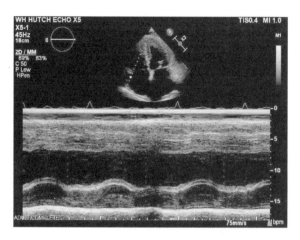

图 2.13　右心房运动随时间变化的 M 模式超声图像。

便更好地显示目标解剖结构。简单地说,图像的空间分辨率指的是两个不同物体或同一物体的两个不同特征之间可分辨的最小距离。空间分辨率较低时,将无法区分具有类似组织特性的两个相邻结构。MRI 的体素是由矩阵大小、视野(FOV)和层厚决定的。这样的体素可以是等向性或具有矩形形状的,分辨率在 3 个维度中可能不同。在 k 空间中覆盖的范围越广,MR 的空间分辨率和细节显示就越好。图像层厚对空间分辨率和图像噪声会产生影响,也可以根据预期的应用进行优化。

CT 管电压(kV)与 X 线能量成正比,可以调整管电流(mA)以提高图像质量。除了考虑层间距,还需要考虑 X 线束的厚度(准直)和重叠。在大多数情况下,层间距和准直是相同的。然而,在实际层间距比准直小的情况下,会出现重叠,这可能会改善结果。特定解剖结构的外观也可能受到所选重建参数的影响。重建核心,也称为图像滤波器,类似于层厚,因其影响空间分辨率和图像噪声,应根据应用程序对其进行平衡。通常,滤波器或核心选项范围从"平滑"到"锐利"。平滑滤波器不仅会减少图像中的噪声,还会减少边缘清晰度。相反,锐利滤波器可增加边缘清晰度,但以增加噪声为代价。对于较大的低对比度模型,平滑核心更合适,但对于颞骨等精细结构的模型,更适合使用锐利核心(图 2.15)。

信噪比和对比度噪声比

SNR 反映信号质量,定义为信号功率与噪声功率的比值。用信号的主要值除以噪声来计算 SNR。较高的 SNR 意味着更好的成像情况和更可靠的数据。用于确定图像质量的另一种度量标准是 CNR,它是两个区域之间信号强度差异的关系,经过图像噪声的缩放。对于标记为 S_A 和 S_B 的两种组织,其信号差

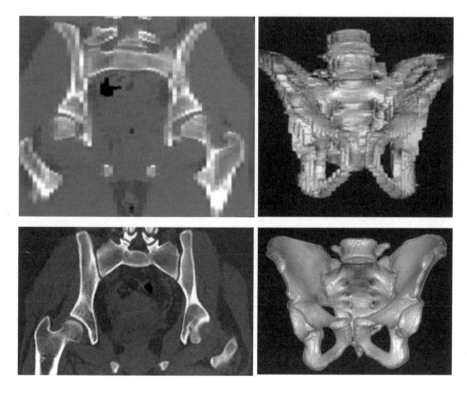

图 2.14　使用层厚 5mm(上方)和层厚 1mm(下方)采集的冠状位 CT 图像,并附带相应的 3D 重建图像。

可以定义为:

$$C_{AB}=S_A-S_B$$

CNR 的定义为:

$$CNR_{AB}=(C_{AB})/\sigma_0$$

其中,σ_0 是图像噪声的标准差。改善 CNR 可以增加两个不同 ROI 之间的差异度。人体中各种器官之间的高对比度是医学成像的重要特征,也是 3D 打印重建人体结构模型的重要依据。

图像伪影

图像伪影反映图像精度不高,指在成像对象中不存在而在图像中出现的特征。伪影的原因可能是扫描设备操作不当,也可能是自然过程或人体性质引起的。任何模态下的图像伪影都可能对诊断产生影响。此外,图像伪影将影响 3D 打印模型的准确性,其中一些可能比其他模型更影响最终模型的质量。根据伪影的严重程度,由操作成像设备的工作人员来决定是否需重新检查。MRI 伪影可能由静态磁场(B_0)、梯度场不均匀性(B_1)、射频不均匀性或 MR 编码错误引起。一些主要 MRI 伪影的示例见表 2.4。

3T MRI 在一般临床应用中被广泛认可,由于信噪比的增加,许多伪影在 3T 下更为突出。由于图像强度不均匀性和伪影可能严重降低数据质量,因此识别伪影非常重要,以防止伪影影响诊断,或利用伪影的信息来辅助诊断。非均匀性校正是一个研究热点;可以进行前瞻性或回顾性校正(详见 3.2)。

CT 具有其独特的伪影类型,可能是扫描仪功能不完善导致的基于硬件的伪影;图像采集涉及的物理过程等导致的伪影;或者是患者运动或体内有金属等原因导致的伪影(表 2.5)。

识别和减少 CT 伪影始终是值得研究和调查的课题。迭代重建技术可以应用于降低与传统的滤波反向投影重建技术相关的数据噪声,也可以用于减少射束硬化和散射。可以通过使用较小的采集层厚度避免局部体积效应,通过改进重建算法来减少场外伪影。最后,金属伪影减少算法是数十年来的研究热点。早期的技术确定了金属植入物的边界,并使用线性插值来填补缺失的投影。近期的技术包括金属消除技术,可以减少运动引起的伪影;选择性代数重

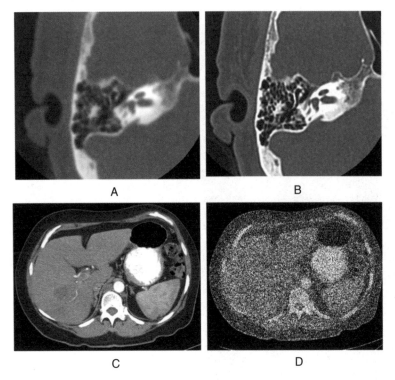

图 2.15 颞骨(A,B)和肝脏(C,D)图像,使用平滑 (A,C) 和锐利 (B,D) 滤波器 。[Reproduced with open access permission from Leng S, McGee K, Morris J, et al. Anatomic modeling using 3D printing: quality assurance and optimization. *3D Print Med.* 2017;3(1):6.]

表 2.4　常见的 MRI 伪影类型、原因和外观		
伪影类型	原因	外观
混叠	视野(FOV)外物体的空间编码损坏,无法与视野内的物体区分	图像中视野外的物体与图像对侧的物体重叠。可能出现漩涡状
带状伪影	平衡稳态自由进动成像中常见的不期望的相位移动	在 B 场非均匀性增加的区域出现带状信号丢失
化学位移	由脂肪和水分子的空间错位导致的磁场非均匀性	解频编码方向上解剖部位上的黑白带
直流伪影	接收器中的恒定信号	图像中心的亮点
回波列车模糊	回波在采集过程中经历 T2 衰减	沿相位编码方向的模糊
涡流伪影	梯度切换产生的残余电流	鬼影
快速自旋回波尖端伪影	磁体边缘附近自旋的梯度非线性	"羽毛状"外观。在矢状面或冠状面快速自旋回波图像的相位编码方向上可见
FID 信号伪影	包括层轮廓不良、B1 场不均匀性问题及扰相梯度问题在内的混合问题	图像中心的一条线
流动位移	频率和相位编码梯度之间移动的自旋	像素位置的混淆错位
鬼影	明显体位移动或呼吸或心脏/肠蠕动	相位编码方向上的重复形状
Gibbs 伪影	在组织界面突变的图像中缺少频率和相位编码步骤	图像中的一系列线条
梯度非线性	不完美的梯度	图像角落的空间扭曲
印度墨水	当水和脂肪自旋相位相反并相互抵消时发生	位于脂肪-水界面的人为黑线
金属伪影	较大的磁化率效应	强烈的图像扭曲/图像区域完全吹出
运动伪影	采集过程中 k 空间数据损坏	模糊、鬼影或信号丢失
场外效应	金属材质干扰磁场	图像的强烈局部扭曲
部分体积效应	厚层内混合组织的混合平均	图像数据的涂抹
脉动流	由频率调制的频谱边带	靠近小动脉的明暗鬼影结构
四分不平衡	射频驻波的构造性和破坏性干涉	信号增加或减少的非均匀区域
受激回波	由层采集时间间隔短导致的层间干扰	频率编码方向上的线状伪影——明暗像素
百叶窗	流入血液的饱和效应。	流动血液的信号丢失
拉链伪影	由于射频屏蔽不良或其他杂散噪声源产生的额外射频噪声	图像中心的杂散信号带

建;以及基于投影的金属伪影减少算法。目前,许多 CT 扫描仪已经内置了金属伪影减少技术,并可以与校正软件相结合,以进一步减少金属伪影。

图像存储

数字影像和医学通信(DICOM)是存储和传输医学影像的国际标准,由 ACR 和国家电气制造商协会于 20 世纪 80 年代开发。DICOM 使医学影像设备与多个制造商的图像存档和通信系统(PACS)集成。DICOM 包括图像交换、图像压缩、3D 可视化、图像显示和结果报告等协议。DICOM 与其他图像格式的不同之处在于将信息分组为数据集。DICOM 文件由头部和打包成单一文件的图像数据集组成。头部中的信息(姓名、患者识别符、出生日期、研究日期等)是以一系列标签的方式组织为常量和标准化的。目前,DICOM 图像不能直接被发送到 3D 打印机进行打印,因此,医学图像需要被分割并转换为 3D 打印机可识别的文件类型,如立体光刻(STL)文件。

表2.5 常见的CT伪影类型、原因和外观		
伪影类型	原因	外观
混叠(欠采样)	在图像数字化过程中,模拟数字转换器(ADC)的精度存在误差	细小条纹从密集结构的边缘辐射出来,但与边缘保持一定距离
射束硬化	随着能量较低的光子被更快吸收,X线束的平均能量增加	条纹状——图像上的浅色或深色带
康普顿散射	高能光子与价电子碰撞,导致电离,并产生可能击中探测器并错误增加光子计数的次级低能光子	条纹状
锥形束效应	X线束变成锥形而非扇形,导致欠采样	噪声和条纹,特别是在边缘处
金属伪影	金属物体,特别是原子序数高的物体	条纹状
运动伪影	患者移动、心脏运动、呼吸、肠蠕动	模糊、双重成像和(或)条纹状
视野外	次优的重建算法	在FOV边缘的亮点像素
部分体积效应	吸收差异很大的组织被包含在同一CT体素中,产生与这些组织平均值成比例的束衰减	模糊
光子饥饿	由于高衰减,到达探测器的光子不足,噪声被放大	条纹状
泊松噪声	光子计数低的统计误差	随机的细亮条纹和暗条纹,条纹优先沿最大衰减方向出现
环状伪影	未校准或有缺陷的探测器	如果中心探测器受到影响,图像中会出现圆形伪影/暗空
阶梯状	较宽的准直和不重叠的重建间隔	在冠状面或矢状面重构上的锯齿状
管弧	X线管短路	近平行的条纹状
风车状	两个探测器行之间的高对比度边缘,导致内插值错误	从高对比度边缘起源的平滑周期性暗和亮条纹
斑马纹	螺旋插值过程导致沿z轴的噪声不均匀性	在图像周边,冠状面或矢状面重构上的周期性条纹,噪声或多或少

最近,DICOM工作组(WG)-17帮助建立了"DICOM 2018b"标准,其中STL格式的3D文件信息包含在DICOM信息对象中。目前,这个功能正在由打印机和PACS供应商实现,允许以STL格式的3D文件存储在患者的医疗记录中,并直接用于3D打印。这种集成将允许STL文件被跟踪并正确集成到患者的医疗记录中。DICOM WG-17还致力于扩展和促进DICOM用于虚拟现实(VR)和增强现实(AR)技术的创建、存储和管理。

讨论

基于医学容积数据的3D重建在医学3D打印

的发展中发挥了关键作用。CT是常用的影像技术,尤其是骨骼成像,并经常用于致密组织结构的3D建模。然而,随着MRI的出现,以及MRI硬件和软件的成功改进,软组织和器官的显示能力得到改善。随着先进的容积成像技术和3D打印技术变得更加易于使用、准确和可重复,对解剖结构的3D打印将更加普及。MR神经成像等特殊MRI领域也有望从医学3D打印方法中受益。此外,预计未来还会扩展使用其他成像方式(如超声成像、核成像和光学成像技术)进行3D打印。多个图像数据集(如CT和MRI、MR-PET)的配准,以及整合功能定量信息(如功能性MRI、扩散MRI)也可以增加3D打印模型的价值。此外,由于人们对代谢成像的强烈需求,可以基于极化

的 ^{13}C 来创建模型,用于肿瘤成像,如前列腺癌和胰腺癌等疾病。

创建 3D 打印解剖模型的目的通常是便于制订手术计划和为复杂病例提供术中指导。尽管放射科医师和外科医生能够熟练地解读 2D 医学图像,但可能会存在错误。另外,在将 2D 图像重建和转换为 3D 图像时会遇到困难。可以预见,对解剖学有更好的理解将改善手术计划,最终将改善患者的预后。在患者护理中,可以定量测量手术时间、住院时间、失血量和肿瘤切缘阳性等手术指标,并通过这些指标展示 3D 打印如何积极地影响患者的预后。

尽管于 2019 年 7 月确立了 3D 打印解剖模型和导致的第三类 CPT 代码,但目前尚未确定 3D 打印模型的临床适应证。最近,RSNA 3D 打印特别兴趣小组发布了医学 3D 打印适用性的指南,列出了几种不同情况下 3D 打印的成熟度评分,评分为 1~9,其中评分为 1~3 很少适用,4~6 可能适用,7~9 通常适用。此外,与最近建立的第三类 CPT 代码相结合,RSNA 和 ACR 共同建立了一个 3D 打印登记表,以获得 3D 打印解剖模型和导板广泛使用的证据,并确定在哪些案例中使用 3D 打印最多,并对患者护理产生的影响最大。记录和报销问题也需要考虑(详见第 8 章)。

医学 3D 打印的另一个重要方面是质量保证和 3D 打印模型的准确性。必须确保根据医学影像创建的 3D 打印模型和导板具有高度的准确性,在建模过程的所有步骤中都应采取措施,从确保最佳图像质量,不带任何主要伪影,到交付最终打印部件,以确保最终模型没有错误(详见第 7 章)。开发模拟器以评估硬件性能和图像采集参数的技术也逐渐成熟,使用 3D 打印技术创建更逼真的 3D 人形模拟器,并提供更多的打印材料选择(详见第 14 章)。

除了 3D 打印模型之外,VR 和 AR 也是改善患者护理的先进成像可视化方法。与 3D 打印相比,由于减少了前期成本和生成医学影像数据中的解剖模型所需的时间,AR 和 VR 可能更有优势。此外,AR 和 VR 技术可以显示时间信息和几何信息,使它们更适合用于某些可视化数据,例如,随着心脏跳动而波动的心脏解剖结构(图 2.16)。由于 AR 允许同时可视化虚拟和真实环境,因此,还可以通过在手术

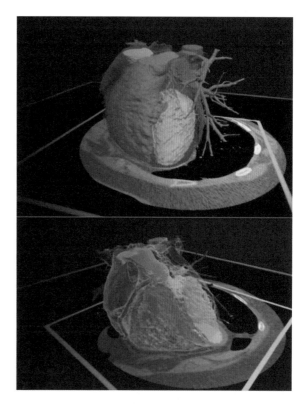

图 2.16　叠加在 CT 数据上的 VR 心脏模型。(Images courtesy of Realize Medical Inc., Ottawa, CA.)

过程中将相关解剖结构叠加在患者身上,提供实时术中指导。

目前,3D 可视化革命正在鼎盛之际,这场革命可以改变个性化患者管理的概念。将改进的医学影像技术与 3D 打印技术相结合,对疾病的治疗和诊断具有重要影响。尽管 3D 打印模型的成本和生产时间仍然是一个主要问题,但人们认为随着从 2D 可视化过渡到实体、手持的 3D 打印模型,医学影像和 3D 打印领域将继续彼此借力,填补临床应用中的相关空白。

参考文献

1. Anderson JG. William Morgan and X-rays. *Trans Faculty Actuaries*. 1945;17:219–221.
2. Thomas AMK, Banerjee AK. *The History of Radiology*. Oxford Medical Histories; 2013.
3. Meggit G. *Taming the Rays: A History of Radiation and Protection*. Pitchpole Books; 2018.
4. Bibb RWJ. A review of the issues surrounding three-dimensional computed tomography for medical modelling using rapid prototyping techniques. *Radiography*. 2010;16:78–83.
5. Radon J. Ber die Bestimmung von Funktionen durch ihre

Integralwerte Langs Gewisser Mannigfaltigkeiten (English translation: on the determination of functions from their integrals along certain manifolds). *Ber Saechsische Akad Wiss*. 1917;29:262.

6. Epstein CL. *Introduction to the Mathematics of Medical Imaging*. Second edition. Society for Industrial and Applied Mathematics; 2007.

7. Beckmann EC. CT scanning the early days. *Br J Radiol*. 2006;79(937):5−8.

8. Baker Jr HL, Campbell JK, Houser OW, Reese DF. Early experience with the EMI scanner for study of the brain. *Radiology*. 1975;116(02):327−333.

9. Hodgkinson GP, Starbuck W. *The Oxford Handbook of Organizational Decision Making*. Oxford University Press; 2008.

10. *The Nobel Prize in Physiology or Medicine 1979*. Nobel Media AB; 2014. http://www.nobelprize.org/nobel_prizes/medicine/laureates/1979/. Accessed May 27, 2018.

11. Zeman RK, Fox SH, Silverman PM, et al. Helical (spiral) CT of the abdomen. *AJR Am J Roentgenol*. 1993;160(4):719−725.

12. Fukuda A, Lin PJ, Matsubara K, Miyati T. Measurement of table feed speed in modern CT. *J Appl Clin Med Phys*. 2014;15(3):275−281.

13. Hsieh J. *Computed Tomography: Principles, Design, Artifacts, and Recent Advances*. 3rd ed. vol PM259. The International Society for Optics and Photonics; 2015.

14. Hammerstingl RM, Vogl TJ. Abdominal MDCT: protocols and contrast considerations. *Eur Radiol*. 2005;15(Suppl 5):E78−E90.

15. McCollough CH, Leng S, Yu L, Fletcher JG. Dual- and multi-energy CT: principles, technical approaches, and clinical applications. *Radiology*. 2015;276(3):637−653.

16. Fredenberg E. Spectral and dual-energy X-ray imaging for medical applications. *Nucl Instrum Methods Phys Res A Accel Spectrom Detect Assoc Equip*. 2018;878:74−87.

17. De Vos W, Casselman J, Swennen GR. Cone-beam computerized tomography (CBCT) imaging of the oral and maxillofacial region: a systematic review of the literature. *Int J Oral Maxillofac Surg*. 2009;38(6):609−625.

18. Jaffray DA, Drake DG, Moreau M, Martinez AA, Wong JW. A radiographic and tomographic imaging system integrated into a medical linear accelerator for localization of bone and soft-tissue targets. *Int J Radiat Oncol Biol Phys*. 1999;45(3):773−789.

19. *The Nobel Prize in Physics 1944*. Nobel Media AB; 2014.

20. Bloch FHW, Packard M. Nuclear induction. *Phys Rev*. 1946;69:127.

21. Purcell EMTH, Pound RV. Resonance absorption by nuclear magnetic moments in a solid. *Phys Rev*. 1946;69:37−38.

22. *The Nobel Prize in Physics*. Nobel Media AB.Web; 1952.

23. Hahn EL. An accurate nuclear magnetic resonance method for measuring spin-lattice relaxation times. *Phys Rev*. 1949;74:145−146.

24. de Bazelaire CM, Duhamel GD, Rofsky NM, Alsop DC. MR imaging relaxation times of abdominal and pelvic tissues measured in vivo at 3.0 T: preliminary results. *Radiology*. 2004;230(3):652−659.

25. EL H. Nuclear induction due to free larmor precession. *Phys Rev*. 1950;77:297−298.

26. Hahn EL. Spin echoes. *Phys Rev*. 1950;80(4):580.

27. Mallard JR, Kent M. Differences observed between electron spin resonance signals from surviving tumour tissues and from their corresponding normal tissues. *Nature*. 1964;204(4964), 1192-1192.

28. Damadian R. Tumor detection by nuclear magnetic resonance. *Science*. 1971;171(3976):1151−1153.

29. Lauterbur PC. Image formation by induced local interactions - examples employing nuclear magnetic-resonance. *Nature*. 1973;242(5394):190−191.

30. Mansfield P, Grannell PK. Nmr diffraction in solids. *J Phys C Solid State*. 1973;6(22):L422−L426.

31. Hutchison JMS, Mallard JR, Goll CC. In-vivo imaging of body structures using proton resonance. In: *Proceedings of 18th Ampère Congress. Magnetic Resonance and Related Phenomena. Nottingham 9−14 September*. Amsterdam, Oxford: North-Holland Publishing Company; 1974:283−284.

32. Mansfield P, Maudsley AA. Medical imaging by Nmr. *Brit J Radiol*. 1977;50(591):188−194.

33. Edelstein WA, Hutchison JM, Johnson G, Redpath T. Spin warp NMR imaging and applications to human whole-body imaging. *Phys Med Biol*. 1980;25(4):751−756.

34. Page R. *Mark-1 the World's First Whole Body MRI Scanner*; 2017. https://vimeo.com/210578984. Accessed August 18, 2020.

35. *The Nobel Prize in Physiology or Medicine 2003*. Nobel Media AB; 2003.

36. Edelman RR. The history of MR imaging as seen through the pages of Radiology. *Radiology*. 2014;273(2s):S181−S200.

37. Roemer PB, Edelstein WA, Hayes CE, Souza SP, Mueller OM. The NMR phased array. *Magn Reson Med*. 1990;16(2):192−225.

38. Sodickson DK, Manning WJ. Simultaneous acquisition of spatial harmonics (SMASH): fast imaging with radiofrequency coil arrays. *Magn Reson Med*. 1997;38(4):591−603.

39. Pruessmann KP, Weiger M, Scheidegger MB, Boesiger P. SENSE: sensitivity encoding for fast MRI. *Magn Reson Med*. 1999;42(5):952−962.

40. Nelson SJ, Kurhanewicz J, Vigneron DB, et al. Metabolic imaging of patients with prostate cancer using hyperpolarized [1-(1)(3)C]pyruvate. *Sci Transl Med*. 2013;5(198):198ra108.

41. Dussik KT. On the possibility of using ultrasound waves as a diagnostic aid. *Neurol Psychiat*. 1942;174:153−168.

42. Dussik K. Ultrasound application in the diagnosis and therapy of diseases of the central nervous system. In: Matthes K, Rech W, eds. *Ultrasound in Medicine*. Zurich: Hirzel; 1949:179−182.

43. French LA, Wild JJ, Neal D. Detection of cerebral tumors by ultrasonic pulses; pilot studies on postmortem material. *Cancer*. 1950;3(4):705−708.

44. Wild JJ, Reid JM. Further pilot echographic studies on the histologic structure of tumors of the living intact human breast. *Am J Pathol*. 1952;28(5):839−861.

45. Wild JJ. The use of ultrasonic pulses for the measurement of biologic tissues and the detection of tissue density changes. *Surgery*. 1950;27(2):183−188.

46. Edler I, Hertz CH. The use of ultrasonic reflectoscope for the continuous recording of the movements of heart walls. *Clin Physiol Funct Imag*. 2004;24(3):118−136.

47. Donald I, Macvicar J, Brown TG. Investigation of abdominal masses by pulsed ultrasound. *Lancet*. 1958;1(7032):1188−1195.

48. Prince J, Links J. *Medical Imaging Signals and Systems*. Pearson Education, Inc.; 2006.

49. Leng S, McGee K, Morris J, et al. Anatomic modeling using 3D printing: quality assurance and optimization. *3D Print Med*. 2017;3(1):6.

50. Graves MJ, Mitchell DG. Body MRI artifacts in clinical practice: a physicist's and radiologist's perspective. *J Magn Reson Imag*. 2013;38(2):269−287.

51. Morelli JN, Runge VM, Ai F, et al. An image-based approach to understanding the physics of MR artifacts. *Radiographics*. 2011;31(3):849−866.

52. Bernstein MA, Huston 3rd J, Ward HA. Imaging artifacts at 3.0T. *J Magn Reson Imag*. 2006;24(4):735−746.

53. Belaroussi B, Milles J, Carme S, Zhu YM, Benoit-Cattin H. Intensity non-uniformity correction in MRI: existing methods and their validation. *Med Image Anal*. 2006;10(2):234−246.

54. Barrett JF, Keat N. Artifacts in CT: recognition and avoidance. *Radiographics*. 2004;24(6):1679−1691.

55. Boas FE, Fleischmann D. CT artifacts: causes and reduction techniques. *Imag Med*. 2012;4(2).

56. Singh S, Kalra MK, Hsieh J, et al. Abdominal CT: comparison of adaptive statistical iterative and filtered back projection reconstruction techniques. *Radiology*. 2010;257(2):373−383.

57. Glover GH, Pelc NJ. An algorithm for the reduction of metal clip artifacts in CT reconstructions. *Med Phys*. 1981;8(6):799−807.

58. Kalender WA, Hebel R, Ebersberger J. Reduction of CT artifacts caused by metallic implants. *Radiology*. 1987;164(2):576−577.

59. Katsura M, Sato J, Akahane M, Kunimatsu A, Abe O. Current and novel techniques for metal artifact reduction at CT: practical guide for radiologists. *Radiographics*. 2018;38(2):450−461.

60. Boas FE, Fleischmann D. Evaluation of two iterative techniques for reducing metal artifacts in computed tomography. *Radiology*. 2011;259(3):894−902.

61. DICOM. WG-17 3D. https://www.dicomstandard.org/wgs/wg-17. Accessed 18 August 2020.

62. Sneag DB, Queler S. Technological advancements in magnetic resonance neurography. *Curr Neurol Neurosci Rep*. 2019;19(10):75.

63. Kurhanewicz J, Vigneron DB, Ardenkjaer-Larsen JH, et al. Hyperpolarized (13)C MRI: path to clinical translation in oncology. *Neoplasia*. 2019;21(1):1−16.

64. Itri JN, Tappouni RR, McEachern RO, Pesch AJ, Patel SH. Fundamentals of diagnostic error in imaging. *Radiographics*. 2018;38(6):1845−1865.

65. Wake N, Wysock JS, Bjurlin MA, Chandarana H, Huang WC. "Pin the tumor on the kidney:" an evaluation of how surgeons translate CT and MRI data to 3D models. *Urology*. 2019;131:255−261.

66. Parag P, Hardcastle TC. Interpretation of emergency CT scans in polytrauma: trauma surgeon vs radiologist. *Afr J Emerg Med*. 2020;10(2):90−94.

67. Wake N, Rude T, Kang SK, et al. 3D printed renal cancer models derived from MRI data: application in presurgical planning. *Abdom Radiol (NY)*. 2017;42(5):1501−1509.

68. Centers_for_Medicare_and_Medicaid_Services_Medical_Learning_Network
. *Update of the hospital outpatient prospective payment system (OPPS)*. MLN Matters; 2019. https://www.cms.gov/Outreach-and-Education/Medicare-Learning-Network-MLN/MLNMattersArticles/downloads/MM11318.pdf. Accessed June 1, 2020.

69. Chepelev L, Wake N, Ryan J, et al. Special interest Group for 3D printing. Radiological Society of North America (RSNA) 3D printing special interest Group (SIG): guidelines for medical 3D printing and appropriateness for clinical scenarios. *3D Print Med*. 2018;4(11):1−38.

70. Ballard DH, Wake N, Witowski J, et al. Radiological Society of North America (RSNA) 3D Printing Special Interest Group (SIG) clinical situations for which 3D printing is considered an appropriate representation or extension of data contained in a medical imaging examination: abdominal, hepatobiliary, and gastrointestinal conditions. *3D Print. Med*. 2020;6(1):13.

71. Radiologic Society of North America and American College of Radiology. *3D Printing Registry*; 2020. https://nrdr.acr.org/Portal/3DP. Accessed 2/5 August 2020.

72. George E, Liacouras P, Rybicki FJ, Mitsouras D. Measuring and establishing the accuracy and reproducibility of 3D printed medical models. *Radiographics*. 2017;37(5):1424−1450.

第**3**章
图像分割和非均匀性校正方法

Jingyun Chen, Louisa Bokacheva, Henry Rusinek

引言

在医学影像技术中，常常通过叠加一系列 2D 切片图像来生成 3D 图像（或容积）。正如 2D 图像由像素组成，3D 图像，如 CT 或 MRI 图像由体素作为基本元素。根据图像打印出具体对象（如骨骼、组织等），通常包括以下步骤（图 3.1）：

1.获取包含目标对象的原始容积图像数据集。

2.在 3D 图像堆栈上标记属于目标对象的体素。

3.从形成目标对象的体素集群中重建 3D 表面。

4.对拓扑缺陷的 3D 模型表面进行平滑或修复处理。

5.将处理后的 3D 模型导出并进行 3D 打印。

标记图像上的目标对象的过程被称为分割。可以使用带有画笔或套索工具的软件，逐个切片手动分割，但是这种方法非常耗时，因为现代医学图像通常包含数百个切片。更快速的方法之一是仅在选定的切片上执行手动分割（例如，交替切片或间隔切片），并进行插值。例如，软件 Mimics（Materialise，比利时，鲁汶）支持正交切片（轴位、冠状位或矢状位）之间的 3D 插值。然而，当处理大量医学图像时，手动分割仍然具有效率和"一致性"较低的缺点。为解决这个问题，人们开发出了各种自动分割算法。

大多数自动分割算法依赖于体素的信号强度（简称"体素强度"，或仅称为"强度"）。体素强度不仅反映成像组织的特征（如 MRI 质子密度、CT 值），而且还受扫描设置参数的影响（如 MRI 中的 TR 和 TE）。通常，图像分割算法可以分为基于区域的、基于边界的、基于图谱的和基于聚类的算法。医学图像的准确分割通常依赖于目标对象的强度特征，或目标和背景之间的强度差。然而，在成像过程中可能会引入不良伪影，如噪声、不均匀性、部分容积效应等。这些伪影可能会导致目标对象的几何失真和分割错误。因此，为了提高分割精度，预处理通常是必要的（见"利用非均匀性校正实现 MRI 准确分割"）。

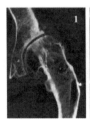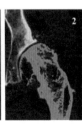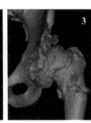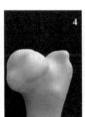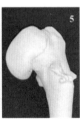

图 3.1 医学 3D 打印工作流程。从左到右：（1）原始图像；（2）分割的目标对象（红色）；（3）重建的 3D 表面（红色）；（4）平滑的 3D 表面（粉红色）；（5）打印的对象（白色）。

基于区域的分割

该算法基于目标对象和(或)背景内的强度同质性。最简单的区域分割算法是阈值法,通过将每个体素的强度与一个常数值(阈值)进行比较,将输入的3D 图像分成前景(即目标对象)和背景。阈值分割输出的通常是与输入图像具有相同维度的二进制图像,称为掩模。设 $I(x,y,z)$ 为坐标 (x,y,z) 处的体素强度,则掩模 M 的体素强度定义为:

$$M(x,y,z)=\begin{cases} 0 & I(x,y,z)<T \\ 1 & \text{其他情况} \end{cases}$$

其中,T 是常数阈值。在某些情况下,基于先前知识手动设置常数阈值 T。自动算法也可用于设置阈值,如 Otsu 方法。

另一个常用的基于区域的算法是区域生长。首先,通过手动或自动计算工具在 3D 图像上定义包含一个或多个体素的种子区域。然后将种子区域扩展到与其相邻的体素,直到达到某些预设的约束条件,如所有相邻体素具有相似性。区域的最终形式被用作目标对象。区域生长的一个常见示例是分水岭算法。以一个简单的 2D 图像为例,将图像视为高程图,其中体素强度表示体素的海拔高度。分水岭算法使用以下两种策略中的一种将图像分解为子区域或流域:①泛洪法或浸没法;②降水法。两种策略都是从识别和标记所有局部极小值开始的。在泛洪算法中,水源被放置在每个局部极小值,水位逐渐升高,形成一系列阻隔,当不同的水域汇聚时,该过程终止。在降水算法中,对于每个体素,算法会找到雨滴落在该体素上时的流动方向,在流动方向上找到相邻体素,然后体素及其相邻体素合并,直到到达局部极小值为止。

在区域分割的过程中,有时需要进行区域分离而不是区域生长,以便缩小分割区域或将相互接触的两个目标区域分离。数学形态学提供了一个巧妙的框架,既可以用于区域生长,也可以用于区域分离。对于二值化形态学,设置一个二值掩模(称为结构元素)B,该掩模定义了图像中任意像素 z 的连通区域(或邻域)。图 3.2 为常见的 2D 示例。B 的半径通常是奇数。在保持二值剖面不变的情况下,可以通过将图 3.2 中的 5×5 矩阵扩展为 5×5×5 矩阵,来获得 B 的 3D 版本。

设 A 为输入图像。对于 A 中的任何给定体素 z,可以通过将结构元素 B 的中心移位到 z 的坐标,并包括 B 覆盖的所有体素,来得到一组连通的体素(表示为 Bz)。然后,4 种基本形态学操作——腐蚀 E(A, B)、膨胀 D(A,B)、开运算 O(A,B)和闭运算 C(A,B)——可以被定义为:

$$E(A,B)=\{z|Bz\subseteq A\}$$
$$D(A,B)=\{z|Bz\cap A\neq\emptyset\}$$
$$C(A,B)=E(D(A,B),B)$$
$$O(A,B)=D(E(A,B),B)$$

图像 A 通过元素 B 的腐蚀得到所有体素 z 的集合,使得 Bz 包含在 A 中,而 A 通过 B 膨胀得到的是所有体素 z 的集合,使得 Bz 与 A 重叠至少一个体素。闭运算操作是指膨胀后再进行腐蚀,对于 3D 打印尤其有用,因为其可以在进行 3D 重建和打印之前填补分割区域中的小孔洞。在实践中,可以将不同的基于区域的算法组合起来,以实现更准确地分割。例如,在骨科成像中,可以联合应用阈值和形态学操作,将 CT 扫描中的石膏绷带与骨骼分离(图 3.3)。

基于边界的分割

该算法通过评估体素强度的局部变化(称为梯度)来定位组织边界(即边缘)。例如,Canny 边缘检测

方形					钻石形					十字形				
1	1	1	1	1	0	0	1	0	0	0	0	1	0	0
1	1	1	1	1	0	1	1	1	0	0	0	1	0	0
1	1	1	1	1	1	1	1	1	1	1	1	1	1	1
1	1	1	1	1	0	1	1	1	0	0	0	1	0	0
1	1	1	1	1	0	0	1	0	0	0	0	1	0	0

图 3.2　半径为 3 的 3 种常见结构元素。

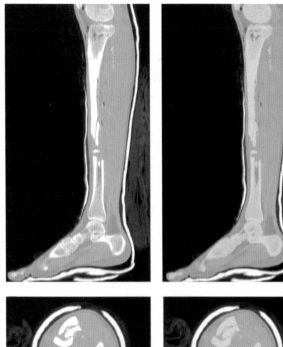

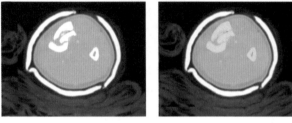

图 3.3　阈值处理及形态学操作用于从 CT 骨折检查中分割骨骼。左列为原始图像，右列为分割结果（青色）。

器测量被称为内核的移动窗口内的强度梯度。使用主动轮廓算法将强度变化转换为能量函数，并通过优化搜索来定位边界。

基于边界的算法还可以与其他算法结合使用，以实现更复杂的分割。例如，FireVoxel 中的 EdgeWave 算法，它将边界检测与阈值和形态学，或图像的形状特征相结合（图 3.4）。在 FireVoxel 中，EdgeWave 算法用于多个关键处理工作流程，如在腹部 CT 图像上测量体内脂肪成分。EdgeWave 算法包含以下主要步骤：

1.根据需要重新采样原始图像。

2.应用阈值法，大致勾画出需要分割的区域，称为核心集。核心集必须包围分割目标，否则分割将失败。

3.执行边缘检测，定义核心集中图像强度突然变化的位置。

4.对核心集的边界进行侵袭或剥离。使用剥离操作移除与边界一定距离内的所有体素。剥离扩大了图像不同区域之间的间隙，去除了小细节，并断开了弱连接区域之间的"桥梁"。需要移除的区域厚度由剥离距离（以体素或毫米为单位）控制。

5.算法将剥离的核心集分解为数据块或连通区域，并决定应保留或丢弃哪些连通区域。

6.对选定的连通区域将进行受限增长或膨胀。增长操作在 ROI 边界的给定距离内添加体素。恢复的体素必须仍属于核心集。恢复区域的厚度由增长距离控制，该距离应大于剥离距离。

基于图谱的分割

首先在被称为模板的参考图像上对 ROI 进行分割（通常手动）。这个参考分割通常被称为图谱。为了在新图像上执行分割，首先通过图像配准将模板图像转换到目标图像上。然后通过将配准步骤中计算的相同变换应用于图谱，将 ROI 转换到目标图像上。图 3.5 用颅脑图像样本说明了这个过程。为了减少个体间差异的影响，可以将多个参考图像配准到同一目标图像上，将不同的参考分割转换并合并成最终分割。这种方法称为多图谱分割。

基于聚类的分割

在基于聚类的算法中，分割是通过对某些图像特征进行分类来实现的。分类可以分为有监督和无监督两种类型。无监督分类，如 K-均值聚类法，无须预先标记训练数据即可实现。有监督分类依赖于从训练数据集导入的目标对象的先前知识。例如，马尔科夫随机场算法将分割标签视为具有一定概率分布的随机变量，其中条件概率和贝叶斯定理将类概率和体素值相关联。近期，深度学习的发展催生了一类新的分类方法，该类方法基于卷积神经网络（CNN）模型。在 CNN 模型中，从图像中提取的原始强度特征经过一系列处理层次成为高级抽象特征，然后加权进入最终分类。生物医学图像分割中最成功的 CNN 模型之一是 U-net 模型，其处理层次包括下采样和上采样（因此，形成了 U 形模型体系结构）。

利用非均匀性校正实现 MRI 准确分割

图像强度不均匀是一种常见的 MRI 伪影，表现为整个图像中信号强度不同,即使在同一组织中也是如此。这种伪影也称为阴影、偏置场或图像不均匀性。图像强度不均匀可能由射频场不均匀、接收线圈灵敏度不均匀,以及患者对磁场和电场的影响造成。虽然平滑变化的不均匀性不会在视觉上影响诊断,但其不利于对组织定量,包括图像分割。医学图像分割方法要求给定的组织在整个视野中以恒定的信号强度表示。因此,校正非均匀性伪影是至关重要的一步。目前已经开发出几种各种用途的非均匀性校正方法。

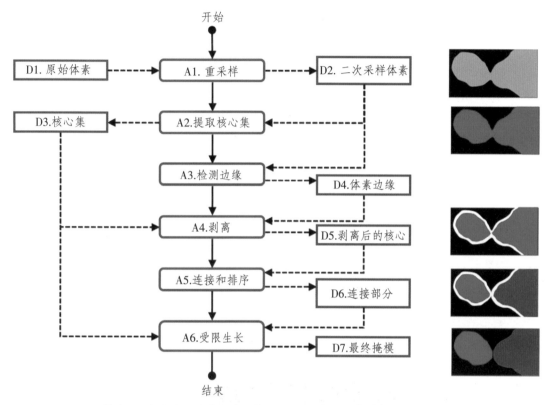

图 3.4　EdgeWave 算法。红框包含 6 个主要步骤(A1~A6)。右侧的图形代表相应算法步骤的输出(D2~D7)。

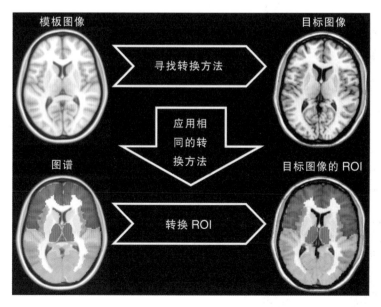

图 3.5　基于图谱的分割。首先,找到最佳匹配模板图像(左上)与目标图像(右上)的转换。然后将相同的转换应用于脑图谱(左下)上的 ROI(彩色显示),以将 ROI 转换到目标图像(右下)。

前瞻性方法

前瞻性的非均匀性校正方法通过获取信息来推断非均匀性的空间模式。受核医学中用于校准闪烁探测器的方法的启发，最早的尝试使用了与患者成像相同的序列获得了均匀体模的图像。由于这种方法忽略了成像对象的电磁特性及其与磁场的相互作用的显著影响，目前这种方法大多被弃用。

最新的方法通过使用不同的序列对患者进行成像来获取额外的校准信息。其目标是预估非均匀性伪影的来源，如翻转角的变化。应用这种方法的一个重要示例是 MP2RAGE 序列，旨在改进著名的磁化准备快速梯度回波（MPRAGE）序列。MPRAGE 开发于 20 世纪 90 年代初，目前仍是高分辨率 T1 加权脑成像最常用的序列。该序列以一个非选择性的 180° 反转脉冲开始，反转磁化。然后，在反转时间（TI）（3T 时间通常为 700~1000ms）内恢复磁化。该恢复时间间隔之后是一系列的梯度回波采样，其特点是回波时间短（约 3ms）和翻转角度小（约 10°）。

MPRAGE 图像常常受到梯度场不均匀性、磁化率和涡流效应的干扰。MP2RAGE 序列纠正了这些缺陷。MP2RAGE 引入了第二个反转时间 TI2（在 3T 中

的典型值为 2500ms），以便采集带有自旋密度加权对比度的第二个读出图像。通过将两次读出的图像数据相结合，可以在很大程度上抵消 T2* 和 B1 的非均匀性效应，生成新的、更均匀的 T1 加权图像（图 3.6），但采集时间较长。

回顾性方法

回顾性非均匀性校正方法直接估计非均匀性，无须额外的专门成像，从而缩短了采集时间。与前瞻性技术相比，这种方法具有更广泛的用途。回顾性方法涉及估计偏置场 $B(r)$，其中 $r=(x,y,z)$，以校正图像（图 3.7）。如果忽略图像噪声，采集的图像 $I_a(r)$ 可以表示为偏置场 $B(r)$ 和校正图像 $I_c(r)$ 的乘积：

$$I_a(r)=I_c(r)B(r)$$

反向变换的目标是在去除每个组织内部变化的同时保持相对信号对比度。这是一个不适定问题（欠定问题），因为 $I_c(r)$ 和 $B(r)$ 都是未知的。为了解决这个问题，有几种切实可行的解决方案。这些方法假设了额外的约束条件，例如，$B(r)$ 的平滑性。

对于大多数方法来说，上式中的 3 幅图像都应用了对数函数。该转换便捷地将乘法运算变为加法

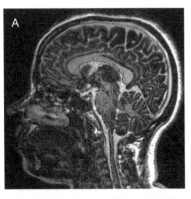
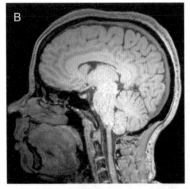
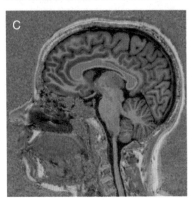
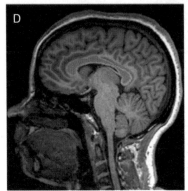

图 3.6　使用双反转 MP2RAGE 序列可以提高 T1 加权颅脑 MRI 的均匀性。(A)第一次反转时的图像；(B)第二次反转的图像；(C)将两次反转组合，以消除主要的非均匀性，但需要更长的采集时间；(D) 使用常规的单反转 MPRAGE 获得的同一人在近似相同位置的图像。信号均匀性可以用胼胝体（以红色突出显示）等假定均匀区域的变异系数（CV）来衡量。本例中使用 MP2RAGE 的变异系数为 4.1%，使用 MPRAGE 的变异系数为 9.0%。

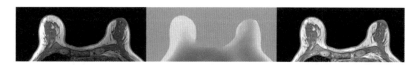

图3.7　回顾性非均匀性校正的一般方案需要从原始图像(左)估计出一个平滑的偏置场$B(r)$(中),而不需要采集其他序列。然后将校正后的图像(右)计算为原始图像和$B(r)$的体素比。注意,最好在排除成像区域的背景空气部分后估计$B(r)$。

运算,但在处理本底(空气)信号值时也需要谨慎,因为本底(空气)信号值接近0,其对数是不确定的。空气区域提供的关于$B(r)$的信息很少,因此,可以将其排除在分析之外。

N3/N4 算法

最常用的 MRI 非均匀性校正算法是非参数非均匀性归一化(N3)。术语"非参数"指$B(r)$不是以分析方式规定的,并且组织类别的数量是任意的。N3被纳入几种常用的脑分割软件包中。美国国立卫生研究院的开源 Insight 工具包中开发了一种最新的变体,称为 N4 或 N4ITK。N4 包括改进的 B 样条曲线拟合和几个其他改进之处。

N3/N4 技术不是直接处理偏置场$B(r)$,而是在概率密度域中运行。在离散图像的背景下,这意味着对信号强度直方图进行操作。N3/N4 方法的基本假设是,与 B 相关的直方图$h(B)$是零中心高斯分布。高斯假设通过将搜索空间缩小到直方图的宽度σ这一单一维度,大大简化了对$B(r)$的搜索。几个临床颅脑 MRI 成像数据集证明这一假设似乎是有效的。

N3/N4 算法通过迭代方式估计偏置场$B(r)$(图3.8)。每次迭代包括 3 个步骤:

(1))对$B(r)$的直方图进行重新估计,使当前的$I_c(r)$清晰化。

(2)平滑偏置场$B(r)$。

(3)计算和测试终止条件,与特定阈值进行比较。

迭代块(图 3.8 的阴影部分)内的所有计算都在对数变换空间中完成。因此,在迭代块开始之前,要对图像$I_a(r)$和$B(r)$进行对数变换,然后在输出处应用指数函数。

在步骤 1 中,通过对图像直方图进行维纳去卷积来锐化图像。在此步骤中,使用具有指定的半高全宽σ的高斯滤波器。维纳去卷积滤波器根据频率的信噪比对其进行衰减:在信噪比较低的频率上,它能将去卷积噪声的影响降至最低。

在步骤 2 中,通过对当前估计值拟合 3D 网格大小为d的 3 次 B 样条场,对偏置场进行平滑处理。用户指定的网格大小d可控制平滑度。对于使用体部或头部线圈获取的图像,d通常约为 200mm。在校正使用局部表面线圈获取的图像时,可能需要更小的d值。

在步骤 3 中,N3/N4 中使用的终止标准是根据两次连续迭代之间$B(r)$和$I_c(r)$的变化推导出来的。在实际应用中,通常很难估算终止阈值。相反,程序通常由用户指定的迭代次数控制。

尽管 N3/N4 算法被称为"非参数"算法,但其性

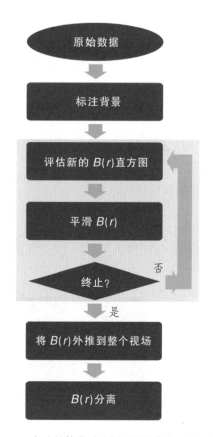

图3.8　N3/N4 方法的简化流程图。阴影块表示在对数变换空间中和排除背景后进行的操作。

能很大程度上依赖于用户需要选择的 3 个关键参数。参数 σ 控制去卷积核的半高全宽(步骤 1);B 样条网格大小 d 控制平滑度(步骤 2);迭代次数(步骤 3)则平衡了执行时间和信号均匀性改善程度。

图 3.9 和图 3.10 展示了 N4 校正对乳腺 T1 加权 MRI 的影响,说明了乳腺纤维腺体组织(FGT)均匀性的改善。FGT 的体积分数与乳腺 X 线摄影密度相关,而乳腺密度与罹患乳腺癌的风险相关。因此,人们对乳腺 MRI 中 FGT 的自动分割和定量估计越来越感兴趣。然而,准确分割 FGT 较为困难,主要是由于乳腺线圈的信号均匀性较差(图 3.9)。

BiCal 算法

N3/N4 方法用于腹部、超高场或快速 MRI 等具有挑战性的成像时可能表现不佳。Artem Mikheev 实施的 BiCal 方法在 FireVoxel10 中可用,旨在克服这些限制。在 BiCal 中,$B(r)$ 直接被估计为平滑的 3D 基本函数(例如,直接余弦或 3D Legendre 多项式)的线性组合。在预处理去除锐利边缘和空气区域后,确定 $I_a(r)$ 的偏导数为 $B(r)$ 的偏导数。由此产生的超定线性方程组可以直接计算基函数展开。与 N3/N4 一样,估计 $B(r)$ 是在应用对数变换之后进行的。

如果假设 $B(r)$,$r=(x,y,z)$ 在 3D Legendre 多项式 $Pi(x)$ 中展开,则第 1 阶近似形式为:

$$B^l(r) = \sum_{i=0}^{l} \sum_{j=0}^{l-i} \sum_{k=0}^{l-i-j} a_{ijk} P_i(x) P_j(y) P_k(z)$$

通过匹配偏导数估计系数 a_{ijk}:

$$\frac{dB^l(r)}{dx} = \frac{dI_a(r)}{dx},\ \frac{dB^l(r)}{dy} = \frac{dI_a(r)}{dy},\ \frac{dB^l(r)}{dz} = \frac{dI_a(r)}{dz}$$

注意,该方程仅适用于远离组织边缘的体素 r,作为估计近似偏置场的有效方式(图 3.11)。

在 3 个具有挑战性的应用中(表 3.1)比较 BiCal 和 N4 的表现:使用黄金角径向稀疏并行采样 MRI 成像(GRASP)序列,在 3T 下采集腹部 MRI,使用专用乳腺线圈进行的 3T 乳腺成像和 7T 颅脑成像。患者数据集是从先前的研究中随机选择的。研究的数据集如下。

A:使用 GRASP(3D 径向星堆积 FLASH 序列,TR/TE=3.6ms/1.7ms,FA=12°,体素大小=1.5mm×1.5mm×3mm)从动态研究中提取单帧腹部图像,在西门子 3T Aera 或 Magnetom 上获取图像。

B:在西门子 3T Trio 上使用 7 通道表面乳腺线圈(Sentinelle,Invivo,佛罗里达州,盖恩斯维尔)以轴向非脂肪抑制 T1 加权序列(TR/TE=4.74/1.79ms,FA=10°,矩阵 448×358×116)采集乳腺图像。

C:在西门子 7T Magnetom 系统上使用 24 通道射频接收线圈(Nova Medical,马萨诸塞州,波士顿)采集 MPRAGE 序列扫描的颅脑图像(TR/TE/TI=2.6ms/2600ms/1100ms,FA=6°,层数 144 层,体素各向同性 0.6mm³,矩阵 346×323×248)。

为了评估每组图像集的不均匀性,定义两组区域,由专家观察员在整个成像器官中已知的均匀组织(A:脂肪和肌肉;B:脂肪和 FGT;C:白质和灰质)内划定。为了量化修正前后的非均匀性,使用联合变异系数(CJV)进行度量,其定义为 $(\sigma1+\sigma2)/|\mu1-\mu2|$,其中 μ 和 σ 是两个区域强度的均值和标准差。CJV 不仅量化了每组图像的强度变异性,而且还通过算法控制了组织对比度的潜在不良损失。N4 和 BiCal 都在训练数据集上进行了优化,该数据集是研究图像的随机子集。选择最佳参数是为了使训练集数据

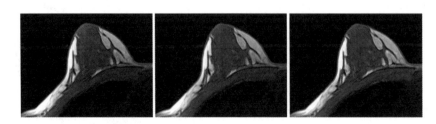

图 3.9 使用专用乳腺线圈采集的 T1 加权非脂肪抑制乳腺 MRI:原始图像(左)、经过 5 次(中)和 50 次(右)迭代的 N4 校正。FGT 是乳房中央部分的灰色区域。FGT 的体积分数用于测量乳房密度。请注意,所获得的图像中存在明显的不均匀性,并且 N4 校正版本中有所改善(保持组织对比度)。详见图 3.10 中的定量改善证据。

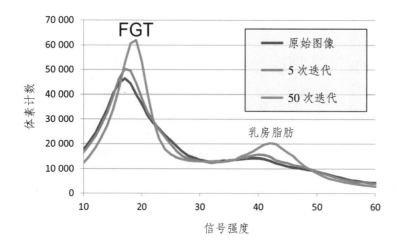

图 3.10　图 3.9 中 3 个图像的信号直方图(体素计数对信号强度)。请注意,乳腺 FGT 峰值与乳房脂肪峰值的分离有所改善。均匀性校正可转化为更准确的组织分割结果。

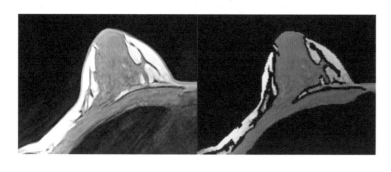

图 3.11　BiCal 的初始预处理步骤是确定公式适用的区域(此处显示为红色)。请注意,背景空气区域和组织之间的过渡区域已从处理区域中删除。使用图像边缘检测滤波器识别过渡区域。在剩余的体素中,将图像在 x、y 和 z 方向上的偏导数被视为偏置场 $B(r)$ 的偏导数。

上校正图像的 CJV 最小化,然后用于处理测试病例。

　　腹部数据集(A)显示了最高的不均匀性,即在非均匀性校正之前的 CJV 值最大。乳腺图像(B)最为均匀,7T 颅脑 MRI 图像(C)处于中间位置(表 3.1)。对于 3 个数据集中的每个数据集,相对于未经校正的原始图像,N4 和 BiCal 都显著降低了 CJV 测量的不均匀性(A 中 $P<0.05$,B 和 C 中 $P<0.001$)。在腹部和颅脑图像(A 和 C)中,BiCal 比 N4 有明显优势,但在乳腺图像(B)中则没有。

　　总之,前瞻性和回顾性 MRI 图像非均匀性校正后处理方法都在积极开发中,并被常规用于图像分割。然而,对于如何衡量不同校正方法的性能,目前还没有达成共识。有人建议采用平均变异系数、校正后分割准确性和其他指标来衡量。尽管 CJV 只可用于两种组织,但其可能是评估校正技术性能的最佳方法。

　　对最合适的均匀性校正方法缺乏共识的另一个原因是,针对特定的临床情况,需要对多个参数分别进行微调,因此,需要对算法进行优化。开发灵敏的性能测量方法和稳定的参数优化程序,是推进医学图像分析这一重要领域亟须研究的命题。

分割软件

　　医疗 3D 打印和 3D 可视化软件,包括 AR 和 VR 应用程序,被认为是二类医疗器械。当创建用于诊断

表 3.1　N4 和 BiCal 非均匀性校正的定量比较			
测量方法	腹部	乳腺	7T 颅脑
原始 CJV	4.926±3.324	0.558±0.180	1.236±0.187
N4 后的 CJV	1.826±0.682	0.270±0.122	0.672±0.097
BiCal 后的 CJV	0.634±0.095	0.255±0.062	0.375±0.070
P 值:N4 对比 BiCal	0.007	0.64	0.0002

的模型时应通过 510(k)途径进行审查和监管。一些商业 3D 软件包已通过 FDA 认证,用于医疗 3D 打印(表 3.2),还有许多软件通过了 FDA 的高级 3D 可视化许可(表 3.3)。这些系统大部分都具有可以用于任何解剖结构的通用分割工具,其中一些还具有针对特定目标组织的专业模块。目前临床使用 3D 打印的建议是使用经过 510(k)批准的软件。然而,许多软件工具尽管缺乏 FDA 认证,但在研究应用方面仍然非常有价值(表 3.4)。其中许多是开源免费软件,拥有庞大的在线活跃用户群。

分割后处理

在分割完成后,通常需要进行几何细化,如平滑、填充、修剪和雕刻。对物体表面进行平滑处理(如高斯平滑)可以减少对打印对象物理抛光的工作量。填补孔洞可以修复分割对象的拓扑缺陷,并确保打印对象的结构稳定性。这种修复可以通过形态学操

表 3.2　获得 FDA 批准并可制作"诊断用途"3D 打印解剖模型的医学图像处理软件

产品	公司	网站	相关成本
D2P	3D Systems	https://www.3dsystems.com/dicom-to-print	$$$
Mimics inPrint	Materialise	https://www.materialise.com/en/medical/software/materialise-mimics-inprint	$$$
Mimics	Materialise	https://www.materialise.com/en/medical/mimics-innovation-suite/mimics	$$$
Mimics Enlight	Materialise	https://www.materialise.com/en/medical/software/materialise-mimics-enlight	$$$

表 3.3　获得 FDA 许可并可用于医学图像高级 3D 可视化(在屏幕上显示,而非 3D 打印)的医学图像处理软件

产品	公司	网站	相关成本
3D Doctor	Able Software Corp.	http://www.ablesw.com/3d-doctor/3ddoctor.html	$
Amira	Thermo Fisher Scientific	www.fei.com/software/amira-3d-forlife-sciences	$$$
AW	GE	https://www.gehealthcare.com/en/products/advanced-visualization	$$$
Dolphin 3D Surgery	Dolphin/Patterson Dental	www.dolphinimaging.com	$$
F.A.S.T.	Fovia	www.fovia.com	$$
IntelliSpace Portal	Philips	https://www.usa.philips.com/healthcare/product/HC881102/intellispace-portal-10-advancedvisualization	$$$
iNtuition	TeraRecon	www.terarecon.com	$$$
Medical Design Studio	Anatomage	https://www.anatomage.com/medicaldesign-studio/	$$
OsiriX MD	Pixmeo	www.osirix-viewer.com	$
Simpleware ScanIP Medical	Synopsys	https://www.synopsys.com/content/dam/synopsys/simpleware/datasheet/simpleware-scanip-medical_mar2019. pdf	$$$
Synapse 3D	Fuji	https://www.fujifilmusa.com/products/medical/medical-informatics/radiology/3D/	$$$
Syngo.Via Frontier	Siemens	https://www.siemens-healthineers.com/en-us/medical-imaging-it/advanced-visualization-solutions/syngo-via-frontier	$$$
Visage 7	Visage Imaging	https://visageimaging.com/platform/	$$$
Vitrea	Vital Images/Canon	www.vitalimages.com/productinformation/3d-printing	

表 3.4　未经 FDA 许可用于研究 / 其他目的的医学图像处理软件

产品	公司/机构	网站	相关成本
FireVoxel	Department of Radiology, NYU Langone Health	https://firevoxel.org/	$
3D Slicer	Brigham and Women's Hospital	www.slicer.org	$
Analyze Analyze Pro	Analyze Direct	www.analyzedirect.com	$/$$
AnatomicsRx	Anatomics	https://www.anatomics.com/au/applications/software.html	$$
Itk-SNAP	Collaboration between University of Utah and University of Pennsylvania	www.itksnap.org/pmwiki/pmwiki.php	$
MeVisLab	Mevis Medical Solutions AG	www.mevislab.de	$
NemoFAB	Nemotec	www.nemotec.com/en/software/fabsoftware	$$
OsiriX Lite	Pixmeo	www.osirix-viewer.com	$
Ossa 3D	Conceptualiz	www.conceptualiz.com/products_ossa.html	$
Rhino3D Medical	Mirrakoi	https://mirrakoi.com/rhino3dmedical/	$
Seg3D Biomesh3D	University of Utah	www.sci.utah.edu/cibc-software/seg3d.html	$
Sliceomatic 5.0	Tomovision	http://www.tomovision.com/products/sliceomatic.html	$
SPM	Wellcome Centre for Human Neuroimaging, University College London	www.fil.ion.ucl.ac.uk/spm	$
FSL	Wellcome Centre for Integrative Neuroimaging, Oxford University	www.fmrib.ox.ac.uk/fsl	$
Freesurfer	Athinoula A. Martinos Center for Biomedical Imaging	http://surfer.nmr.mgh.harvard.edu	$

作"闭运算"实现。当自动化软件过度分割对象并导致对象表面泄漏时,需要进行修整。形态学操作"腐蚀"是进行修整的常见方式。形态学操作见本章"基于区域的分割"。最后,有时需要进行手动修正(雕刻),以消除自动分割结果中的残留错误。许多分割软件包,如 D2P 和 Mimics、Freesurfer 和 FSL,提供了 3D 可视化模块,用户可以查看和修改分割结果。在分割后还可以使用计算机辅助设计软件进行操作,下一章将介绍相关内容。

参考文献

1. Otsu N. A threshold selection method from gray-level histograms. *IEEE Trans Syst Man Cybern.* 1979;9(1):62−66.
2. Pal NR, Pal SK. A review on image segmentation techniques. *Pattern Recogn.* 1993;26(9):1277−1294.
3. Romero-Zaliz R, Reinoso-Gordo JF. An updated review on watershed algorithms. In: *Soft Computing for Sustainability Science.* Springer International Publishing AG; 2018.
4. Beucher S. The morphological approach to segmentation : the watershed transformation. *Math Morphol Image Process.* 1993:433−482.
5. Cousty J, et al. Watershed cuts: minimum spanning forests and the drop of water principle. *IEEE Trans Pattern Anal Mach Intell.* 2009;31(8):1362−1374.
6. Serra J. *Image Analysis and Mathematical Morphology.* Academic Press, Inc; 1983.
7. Gonzalez RC, Woods RE. *Digital Image Processing.* Addison-Wesley Longman Publishing Co., Inc; 2001.
8. Canny J. *A Computational Approach to Edge Detection.* PAMI-8. IEEE Transactions on Pattern Analysis and Machine Intelligence; 1986:679−698.
9. Kass M, Witkin A, Terzopoulos D. Snakes: active contour models. *Int J Comput Vis.* 1988;1(4):321−331.
10. Mikheev A, et al. Fully automatic segmentation of the brain from T1-weighted MRI using Bridge Burner algorithm. *J Magn Reson Imaging.* 2008;27(6):1235−1241.
11. Cardenas CE, et al. Advances in auto-segmentation. *Semin Radiat Oncol.* 2019;29(3):185−197.
12. Iglesias JE, Sabuncu MR. Multi-atlas segmentation of biomedical images: a survey. *Med Image Anal.* 2015; 24(1):205−219.
13. Lloyd S. Least squares quantization in PCM. *IEEE Trans Inf Theor.* 1982;28(2):129−137.
14. Li S. *Markov Random Field Modeling in Image Analysis.* Springer; 2001.
15. Wang L, et al. Principles and methods for automatic and semi-automatic tissue segmentation in MRI data. *Magma.* 2016;29(2):95−110.

16. Litjens G, et al. A survey on deep learning in medical image analysis. *Med Image Anal.* 2017;42:60−88.

17. Ronneberger O, Fischer P, Brox T. U-Net: convolutional networks for biomedical image segmentation. In: *Medical Image Computing and Computer-Assisted Intervention − MICCAI 2015.* Cham: Springer International Publishing; 2015.

18. Belaroussi B, et al. Intensity non-uniformity correction in MRI: existing methods and their validation. *Med Image Anal.* 2006;10(2):234−246.

19. Zanzonico P. Routine quality control of clinical nuclear medicine instrumentation: a brief review. *J Nucl Med.* 2008;49(7):1114−1131. Official Publication, Society of Nuclear Medicine.

20. Axel L, Costantini J, Listerud J. Intensity correction in surface-coil MR imaging. *AJR Am J Roentgenol.* 1987; 148(2):418−420.

21. Wells WM, et al. Adaptive segmentation of MRI data. *IEEE Trans Med Imag.* 1996;15(4):429−442.

22. Mugler 3rd JP, Brookeman JR. Rapid three-dimensional T1-weighted MR imaging with the MP-RAGE sequence. *J Magn Reson Imag.* 1991;1(5):561−567.

23. Marques JP, et al. MP2RAGE, a self bias-field corrected sequence for improved segmentation and T1-mapping at high field. *Neuroimage.* 2010;49(2):1271−1281.

24. Sled JG, Zijdenbos AP, Evans AC. A nonparametric method for automatic correction of intensity nonuniformity in MRI data. *IEEE Trans Med Imaging.* 1998;17(1):87−97.

25. Arnold JB, et al. Qualitative and quantitative evaluation of six algorithms for correcting intensity nonuniformity effects. *Neuroimage.* 2001;13(5):931−943.

26. Boyes RG, et al. Intensity non-uniformity correction using N3 on 3-T scanners with multichannel phased array coils.

Neuroimage. 2008;39(4):1752−1762.

27. Tustison NJ, et al. N4ITK: improved N3 bias correction. *IEEE Trans Med Imag.* 2010;29(6):1310−1320.

28. Gonzalez RC, Woods RE, Eddins SL. *Digital Image Processing Using MATLAB.* Upper Saddle River, NJ: Pearson/Prentice Hall; 2004.

29. McCormack VA, dos Santos Silva I. Breast density and parenchymal patterns as markers of breast cancer risk: a meta-analysis. *Cancer Epidemiol Biomark Prev.* 2006;15(6): 1159−1169.

30. Dontchos BN, et al. Are qualitative assessments of background parenchymal enhancement, amount of fibroglandular tissue on MR images, and mammographic density associated with breast cancer risk? *Radiology.* 2015; 276(2):371−380.

31. Vokurka EA, Thacker NA, Jackson A. A fast model independent method for automatic correction of intensity nonuniformity in MRI data. *J Magn Reson Imag.* 1999;10(4): 550−562.

32. Pujara AC, et al. Clinical applicability and relevance of fibroglandular tissue segmentation on routine T1 weighted breast MRI. *Clin Imag.* 2017;42:119−125.

33. Fujimoto K, et al. GRASP with motion compensation for DCE-MRI of the abdomen. *Proc. Intl. Soc. Mag. Reson. Med.* 2017;25. Program No. 2009.

34. Haddad RA, Akansu AN. A class of fast Gaussian binomial filters for speech and image processing. *IEEE Trans Signal Process.* 1991;39(3):723−727.

35. Batchelor BG, Waltz FM. Morphological image processing. In: Batchelor BG, ed. *Machine Vision Handbook.* London: Springer London; 2012:801−870.

第 **4** 章

计算机辅助设计原则

Sarah Rimini,Jana Vincent,Nicole Wake

引言

根据医学影像数据创建物理 3D 打印模型的过程比较复杂，需要多个步骤。为了使解剖模型适合 3D 打印，必须设计和提取感兴趣的分割区域，并将其转换成为特定供应商的 3D 打印软件所识别的 3D 文件类型。常见的打印文件格式是包含节点和向量数据的多边形网格面，包括 STL、OBJ、Virtual Reality Modeling Language（VRML）、ZCorp 创建的 ZPR 文件格式、增材制造格式（AMF）和 3D 制造格式（3MF）。

STL 文件格式是由 Albert Consulting Group 为 3D Systems 商业打印机发明的，已经成为最常用的文件格式。STL 文件有两种类型:描述单个部件的二进制 STL 文件和包含多个独立部分的 ASCII STL 文件。STL 文件格式中不指定颜色或纹理。二进制 STL 可以使用单个材料属性打印，因此，非常适合打印单个组件，如器官、植入物或手术导板。可以组合多个二进制 STL 文件，或者使用 ASCII STL 文件来生产多颜色或多材质的解剖模型，如肾脏和肿瘤（例如，两种不同颜色），或者主动脉钙化（例如，主动脉的软材料和钙化的硬材料）。由于 STL 文件不编码颜色或材料属性，因此，需要使用 3D 打印机专用软件选定这些属性。

2011 年，初步尝试不使用 STL 文件并创建 AMF。然而，这种文件格式从未被完全采用。2015 年，制造商创建了 3MF 文件格式。此文件格式可以缩小文件，并使文件携带其他数据，如单位、颜色、格点

和纹理。类似的颜色和纹理信息也被纳入 VRML 文件中。

无论文件格式如何,在准备阶段都需要对模型进行微小更改以使其更适合打印，或者可能需要对模型进行重大修改以满足治疗计划的需求。此外，可以在计算机辅助设计（CAD）软件中进行模型分析、数字规划和手术模拟，并设计个性化的手术导板、模板和模具。本章将讨论 CAD 原理和用于医学模型的常见工具/操作，并提供临床示例。理解这些工具和方法对于在医院环境中监督创建 3D 打印模型的放射科医生非常重要，并有助于放射科医生与外科医生合作，以优化治疗计划并执行手术。

计算机辅助设计原则

在医学中,CAD 系统可以根据几何参数可视化和处理 3D 解剖结构。有许多 CAD 程序可以创建对象并执行编辑（表 4.1）。

大多数 CAD 软件使用实体建模原理来创建对象。除了实体建模,创建对象的其他技术包括表面建模、参数化建模（输入各种参数，如大小、特征和材料属性，以导出所需的几何形状）和 3D 表面扫描。

构造实体几何（CSG）和边界表示是用于实体建模的主要方法。CSG 使用布尔运算（合并、减去等）根据形式较简单的实例（如圆柱体、杆和立方体）来创建复杂对象。2D 边界表示可以沿平面或其他轨迹扫描以形成更复杂的实体对象,然后对其他原始物体进行操作。

表 4.1 医院常用的 CAD 软件列表	
软件	**公司**
3-matic and Magics	Materialise（比利时,鲁汶）
3ds Max, Fusion 360, Inventor, Maya, Meshmixer	Autodesk（加利福尼亚州,圣拉斐尔）
Blender	Blender Foundation
Geomagic Freeform	3D Systems（南卡罗来纳州,罗克希尔）
Meshlab	CNR（在 GPL3.0 许可方案中）
Rhinoceros	Robert McNeel 和 Associates（华盛顿州,西雅图）
Solidworks, CATIA	Dassault Systemes（马萨诸塞州,沃尔瑟姆）

扫描操作也是边界表示建模的一种特征,它通过几何表面、曲线和点将面、边缘和顶点相连。该技术提供了一种创建不规则形状的实体模型的强大方法。常用的边界表示系统有 ROMULUS、Parasolid 和 ACIS。这些系统的特征构成其他 CAD 产品的基础,或被纳入其他 CAD 产品。

使用 3D 建模技术创建的实体对象可以与 3D 模型以及 STL 文件组合成复合图像。此外,3D 和 4D 数据可视化、处理和分析软件可以使用表面网格建模生成其他对象。图像分割软件与相关模块还可以使用网格建模技术对医学图像数据进行后处理。在医学图像中定义感兴趣的分割解剖区域后,有两种常用的建模方法:曲面分割法和 Marching Cubes 算法。最常用的方法是 Marching Cubes 算法,从 3D 体素的等值面中提取的多边形网格被划分为与该部分相关联的离散立方体集。这是 William Lorensen 和 Harvey E. Cline 在 General Electric 的研究成果。该方法使用原始 3D 图像切片的信息来导出切片间连通性、表面位置和表面梯度信息,并使用标准渲染算法在传统的图形显示系统上显示得到的三角形模型。

CAD 建模的第二种方法是曲面分割法,将多边形数据转换为与特定部件总表面积等比例的数个三角形。三角形较多时,可以更准确地表示该部件,而三角形较少时,会减少表面细节,导致该部件的表示不够准确(图 4.1)。三角形数量越多,则需要的计算机处理能力越强,并且由于信息存储在每个三角形的顶点中,保存的文件更大。因此,在选择给定部件的三角形数量时,需要考虑表面质量和文件大小之间的平衡。切割平面也可以发挥减小模型和表面连通性的作用,同时仍然保持较高的表面质量。此外,还可以使用减面来减少部件的三角形数量。用户可以在特定部件中选择减少三角形数量以使其缩小。

设计操作

解剖模型

根据医学影像数据生成 3D 文件后,可能需要进一步后处理网格模型,以确保几何形状适合打印。三角网格文件由 3 个顶点组成,以逆时针方式存储,并带有定义三角形外边缘的单位法线。为了适合打印,

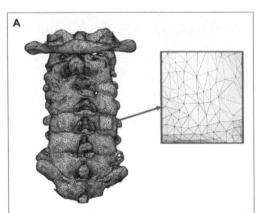
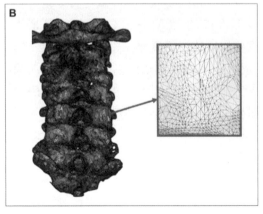

图 4.1 后颈椎模型,具有 95 000 个三角形(**A**)和 325 000 个三角形(**B**)。

文件中的每个三角形必须与相邻三角形共享边缘，并且表面必须朝向正确的方向。配备 3D 打印软件时，这些错误有时可以被自动修复。

在打印之前将文件发送到特定的切片软件中，通过某些操作可以减少常见错误，从而使解剖模型具有更高的打印成功率。常用的设计操作包括平滑、包裹、布尔运算、标记、填充孔、镜像、挖空和加壳。这些操作不会使解剖结构明显改变，但可以正确细化最终部件。

平滑有助于修正粗糙或未精炼的区域，以减少模型的像素样外观。需要注意的是，平滑可以改变部件的体积和大小，过度平滑可能会使模型邻近结构无法被区分（图 4.2）。

缺失的三角形会导致出现空洞，使模壁无法被打印，因为该模型将不是"水密性"的。由于几何形状中的间隙而产生错误，最终导致打印失败。如果网格中存在空洞，则必须使用填充孔工具或面扩展来关闭间隙。包裹/包装操作将所选实体的表面进行覆盖包装，可用于过滤小凸起或关闭小孔。包装网格模型会在复杂的"瓷砖"周围生成水密的 STL 模型，从而使这些文件适合 3D 打印。如果单个解剖模型由多个 STL 文件组成，则必须在打印之前执行布尔运算，使打印机不会尝试打印两个重叠的部分。请注意，具有倒置法线方向的三角形可能看起来类似于缺失的三角形（图 4.3）。

一些解剖模型可能由多个解剖结构组成。例如，

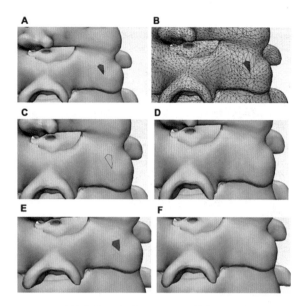

图 4.3 显示缺失的三角形。(A)平滑着色显示，显示在模型另一侧的内部三角形（红色）。(B)显示内部三角形的线框网格。(C)使用填充工具固定缺失的三角形。(D)将表面合并在一起显示。(E)部分三角形的法线是反向的。(F)选择面向错误方向的三角形并将其反转以修复此错误。

可以勾勒出多个骨骼或不同的心脏结构，以展示它们彼此之间的关系。骨骼可能需要彼此连接（图 4.4），而心脏可以分成两半，以更好地展示内部结构（见图 6.8 和图 6.9）。在这些情况下，可以创建支撑结构，如在一个部件中移除并在另一个部件中添加圆柱体，或加入放置磁铁的插槽，以将部件固定在一起。请注意，这些额外的部件不会改变解剖结构，但有助于

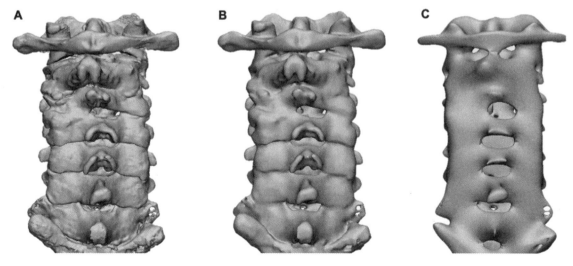

图 4.2 后颈椎模型，分别为(A)未平滑、(B)轻微平滑和(C)重度平滑，(C)中显示结构丢失和骨骼合并。

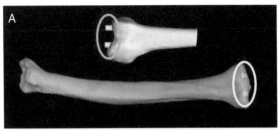
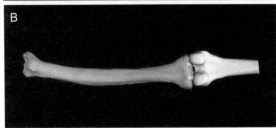
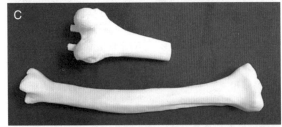
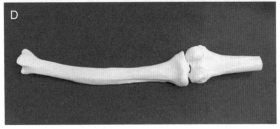

图4.4 胫骨和远端股骨模型。(A)CAD模型,膝关节下方添加的圆柱体(蓝色圆)和从胫骨中移除的圆柱体(黄色圆)。(B)CAD模型,将部件放置在正确的解剖位置。(C)单独的3D打印部件。(D)组装的打印部件。使用材料挤出(Ultimaker S5,Ultimaker,荷兰,乌特勒支)打印模型。

模型的临床应用。

尽管这些操作在大多数情况下是必要的,但有些操作可能会被误用或过度使用,导致网格与原始数据集相比不再准确。用户必须了解这些操作及执行操作的正确顺序,以便安全使用这些操作,并了解这些操作如何影响网格文件。如果对模型进行了重要的后处理,如平滑处理,则需要验证该模型仍然是最初的感兴趣解剖结构。为了验证这一点,应定期检查 STL 文件的轮廓线与源数据是否一致。另外,确保模型无平移或旋转,以便精确记录数据(图4.5)。

为了便于制订手术计划,可能需要对3D解剖模

型进行重大修改。重大修改会显著改变根据医学影像数据得出的解剖结构,可能包括镜像、移除设备/植入物,以及添加移植或植入物模板等(图4.6)。

解剖导板和模具

设计好解剖部位后,CAD 可以用于创建 3D 打印解剖模型、模具和患者个体化工具。个体化工具也可以用于患者的管理,而无须打印该骨骼或器官的模型。可以设计切割和钻孔的导板,通过将 CAD 软件中制订的手术计划投影到患者的解剖结构中来帮助手术操作。第 6 章讨论了设计导板的注意事项及一些说明性案例。手术医生、工程师和放射科医师都必须参与计划和设计导板,以便正确地表示肿块的解剖学和(或)边缘,并确保导板打印成功且足够坚固,以满足临床需求。在深入探讨手术导板之前,必须了解打印材料、后处理、生物相容性、消毒验证测试的信息。

由于大多数打印机的限制,对于血管样组织可以打印模具并注入特定的硅胶和(或)环氧树脂,而不是打印解剖结构。模具的 CAD 建模包括特定解剖结构的建模。然后在解剖结构周围设计一个外壳,从实体中移除该解剖结构,形成可打印模具的负空间。通过添加圆柱体并执行布尔减法来设计填充和排气孔。在设计过程中,模具被分裂,以便在硅胶固化后可以安全地从其中取出。模具和部件组装层面的表面数量取决于部件的复杂程度,以及在固化后去模具的难度。简单的模型可能只需要两个部分的模具,而复杂的模型可能需要多部分/多层次的模具。还可以针对肌肉、脂肪和皮肤等特定解剖层设计模具,需要使用不同密度的硅胶才能实现(图4.7)。模具的最内层被倒入、固化和取出,然后嵌套在下一层模具中。重复此过程,直至倒入和固化最后一部分或最外层。

模具具有很好的成本效益,特别是在设计和制作模拟训练器方面,由于 3D 打印模具的可重复使用性,每次使用模具只需要额外的硅胶成本,而不需要每次打印模型。

根据患者术前的横断面 MRI 数据制作的 3D 打印模具也已被用于将影像发现与病理学相关联。在成像时的平面获取病理学标本,可以获得优秀的放

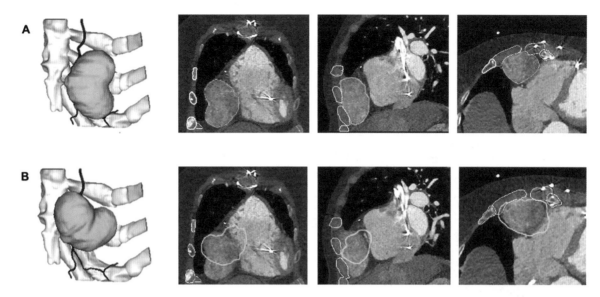

图 4.5　分割和设计的胸壁肿块的网格、冠状面、矢状面和轴向图像与原始 DICOM 数据重叠显示(从左到右)。(**A**)轮廓正确对齐。(**B**)在 CAD 软件中旋转后的模型,可以观察到未对齐的重叠区。

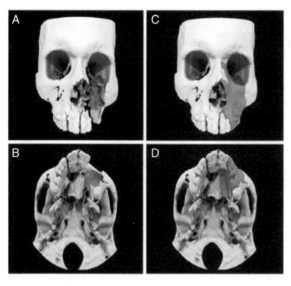

图 4.6　口颌部外伤后大范围骨缺损病例。(**A**)和(**B**)为患者口颌部外伤后照片,(**C**)和(**D**)模型演示了适当的移植设计以帮助手术重建。根据对侧解剖结构设计缺失部,并将其输出为单独的文件以打印(紫色)。

射–病理相关性(图 4.8)。

模型分析和模拟 CAD 技术

　　CAD 不仅用于模型创建,还用于分析和模拟。通过专门的软件,可以模拟运行部件,就像它们已经被打印出来一样。这可以减少在最终确定设计之前的打印迭代次数。模拟还可以应用于解剖部位,以模拟骨密度、血流模式或比较分析质量等(图 4.9)。图中为利用 Micro-CT 系统(Bruker,马萨诸塞州,比尔里卡)扫描的前列腺癌 3D 打印模型,对包括前列腺和病变组织的图像进行了分割,并将部件与原始分割进行了比较。原始分割前列腺和病变的体积分别为 $61.04cm^3$ 和 $1.28cm^3$,而 3D 打印模型的体积则分别为 $62.76cm^3$ 和 $1.34cm^3$,表明从 MRI 中派生的预期模型与打印模型之间具有良好的相关性。虚拟过程规划也可以在 CAD 平台中执行。

有限元分析

　　有限元分析(FEA)使用虚拟部件,根据输入的材料特性、机械结构和负载等,来告知用户打印可能发生的结果,如零件应力、挠度和热传递。根据患者图像数据生成网格后,为正在建模的区域分配材料属性。然后添加负载和边界条件,这些负载和边界条件具有特定执行程序(植入物、重建、移植等)。然后将植入物/移植物的几何形状输入到求解器中,用于后处理和可视化。

　　FEA 可获得不同组织类型的生物力学特性信息,有助于设计直接针对患者解剖结构的 3D 打印植入物、支架和手术导板。与传统的植入物相反,可以

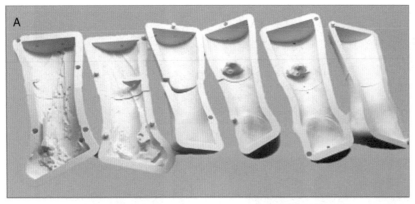

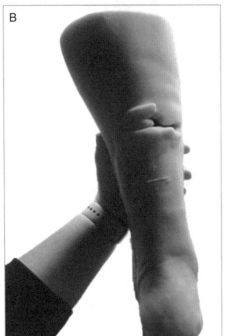

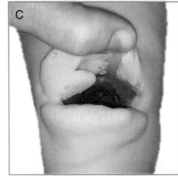

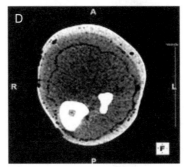

图 4.7　(A)下肢多部分、多层模具,为创伤性伤口模型。从左到右:肌肉模具、脂肪模具、皮肤模具。这些模具是使用喷射技术(CJP460,3D Systems,南卡罗来纳州,罗克希尔)打印的。粉末表面产生近似皮肤的哑光。3D 打印的骨骼被放置在肌肉模具内,然后倒出,固化,取出并放入脂肪模具中。然后在脂肪和皮肤模具中重复该过程。(B)下肢创伤性伤口模型的完成多层模具,显示内部层中的(C)放大视图。(D)CT 扫描下肢模具,带有 3D 打印的胫骨和腓骨,该模具也是使用 CJP460(3D Systems,南卡罗来纳州,罗克希尔)打印的,嵌入硅胶中。

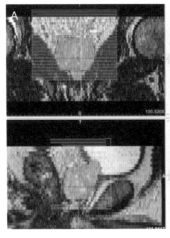

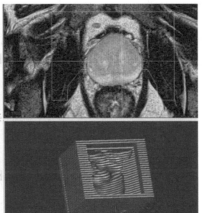

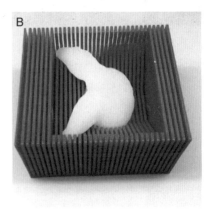

图 4.8　(A)前列腺图像分割(绿色)显示了冠状位(左上)、轴位(右上)和矢状位(左下)的图像,其中框线显示了包围腺体的空隙,该空隙的设计代表刀具的宽度,在每个 MRI 切片的边缘处以相同的角度和间隔留有一些间隙(右下)。(B)粉色的方框是使用材料喷射(Objet 260 Connex 3,Stratasys,明尼苏达州,伊登普雷利)打印的并填充硅胶。

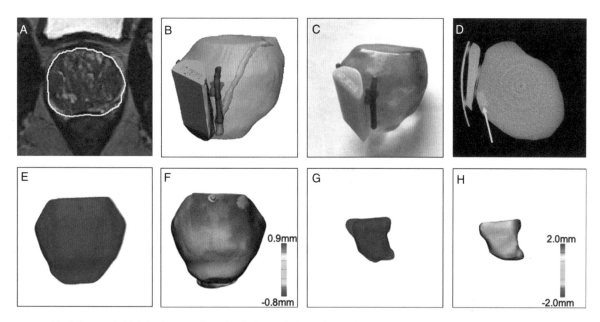

图 4.9 (A)前列腺 MRI 的轴向切片,显示前列腺(黄色)和病变(蓝色)的分割。(B)前列腺的 CAD 模型,包括前列腺(透明)、病变(蓝色)、直肠壁(白色)、神经血管束(粉色)和尿道(黄色)。(C)为相应的 3D 打印模型,采用材料喷射(J750,Stratasys,明尼苏达州,伊登普雷利)打印。(D)前列腺 3D 打印模型的微型 CT 图像,突出显示病变(黄色箭头)。(E)和(G)为原始的前列腺和病变 CAD 模型,与 CT 扫描模型重叠。(F)和(H)为显示模型准确性的彩色图像。

使用多种具有不同多孔性、柔韧性和可溶性的生物相容材料制成 3D 打印部件,这些材料可以更好地模拟自然功能,减少周围组织的机械应力。

在骨修复和替换方面,使用 FEA 已被证明非常有效。传统的金属植入物可能会导致应力屏蔽和骨界面处接触压力不足等并发症。此外,植入物错位可能导致血管生长不良、周围组织损伤、植入物损伤(如在牙齿表面的瓷质冠上出现裂纹)、根折裂或下颌骨损伤。植入物与骨之间的适当接触对于周围组织的再血管化至关重要,这也会保护骨骼和(或)关节的健康。由于患者解剖结构和骨多孔性不同,FEA 建模可用于推导特定患者的骨模型,以更好地预测传统植入物与 3D 打印植入物之间的应力效应和接触,在后处理期间进行修改,以更好地模拟患者骨骼的生物力学特性。鉴于骨骼是各向异性材料,计算各个方向上的受力变形是确定机械应力较大的区域的关键。例如,使用镍钛(NiTi 或 Nitinol)的选择性激光熔化(SLM)制造具有类似于患者下颌的多孔性的固定板。通过 NiTi 的弹性响应,使植入物和正常骨组织接触具有更好的应力分布和更大的接触界面。

FEA 不仅可以用于定制植入物的分析,还被用于分析肌肉骨骼疾病(如关节炎或腐蚀)和模块化骨科植入物接触表面的磨损导致的骨质恶化和开裂。由于金属植入物的刚度,机械匹配可能会导致失败并需要手术修复。在美国,每年进行大约 100 万例髋关节置换手术,其中 10 万例部分髋关节置换手术的病因是髋部骨折,而手术修复的需求也不断增长。大部分金属髋关节置换的负荷都转移到更具有适应性的周围骨骼上,这些骨骼对机械传感和由于骨重建而引起的再吸收非常敏感,这被称为应力屏蔽。通过改变金属植入物的几何形状和柔韧性可以减少应力屏蔽,但这并没有解决植入物和骨骼之间多孔性的差异。为了解决这个问题,FEA 与 3D 打印(SLM)被结合使用,创建了一种完全定制的多孔植入物,用于微创全髋关节置换术,可以减少 75% 的应力屏蔽。设计步骤见图 4.10。

除了硬组织建模外,FEA 也可以应用于软组织,并且随着 3D 生物打印技术的进步,可以打印出具有类似生物力学特性的模型或用于生成治疗模型。天然和合成聚合物可以用于创建组织工程的支架,以帮助在血管通道上再生组织。使用其他 3D 打印材料,如液晶弹性体,可以模拟软骨和其他具有缓冲磨损和抗压功能的组织。FEA 适用于软骨,因为软骨可

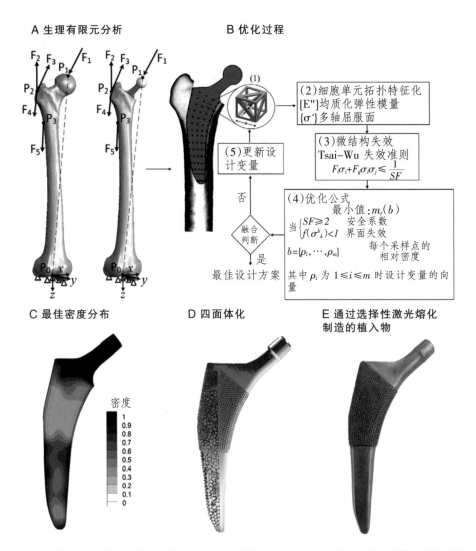

图 4.10 (A)股骨植入物的生理有限元分析。作用力为 F_1~F_5,作用力点为 P_0~P_3,以及在步态周期中应用于完整股骨和植入股骨的边界条件。(B)微创 3D 髋关节置换的多尺度力学和材料特性优化的计算方案。(C)完全多孔植入物的最佳相对密度分布。(D)使用高强度四面体拓扑结构,根据最佳相对密度分布生成晶格微结构。(E)通过选择性激光熔化制造植入物。[Reproduced with permission from Arabnejad S, Johnston B, Tanzer M, Pasini D. Fully porous 3D printed titanium femoral stem to reduce stress-shielding following total hip arthroplasty. J Orthop Res. 2017;35(8):1774–1783.]

以分为 4 个结构区域,具有不同的特点:表浅、中间、深层和钙化。与骨骼类似,软骨是各向异性的。最近,3D 打印已被用作传统耳部移植或重建手术的替代方案。Jung 等使用 CT 图像创建了一个 3D 建模支架,将健侧耳的软骨细胞放置在支架上,然后镜像创建了移植耳。支架是使用生物相容性材料聚己内酯通过熔融沉积 3D 打印方法制成的,并且打印了宽度不同的支架以适应不同厚度的软骨生长,模拟耳的结构和力学特性。具有生物相容性的 3D 打印支架将在细胞增殖时水解,然而,支架仍然会保持坚固,使耳成形(图 4.11)。

FEA 也可用于韧带,其具有不同的时间依赖性和应变依赖性弹性特性,并且对不同温度也很敏感。Serra 等为椎间盘退行性变治疗创建了 3D 打印的腰椎骨架。FEA 被用于评估不同的聚合物骨架架构和充填密度,以提供与传统的钛骨架相似的稳定性,解剖匹配和更高的负载传递可以改善骨愈合。

虽然 FEA 是一个非常有用的计算工具,可以提供有关设备与人类解剖的交互方式的信息,但计算流体动力学可以更深入地了解在疾病状态下组织的不同表现,以及流动模式与瓣膜置换、支架移植和流体分流器等人造组件的设计之间的相互影响。

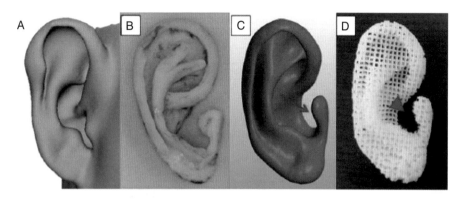

图 4.11　(A)最终的 3D 模型。(B)临床耳廓重建手术中使用的真实软骨支架。(C,D)修改后的 3D 支架(红色箭头),以满足耳廓重建手术需要。[Reproduced with permission from Jung BK, Kim JY, Kim YS, et al. Ideal scaffold design for total ear reconstruction using a three-dimensional printing technique. J Biomed Mater Res B Appl Biomater. 2019;107(4):1295-1303.]

计算流体动力学

　　计算机算法可用于模拟流体自由流动和流体与表面的相互作用关系,可以模拟特定区域的流动模式,如主动脉、脑血管、动脉瘤或充满斑块的动脉。与 FEA 模型类似,确定几何结构后,构建计算网格,并在模型中计算和存储适当的变量。

　　早在当前的计算机模拟出现之前,Leonardo da Vinci 就通过试验分析了主动脉瓣膜的血流。为此,他创建了一个玻璃模型,并使用悬浮在水中的种子模拟循环。他还提出了一种模型,用于铸造公牛心脏的蜡模,以研究阀门动力学。他提出了关于阀门湍流流动和心脏功能的理论。这种关于流体动力学的实验已经被个体化的 3D 打印和 CFD 进一步改善。

　　随着计算机技术的进步,在制订外科手术计划时,动脉血流的 CFD 建模变得更加普遍,包括旋转和展开的血流分流器的应用,已成为使用个体化 3D 模型的 CFD 建模的研究课题。可以比较有和没有血流分流器的血流动力学条件,以预测动脉瘤栓塞的成功率。在某些情况下,血流分流器会增加压力,导致动脉瘤破裂,进一步证明了需要在手术前进行 CFD 以确定最佳装置长度和位置。

　　在手术前预测动脉瘤的生长和破裂更加困难。CFD 考虑了血流动力学因素,但不包括年龄、吸烟习惯、家族病史或其他重要危险因素的数据;然而,最近的 CFD 和深度学习算法的组合应用在区分破裂和未破裂动脉瘤方面有 86% 的成功率,这可以辅助做出进行手术或内科治疗的决策。在其他情况下,术后血流动力学模式的变化会影响日常活动。有研究发现在左心或右心低发育综合征患者中,经过一系列重建心室的手术干预后,患者出现 Fontan 循环,其中静脉血液绕过右心室,并直接通过肺动脉到达肺部。这种复杂血流模式的 CFD 建模揭示了这些手术的局限性和结果。从 4D MRI 流量数据和随后的 CFD 结果中收集的黏性耗散见图 4.12。在这种情况下,CFD 能够分析患者之间的黏性耗散,而不受 MR 图像分辨率和噪声的限制。

　　当在心血管系统中置入人工材料,如左心室辅助装置(LVAD)或人工瓣膜时,存在溶血或红细胞损伤的风险。为了减轻这种风险,可以进行流体动力学模拟来确定血管系统中的血流速度、剪应力和压力。在受剪应力较高的情况下,血小板可能破裂,从而引发血栓形成反应。通过 CFD 建模可以确定溶血和血小板激活的模型。

　　一些使用 CFD 评估 LVAD 功能的研究表明,升主动脉中的流量压力增加,尤其是在下降吻合处。虽然大多数 LVAD 的 CFD 研究不具有患者特异性,但根据解剖学差异,有助于选择最佳手术位置和装置。对于心室或心房间隔缺损患者,或心肌梗死引起的房室受损患者,在确定最佳治疗方案(无论是 LVAD 还是瓣膜置换)时,可以通过流体动力学分析而使患者获益。

　　动脉血流动力学对于追踪动脉粥样硬化的发生

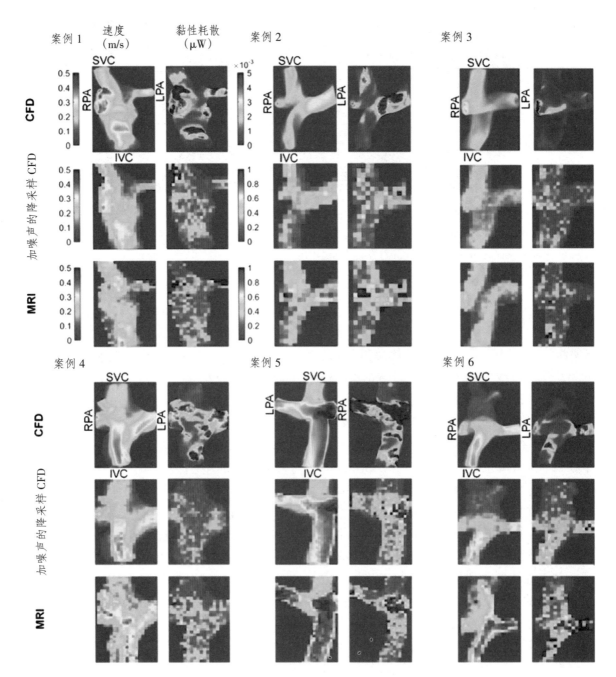

图 4.12　6 个受试者的 CFD、加噪声的降采样 CFD 和 4D MRI 获得的速度(左)和黏性耗散(右)的最大强度投影。案例 1 中的颜色映射适用于所有受试者。请注意,CFD 的黏性耗散的颜色映射比例尺比其他颜色映射小 200 倍,CFD 中的体素体积约比 MRI 中的体素体积小 1000 倍,因此,每个体素的黏性耗散也更小。[Reproduced with permission from Cibis M, Jarvis K, Markl M, et al. The effect of resolution on viscous dissipation measured with 4D flow MRI in patients with Fontan circulation: Evaluation using computational fluid dynamics. J Biomech. 2015;48(12):2984–2989.]

和进展非常重要。活化血小板堆积会导致动脉狭窄,并随着动脉壁变厚而改变血流动力学。即使狭窄程度较轻,斑块也可能脱落,导致心肌梗死。如果颈动脉狭窄,也可能发生缺血性卒中。CFD 模型有助于识别更容易受损的斑块。CFD 已经成功地被用于制订手术计划和预测结果。在颈动脉狭窄研究中,与术前和术后收集的超声多普勒数据相比,使用 CFD 已经实现了 98.5% 和 98.7% 的血流重建准确率。

3D 打印与仿真相结合

通过重建 3D 打印模型并将其与参考 CAD 几何图形进行比较，可以验证 CAD 测量值。同样，可以将在流动模拟中获得的定量测量值与体外 3D 打印的流动模型进行比较。以下为几个研究的示例，这些研究表明使用各种方法获得的流量测量值之间有良好的相关性。Clark 等人使用 3D 打印的主动脉弓模型，在 6 个不同的测试配置下进行 LVAD 模拟，并将 CFD 流量与体外流量进行比较，发现 CFD 模拟和体外流动模型之间存在良好的相关性，表明可以使用计算或体外方法来确定哪种流出移植物（VAD-OG）配置不需要左冠状动脉（LCA）分流手术就可以实现最佳的手术植入配置。在另一项研究中，Vardhan 等证明了在 3D 血流动力学建模中侧支的重要性。在此，冠状动脉模型是根据 2D 双平面血管造影图创建的，然后用于创建 3D 模型进行体外验证。在重建算法生成的完整冠状动脉模型和根据血流动力学重建的匹配冠状动脉模型上进行了 CFD 模拟。将这些流体动力学与 3D 打印模型进行比较，其中可以看到可识别的特征，如狭窄和分叉，模拟了原始血管造影数据和模型。个体化的 3D 打印心血管模型也已被用于进行 CT 衍生分数流量储备诊断软件的临床验证。

结论

CAD 是医学 3D 打印和建模的一个关键工具，具有强大的功能。CAD 可用于简单的解剖模型、计算机辅助手术、定制植入物、计算和体外仿生模型，可以提高医护质量。此外，随着 3D CAD 设计能力的不断增强，对患者特定组织和流体动力学的模拟能力也不断提高，同时可打印组织也在持续发展，预计移植技术将在未来发生巨大变革。

参考文献

1. Christensen A, Rybicki FJ. Maintaining safety and efficacy for 3D printing in medicine. *3D Print Med.* 2017;3(1):1.
2. Braid IG A, Lang C. *The 2008 Pierre Bezier Award Recipients.* Bezier Award. Solid Modeling Association; 2008. http://solidmodeling.org/awards/bezier-award/i-braid-a-grayer-and-c-lang/. Accessed August 17, 2020.
3. Lorensen WCH. Marching cubes: a high resolution 3D surface reconstruction algorithm. *ACM SIGGRAPH Comput Graph.* 1987;21(4).
4. Costa DN, Chatzinoff Y, Passoni NM, et al. Improved magnetic resonance imaging-pathology correlation with imaging-derived, 3D-printed, patient-specific whole-mount molds of the prostate. *Invest Radiol.* 2017;52(9):507−513.
5. Priester A, Natarajan S, Khoshnoodi P, et al. Magnetic resonance imaging underestimation of prostate cancer geometry: use of patient specific molds to correlate images with whole mount pathology. *J Urol.* 2017;197(2):320−326.
6. Poelert S, Valstar E, Weinans H, Zadpoor AA. Patient-specific finite element modeling of bones. *Proc Inst Mech Eng H.* 2013;227(4):464−478.
7. Jahadakbar A, Shayesteh Moghaddam N, Amerinatanzi A, Dean D, Karaca HE, Elahinia M. Finite element simulation and additive manufacturing of stiffness-matched NiTi fixation hardware for mandibular reconstruction surgery. *Bioengineering (Basel).* 2016;3(4).
8. Oladapo BIAZS, Vahidnia F, Ikumapayi OM, Farooq MU. Three-dimensional finite element analysis of a porcelain crowned tooth. *Beni-Suef Univ J Basic Appl Sci.* 2018;7(4):461−464.
9. Goh BT, Lee S, Tideman H, Stoelinga PJ. Mandibular reconstruction in adults: a review. *Int J Oral Maxillofac Surg.* 2008;37(7):597−605.
10. Yang Z. *Finite Element Analysis for Biomedical Engineering Applications.* CRC Press Taylor & Francis Group; 2019.
11. Maradit Kremers H, Larson DR, Crowson CS, et al. Prevalence of total hip and knee replacement in the United States. *J Bone Joint Surg Am.* 2015;97(17):1386−1397.
12. Arabnejad S, Johnston B, Tanzer M, Pasini D. Fully porous 3D printed titanium femoral stem to reduce stress-shielding following total hip arthroplasty. *J Orthop Res.* 2017;35(8):1774−1783.
13. Mondschein RJ, Kanitkar A, Williams CB, Verbridge SS, Long TE. Polymer structure-property requirements for stereolithographic 3D printing of soft tissue engineering scaffolds. *Biomaterials.* 2017;140:170−188.
14. Saed MO, Volpe RH, Traugutt NA, Visvanathan R, Clark NA, Yakacki CM. High strain actuation liquid crystal elastomers via modulation of mesophase structure. *Soft Matter.* 2017;13(41):7537−7547.
15. Jung BK, Kim JY, Kim YS, et al. Ideal scaffold design for total ear reconstruction using a three-dimensional printing technique. *J Biomed Mater Res B Appl Biomater.* 2019;107(4):1295−1303.
16. Serra T, Capelli C, Toumpaniari R, et al. Design and fabrication of 3D-printed anatomically shaped lumbar cage for intervertebral disc (IVD) degeneration treatment. *Biofabrication.* 2016;8(3):035001.
17. Kemp M. Leonardo da Vinci's laboratory: studies in flow. *Nature.* 2019;571(7765):322−323.
18. Cambiaghi M, Hausse H. Leonardo da Vinci and his study of the heart. *Eur Heart J.* 2019;40(23):1823−1826.
19. Rayz VL, Cohen-Gadol AA. Hemodynamics of cerebral aneurysms: connecting medical imaging and biomechanical analysis. *Annu Rev Biomed Eng.* 2020;22:231−256.
20. Cebral JR, Mut F, Raschi M, et al. Aneurysm rupture following treatment with flow-diverting stents: computational hemodynamics analysis of treatment. *AJNR Am J Neuroradiol.* 2011;32(1):27−33.
21. Detmer FJ, Chung BJ, Mut F, et al. Development and internal validation of an aneurysm rupture probability model

based on patient characteristics and aneurysm location, morphology, and hemodynamics. *Int J Comput Assist Radiol Surg.* 2018;13(11):1767−1779.

22. Khairy P, Poirier N, Mercier LA. Univentricular heart. *Circulation.* 2007;115(6):800−812.

23. Cibis M, Jarvis K, Markl M, et al. The effect of resolution on viscous dissipation measured with 4D flow MRI in patients with Fontan circulation: evaluation using computational fluid dynamics. *J Biomech.* 2015;48(12):2984−2989.

24. Karmonik C, Partovi S, Loebe M, et al. Computational fluid dynamics in patients with continuous-flow left ventricular assist device support show hemodynamic alterations in the ascending aorta. *J Thorac Cardiovasc Surg.* 2014;147(4), 1326-1333 e1321.

25. Callington A, Long Q, Mohite P, Simon A, Mittal TK. Computational fluid dynamic study of hemodynamic effects on aortic root blood flow of systematically varied left ventricular assist device graft anastomosis design. *J Thorac Cardiovasc Surg.* 2015;150(3):696−704.

26. Brunette J, Mongrain R, Laurier J, Galaz R, Tardif JC. 3D flow study in a mildly stenotic coronary artery phantom using a whole volume PIV method. *Med Eng Phys.* 2008; 30(9):1193−1200.

27. Polanczyk A, Podgorski M, Wozniak T, Stefancyk L, Strzelecki M. Computational fluid dynamics as an engineering tool for the reconstruction of hemodynamics after carotid artery stenosis operation. *Medicina (Kaunas).* 2018; 54(3).

28. Colombo M, Bologna M, Garbey M, et al. Computing patient-specific hemodynamics in stented femoral artery models obtained from computed tomography using a validated 3D reconstruction method. *Med Eng Phys.* 2020;75: 23−35.

29. Clark WD, Eslahpazir BA, Argueta-Morales IR, Kassab AJ, Divo EA, DeCampli WM. Comparison between benchtop and computational modelling of cerebral thromboembolism in ventricular assist device circulation. *Cardiovasc Eng Technol.* 2015;6(3):242−255.

30. Vardhan M, Gounley J, Chen SJ, Kahn AM, Leopold JA, Randles A. The importance of side branches in modeling 3D hemodynamics from angiograms for patients with coronary artery disease. *Sci Rep.* 2019;9(1):8854.

31. Sommer KN, Shepard L, Karkhanis NV, et al. 3D printed cardiovascular patient specific phantoms used for clinical validation of a CT-derived FFR diagnostic software. *Proc SPIE-Int Soc Opt Eng.* 2018:10578.

第 **5** 章

3D 打印原理和技术

Peter Liacouras，Nicole Wake

引言

3D 打印，也被称为增材制造或快速原型制造，起源于 20 世纪 80 年代，包括通过逐层制作把数字文件转造成实体对象的各种制作方法[1,2]。无论根据放射学图像还是其生成的数字模型进行 3D 打印，都需要专门的软件来帮助生成配对数字 CAD 文件。光固化文件格式，有时称为标准镶嵌语言或标准三角形语言，是最常用的打印文件格式。当前，新的格式，例如，3MF，通过对颜色、纹理和材料属性的精细控制，增加了 3D 打印的应用范围。

准备打印时，使用称为"切片器"或"构建处理器"的软件处理 CAD 文件，将 3D 模型转换为一系列薄层，并创建包含针对特定打印机的指令的构建文件。在切片或构建处理程序中，用户可以定义和改变 3D 打印构建参数的设置，例如，颜色、层高、打印速度、支撑材料位置和附着点、填充、热/强度和零件方向。切片程序通常是每个品牌的 3D 打印机专有的，但市场上有一些通用的支持生成和切片的程序。

国际标准化组织（ISO）和美国材料试验协会（ASTM）将 3D 打印分为 7 个特定过程类别或技术组：光固化、材料喷射、黏结喷射、材料挤出、粉床熔合、板状层压和定向能沉积。

本章将讨论 5 种医疗领域常用的打印技术。由于板状层压和定向能沉积在医学界的普及度有限，因此不会讨论。了解基本的 3D 打印技术将帮助放射科医师掌握每种技术的适当用途，并确定哪种技术适用于临床实践。

光固化

光固化是通过高强度光线（通常为激光或投影光）有选择地固化液态光敏树脂的过程。光源的每一次扫描熔合一层树脂，以构建模型或设备（通常每次固化的树脂厚度<1/8mm）。在一层树脂固化后，平台将对象下降到桶中，继续暴露新的一层树脂进行固化。这个过程一直持续到整个模型完成（图 5.1）。

光固化的最常见形式是立体光刻（SLA）和数字光处理（DLP）。SLA 有 3 个基本组件：①高强度光源，通常是紫外线（UV）UV-A 或 UV-B；②桶或托盘，用以容纳光固化液态树脂；③控制系统，指导光源有选择地照明和固化树脂。镜子，称为振镜或 Galvos，位于 X 和 Y 轴上，并且这些镜子快速地将激光束照射到桶上，随着光束的移动，使树脂凝固。

SLA 机器可以以两种不同的方向制造部件，即自下而上或自上而下。自下而上的打印机将光源放置在具有透明底部的树脂桶下方。打印对象的一层被固化并变得结构稳定后，就会上升一层，以便下一层可以被激光固化。对于自下而上的打印机，每一层都可能会黏附到构建平台上，因此，打印机需要执行分离步骤，将层与桶的底部分离，然后构建平台上升一层。不同的机器可能有不同的分离方式，包括滑动、剥离、旋转或晃动桶。自下而上的打印机通常将不粘涂层[例如，聚二甲基硅氧烷（PDMS）或氟聚乙烯丙烯（FEP）]应用于桶的底部，以协助层分离。此

光固化打印

一种增材制造过程，其中容器中的液态光敏聚合物通过光激活的聚合反应被选择性固化

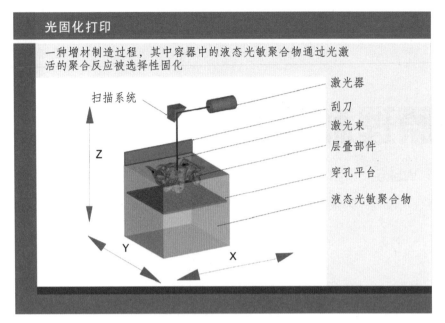

扫描系统
激光器
刮刀
激光束
层叠部件
穿孔平台
液态光敏聚合物

Z
Y
X

图 5.1　光固化过程示意图（自上而下）。激光用于固化光敏树脂。部分完成的零件位于树脂罐内，并且只有在完成后才会显示出来。这与自下而上的机器相反，其中零件悬挂在构建平台上。（Courtesy of Brandon Campbell, Walter Reed National Military Medical Center.）

外，刮刀可以帮助氧化 PDMS/FEP 涂层，有助于提高不粘性能，同时也确保为下一层准备新的树脂。对于自下而上的打印机，最近引入了一种减少零件在活动构建层期间所施加的黏合力的机制，称为低力度立体光刻。使用一种具有弹性的膜，与激光位置协调移动，可以使细节更精准，清晰度更高。与自下而上的打印机相比，自上而下的打印机将光源放置在构建平台上方。从树脂桶的顶部开始构建，构建平台逐层向下移动，进而打印对象。刀片装配帮助在激光固化下一层之前涂上新鲜的均匀树脂。在自上而下的打印机中，一旦构建完成，零件就会从树脂中升起，并被从构建平台上移除。

自上而下和自下而上的打印技术通常需要网络形式的支撑结构（图 5.2）。支撑结构可以在构建阶段内稳定 3D 打印部件。自上而下的打印机支撑结构通常用于支撑悬挂区域，而自下而上的机器支撑结构更为复杂，因为它们需要承受整个部件的重量。

DLP 是一种与传统的 SLA 不同的 3D 打印技术。DLP 使用数字投影机瞬间照亮正在打印的每一层的整个横截面，而不是使用激光和镜子来指定树脂被固化的区域。每一层的图像都是由像素组成的，形成的层由体素组成。对于具有复杂轮廓的零件，DLP 可能比传统的 SLA 打印速度更快，因为每一层都同时曝光，而不是用激光绘制。

2017 年，一种被称为连续液界面生产（CLIP）的新型自下而上的 DLP 方法获得专利。CLIP 是一种光化学过程，将光线通过一个透氧窗口投射到 UV 固化树脂的储液池中。随着 UV 图像的连续投射，零件固化并且构建平台上升。氧气在储液池底部产生未固化树脂的死区，因此，零件的底部不会黏附在树脂罐上，省略了分离步骤，从而显著加快了构建速度。这使得打印零件的过程看起来像是实时进行的，没有层与层之间的分离。自 2017 年该方法推出以来，其他公司也采用了类似的技术，利用透氧膜或窗口原理加速制造过程。

在使用光固化打印出模型后，构建平台被从机器中取出。使用溶剂（通常是异丙醇）在浴缸或零件清洗器中清洗零件。清洗过程完成后，制造过程中产生的支撑结构被去除，再将模型放入带有特殊光源（可能也有加热源）的室内，以硬化模型表面上的残留树脂。对于某些树脂，需要在去除支撑结构之前固化零件，以防止可能发生的翘曲。此外，对一些材料需要进行几个小时的构建后热处理，以完成聚合过程并获得适当的材料特性。

材料

光固化技术使用热固性光敏树脂，这些树脂是液态的。选择树脂时考虑其透明度、可铸性、耐久性、高温抗性、外科/牙科可用性和灵活性等特征。

与大型工业机器相比，一些小型至中型的自下

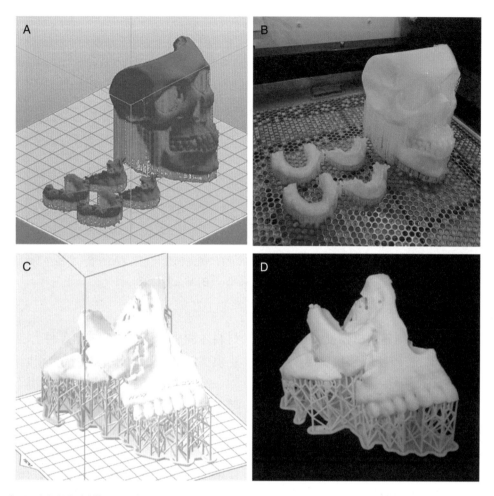

图 5.2　(A)面部和牙齿的解剖模型(蓝色)悬挂在格子状支架(绿色)上。生成后,支架和模型被切片并保存为 Projet 7000HD (SD Systems,南卡罗来纳州,罗克希尔)的构建文件。(B)完成的打印零件显示在后处理区域,支架仍然附着在零件上。(C)带有支撑结构的面部解剖模型在自下而上打印的机器上(Formlabs,Form 3,马萨诸塞州,剑桥)。(D)带有支撑结构的打印模型。

而上打印的机器具有可更换的树脂桶,更容易更换材料,从而增加了系统的多功能性。特定的树脂和打印机可以额外照射模型的特定部分,通过使树脂变暗或改变颜色,在单个模型中可呈现多个结构(图5.3)。这一类材料质地较脆,最初应用非常有限,但因为其耐久性和灵活性较好,逐渐被广泛采纳,现在几乎适用于所有应用。

医学应用

光固化技术最常用于制造实体的塑料 3D 模型。通过提前几分钟、几小时或几天根据医学影像或 3D 设计得到模型,以便医生在手术前根据真实比例的模型制订计划,从而在手术之前就可以模拟操作。如上所述,通过过度固化某些区域,还可以创建双色模型。在模型内创建空腔,可以用油漆或染料着色,从而将病灶,如肿瘤或神经纳入设计中。许多较小的自下而上打印的机器已经在牙科非常普及,用于制作牙科种植导板、夜间护齿器、矫正器和假牙。

材料挤出

材料挤出是一种通过微细喷嘴选择性地挤喷材料的过程。首先加热熔化或软化材料,再进行挤出处理。熔化的材料在恒定的压力下连续通过喷嘴,并被选择性地沉积在构建平台或已打印部件的前一层上,层层堆积,最终生成所需的实体零件(图5.4)。

材料挤出通常被称为熔融丝制造(FFF),或熔融沉积建模。打印零件的分辨率取决于喷嘴直径、

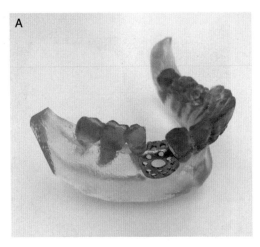
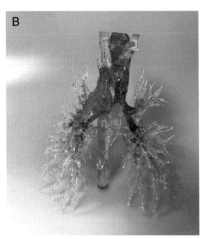

图 5.3　使用 Projet 7000HD(3D Systems,南卡罗来纳州,罗克希尔)打印的光固化模型。(A)牙齿(琥珀色)被过度固化,以显示下颌骨内的牙根部。这被用于验证植入物的固定螺钉不会穿透根部。(B)肺血管(透明)和气道(琥珀色)。

丝径和层高。在大多数材料挤出机器上,可以调整电机速度、零件填充比、挤出速度和喷嘴温度等参数,以实现所需的打印效果。为了节省材料,可以采用内部低密度结构(称为填充)打印材料挤出零件。填充百分比和形状可以根据零件的用途及所使用的打印机类型而变化。常见的填充几何形状包括三角形、矩形和蜂窝状。虽然材料挤出过程中有许多因素可能会影响最终模型的质量,但是当这些因素被成功控制时,可以生产出极为坚固和多功能的零件。

与使用光固化技术打印的零件类似,需要支撑材料才能成功打印材料挤出零件,支撑材料可以防止模型倒塌。可以使用与主模型相同的材料并通过同一喷嘴打印支撑材料,也可以使用不同材料,通过单独喷嘴进行打印,其中一些材料可以在热水浴或溶剂中溶解(例如,碱性溶液)。如果支撑结构使用不可溶解或相同的材料,则必须手动从零件中去除支撑结构。如果使用碱性浴,则随后会在水浴中冲洗并晾干零件。根据材料不同,支撑结构最终将脱离,即使它们是不同的材料也是如此。在某些情况下,零件也可以在构建平台上被定向,从而无须支撑结构。图5.5 展示了使用材料挤出打印的胫骨模型及其支撑

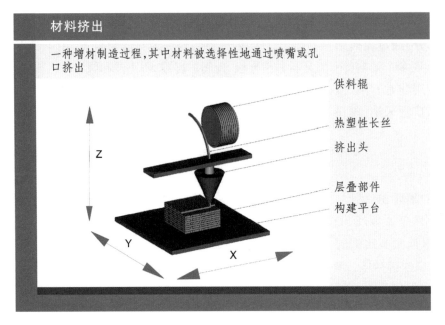

材料挤出

一种增材制造过程,其中材料被选择性地通过喷嘴或孔口挤出

供料辊

热塑性长丝

挤出头

层叠部件

构建平台

图 5.4　材料挤出过程示意图,显示被加热并放置在平台或已打印部件的上一层的线材卷轴。一些机器使用多个线材,因此允许模型具有多种颜色或使用可溶性支撑材料,以允许更复杂或悬挑的几何结构。根据机器的不同,平台下降或挤出头在打印下一层之前升起。(Courtesy of Brandon Campbell, Walter Reed National Military Medical Center.)

结构和填充几何形状。

材料

材料挤出可以选择多种材料,通常是 1kg 的热塑性塑料丝卷,直径为 1.75mm 或 3.00mm。通常用缩水膜包装丝卷,并配有干燥剂以减少湿度。建议将未使用的丝卷存放在凉爽、干燥、黑暗的地方,并仅在需要打印时打开。聚乳酸(PLA)和丙烯腈丁二烯苯乙烯(ABS)是最常见和最常用的材料。其他材料包括高冲击聚苯乙烯、尼龙、聚碳酸酯(PC)、聚对苯二甲酸乙二酯、聚醚酰亚胺、聚乙烯醇和热塑性聚氨酯(TPU)。此外,还可用玻璃和纤维渗透剂制作创新材料。最后,最近已经实现了含金属的材料挤出 3D 打印技术,它在支撑结构和零件之间增加了陶瓷薄膜,以方便去除支撑结构。

医学应用

在医学应用方面,最常见的是使用材料挤出技术制造具有较大解剖特征(例如,骨骼)的单色塑料零件。也常常使用材料挤出技术制造辅助器具和矫形器。多丝机器可以在同一次建模中使用两种或更多材料或颜色制作医学模型。但由于分辨率限制和不能使用多颜色、多材料功能,难以使用这种技术制造精细特征结构(例如,更小的分支血管)。

材料喷射(喷墨打印)

材料喷射是将喷射材料,通常是液态光敏聚合物,有选择地喷射沉积在构建平台上,并通过紫外线光固化或因环境条件固化(图 5.6)的过程。类似于传统的 2D 喷墨打印机,物质在建造表面沿 X 和 Y 轴水平喷射或挤出。通常,高强度紫外线光被用于固化聚合物层,使它们快速从液态转变为固态。重复这个过程,每一层都与之前的层结合,直到打印完成。一些机器可能使用蜡和环境温度代替光敏聚合物和光线。可以用熔融流失程序加工这些蜡模型,通常被称为"失蜡法"。建造完成后,从平台上取出零件,并使用高压水枪、加热或碱性溶液浴去除临时支撑结构。对于使用材料喷射打印的 3D 模型可以抛光或涂覆,以获得最佳的可视化特性。

材料

材料喷射机器具有利用多种材料的能力,喷射材料具有不同的颜色、透明度、硬度和(或)机械特性。有时可以将不同的材料混合在一起,以获得不同颜色、透明度或硬度。在这个技术类别中的各种材料也可以模拟一些光固化材料的特性,例如,透明度、可铸性、耐久性、高温耐受性、外科/牙科可用性和柔

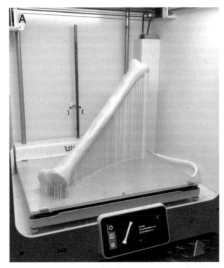
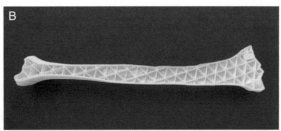
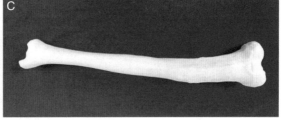

图 5.5　(A)使用 Ultimaker S5 打印的胫骨模型,显示支撑结构。(B)带有 30%三角形填充几何结构的不完整打印零件。(C)最终的 3D 打印胫骨模型。[(A)Photograph courtesy of Matthew Griffin, Ultimaker.]

材料喷射

一种增材制造过程,其中材料微滴被选择性沉积

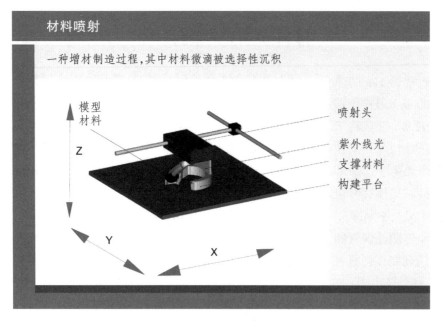

模型材料
喷射头
紫外线光
支撑材料
构建平台

图 5.6 材料喷射过程示意图。多个打印头用于将材料喷到平台上,通常使用紫外线光固化材料。完成一层之后,平台下降或打印头上升。一些机器可以混合多种材料,从而制造全彩色模型,以及显示彩色内部解剖特征的透明模型。(Courtesy of Brandon Campbell, Walter Reed National Military Medical Center.)

韧性。

医学应用

由于材料喷射技术可以使用透明或半透明材料进行打印,因此,其在医学建模中最常见的用途之一是构建不同的外部和内部解剖结构,例如,金属器械、牙根和肿瘤(图 5.7)。这些机器通常以比其他技术更低的层厚进行打印,可以很好地描绘细节结构。这些模型有助于制订手术计划,为高度复杂的外科手术提供参考的模板。由于可以同时使用多种类型的柔性和刚性材料进行打印,因此,材料喷射非常适合创建模拟/培训模型。图 5.8 展示了在材料喷射机器上打印的 3D 打印根管模型(Connex500,Stratasys,以色列,雷霍沃特),牙齿透明,用淡蓝色树脂突出显示根管,支撑物填充内部管道。这些牙齿模型与底座结合使用,以便牙科医生和患者可以反复模拟根管治疗。

黏结喷射

黏结喷射是有选择地添加液体黏结剂(黏合剂/胶水)以逐层连接粉末材料(图 5.9)的一种 3D 打印过程。在这个过程中,液体物质用于在粉末颗粒之间创建初始结合,但通常黏合较为脆弱,需要使用浸润

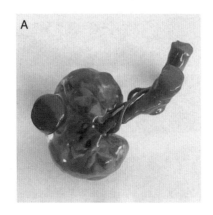
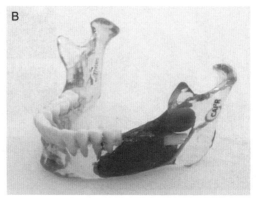

图 5.7 (A)带有肾实质(透明),肿瘤(粉红色),动脉(红色),静脉(蓝色)和集合系统(绿色)的肾脏模型。(B)带有骨(透明),牙齿(白色),肿瘤(蓝色)和神经(绿色)的下颌骨模型。这两个模型都是使用 Stratasys J750(Stratasys,以色列,雷霍沃特)打印的。

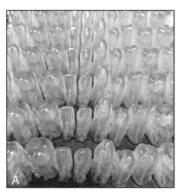 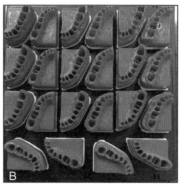 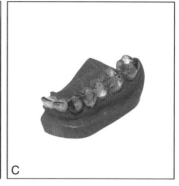

图 5.8　(A)使用材料喷射在 Connex500(Stratasys,以色列,雷霍沃特)上打印的牙齿,牙体(透明)仍附着在构建平台上,用非常薄(淡)的蓝色层突出根管,并使用支撑材料进行填充。(B)使用 Fortus250mc(Stratasys,以色列,雷霍沃特)打印的下颌骨模型,用于在模拟期间固定牙齿。(C)最终组装的模型包括下颌骨/牙龈和牙齿。

剂、热处理或同时使用两者来加固。首先在平台上放置一层粉末,一个或多个打印头沿着平台的 X 和 Y 轴水平移动,将黏合剂和颜色(如果设备允许)应用于粉末。随着材料的硬化,构建平台降低后,新的粉末层被置于平台上。零件在未绑定的粉末平台内自支撑,在构建完成后,可以用真空将周围的剩余未绑定材料清除并回收利用。取下脆弱的模型后,在封闭的室内用空气将零件上的所有残留粉末吹去。最后,根据打印部件所需的机械性能,用丙烯酸酯、蜡、树脂或其他化合物使脆弱的表面硬化。

材料

黏结喷射材料可以分为两大类:石膏等沙石类材料和金属粉末。石膏可以打印全彩零件[使用彩色黏合剂/墨水和(或)透明黏合剂],但这些模型通常较为脆弱,机械性能有限。也可使用不同类型的金属粉末,包括不锈钢、钛、铜和钨。

医学应用

黏结喷射系统非常适合构建带有颜色的解剖学

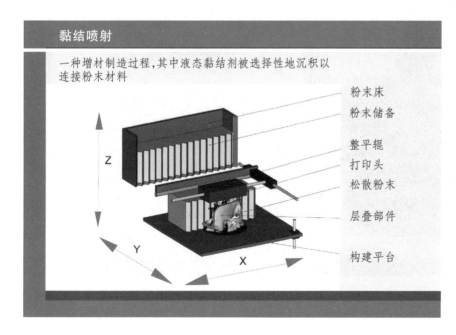

图 5.9　黏结喷射过程示意图。在粉末层上方喷射黏合剂。这些机器可以使用彩色黏合剂或在零件的黏合层上打印颜色。在构建零件之后,需要进行提取和注入以获得成品。对于金属零件,需要进行解绑和热处理。(Courtesy of Brandon Campbell, Walter Reed National Military Medical Center.)

培训模型和术前计划模型，也可以用于制造面部假体、医学模拟器和专业设备的模具。使用黏结喷射创建的模型用于显示静脉、动脉和相关病变，其中颜色可以突出相关解剖特征(图 5.10)。

粉床熔合

粉床熔合 3D 打印过程是利用热能选择性地熔合平台表面精确区域的粉末。熔合通常是通过电子束或激光完成的。粉床熔合方法包括选择性激光烧结(SLS)、SLM、EBM、直接金属激光烧结(DMLS)、直接金属激光熔化(DMLM)和多喷头熔合。各种方法的主要区别是所使用的热能。通常，粉床熔合机器能够通过烧结或熔化聚合物、纯金属或金属合金来制造非常坚固的 3D 打印模型。

材料

所有粉床熔合技术都使用金属，除了 SLS 和多喷头熔合使用聚合物。SLS 最常用的聚合物是尼龙，重量轻且韧性高。其他聚合物包括聚醚酮、聚芳醚酮、PC、聚苯乙烯和热塑性弹性体(如 TPU)。用于 SLM、DMLM、DMLS 或 EBM 的金属粉末包括铝、金、铂、钯和纯钛。也可以使用钴铬、钛合金和不锈钢等金属合金。医疗应用最常见的金属是商用纯钛、钛 23 级(Ti6Al4V ELI)和钴铬。

聚合物打印(SLS 和多喷头熔合)

SLS 首先使用刀片或滚筒取出薄层粉末覆盖在平台上，随着平台的降低，激光束选择性地烧结粉末以使其固化。完成一层后，新的一层粉末材料就被沉积在刚刚烧结的层的顶部，重复进行这个过程直到建模完成。在制造 SLS 零件时，不需要支撑材料，因为未烧结/熔化的材料会保持在原处支撑模型。

多喷头熔合技术将用于材料熔合(例如，尼龙或 TPU)的热能与喷射熔合和细化剂相结合。熔合和细

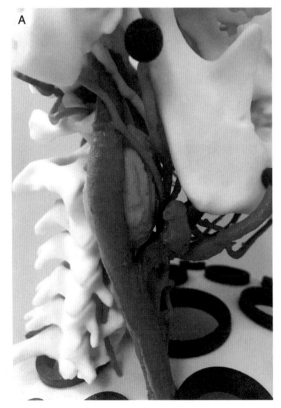
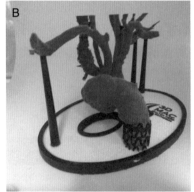
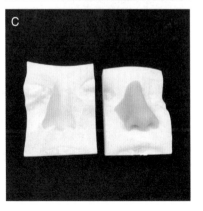

图 5.10　用 Zprinter 650，现在称为 Projet 660 Pro(3D Systems，南卡罗来纳州，罗克希尔)黏结喷射打印的模型示例。(A)颈部副神经节瘤(橙色)，与静脉(蓝色)和动脉(红色)的骨骼(白色)和血管解剖关系。(B)主动脉弓瘤，周围和分支血管，以及以前放置的支架。(C)用于制作定制面部鼻假体的模具(左侧)。假体(硅制鼻子)是通过在硅混合物中加入肉色色素制成的。

化剂，以及精细的温度控制使得制造高精度几何结构成为可能。此外，可以添加染色剂到尼龙材料中，以制作全彩色零件和模型。

在打印完成后，SLS 和多喷头熔合中的零件仍然保持热态，需要等待冷却后才能取出。在冷却期结束后，制造出的零件被包裹在轻微烧结的粉末块中，然后使用空气和其他材料来去除未熔化的粉末。再去除结块和较大的碎屑，手动或使用机器去除多余粉末，无须其他后续的处理。

金属打印（DMLS，SLM，EBM，DMLM）

金属粉床熔合机器制造的零件与 SLS 类似，主要区别在于使用的材料是金属。SLM 和 DMLS 都使用激光熔化金属粉末形成物理 3D 模型。构建时需要支撑结构，以限制在打印过程中出现的变形和翘曲。这通过将零件牢固地固定在构建平台上来实现。打印完成后，这些零件需要经过热处理以消除残余应力，然后需要将模型从构建平台上切割下来。模型恢复后，在后处理过程中剥离支撑物。根据预期的用途，可以手动或机械加工、抛光，用小珠喷砂清洁零件，也可能需要超声波清洗。同样，DMLM 是一种使用激光逐层烧结（加热和熔合）粉末材料来建造零件的 3D 打印过程。

EBM 是一种使用高能电子束在真空中逐层熔化（或焊接）原始金属材料的技术（图 5.11）。由于这是

一个高温过程，且带有加热床，且机器在整个过程中维持较高的温度，因此，需要较长的冷却时间。不需要进行消除残余应力的后热处理。然而，这个高温过程会使熔化的零件被轻微烧结的粉末块所包围，所以需要用相同的粉末来冲击去除多余的粉末以暴露零件。

医学应用

聚合物粉床熔合机通常用于制造医学模型、手术导板、矫形器和义肢组件，通常使用尼龙制造。金属打印机器能够制造许多医疗设备，包括颅面损伤的植入物、导管和固定装置，牙科和外科设备，以及骨科重建特殊部件或假肢设备。图 5.12 展示了用 EBM 打印的一些金属零件。

讨论

如上所示，多种技术可以用来创建不同类型的 3D 打印医学模型。选择的技术类型取决于模型的用途和需要在模型中显示的结构。

值得注意的是，必须使用生物相容性、可灭菌的材料打印在无菌领域中使用的模型。对于制造和销售直接或间接接触人体的医疗器械的公司，需要根据 FDA-2013-D-0350 或 ISO 10993-1 进行适当的生物评估。目前，尚无针对在医院内打印并与患者直

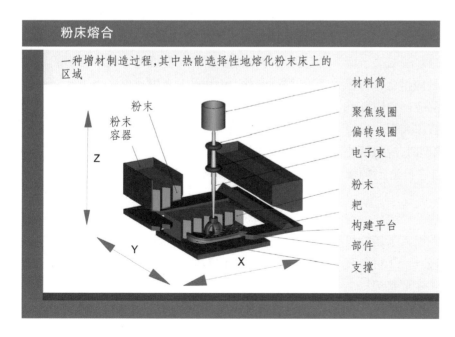

粉床熔合

一种增材制造过程，其中热能选择性地熔化粉末床上的区域

粉末

粉末容器

Z

Y

X

材料筒

聚焦线圈

偏转线圈

电子束

粉末

靶

构建平台

部件

支撑

图 5.11　粉床熔合过程（电子束熔化）示意图。电子束熔化使用高能电子束（而不是激光）逐层熔化金属粉末，使金属粉末之间发生熔合。（Courtesy of Brandon Campbell, Walter Reed National Military Medical Center.）

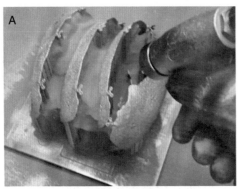
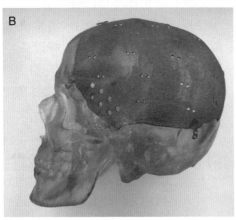
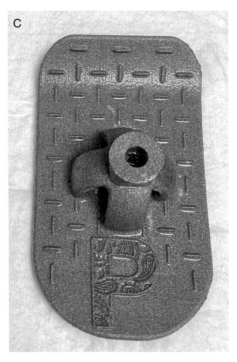

图 5.12   使用 Arcam A1 打印的粉床熔合零件（GE Additive，俄亥俄州，辛辛那提）。(A)通过喷洒额外的钛合金粉末，从轻微烧结的粉末块中（打印后）显露定制颅骨植入板。(B)完成的 3D 打印板，在立体光刻打印的头骨上进行验证。(C)这种称为"短脚"的装置适用于双侧膝上截肢者，使其能够使用膝盖以上的下肢步行。

接或间接接触的医疗设备的灭菌的正式指导文件。然而，一些制造生物相容性材料的公司推荐了灭菌方案，建议打印在无菌领域中使用的模型时遵循这些方案。

灭菌方法包括蒸汽灭菌（高压灭菌器）、乙烯氧化气体和 γ 射线电离辐射等，使用的方法取决于所打印材料的类型。为了验证灭菌效果，应组合进行机械、化学、生物和细胞毒性测试。医院应确立内部验证方法，并可以与外部公司合作，在打印和灭菌后对成品进行性能测试和验证。在交付模型时，应包括使用说明文档，以确保在使用模型前进行适当的清洁、灭菌和存储。

过去几年中，3D 打印有了许多进展。主要的变化包括：①大型公司进入了该领域，并引入了新的机器、材料或收购了已建立的 3D 打印公司；②材料公司开始为 3D 打印行业生产耗材。这些主要趋势提高了 3D 打印的交付速度，并提供更多种类的材料。

在光固化和材料挤出技术中出现了更小、更便宜的机器（成本为曾经的 10%~20%），这改变了医院以往的策略。成本降低使得许多医院具有经济实力购买这种技术并在内部打印较小的部件。此外，材料挤出技术也引入了具有更大构建平台（1m×1m或更大）的机器。这些大型机器可能不会广泛用于解剖模型制作，但中到大型机器可以用于假肢和辅助技术。

材料挤出是第一种具有开放平台能力且材料限制较少的技术类型，最可能源自自制运动。这使得各种不同的材料都可以被应用，从碳纤维到金属。现在许多机器可以打印的层厚<100μm。材料挤出还通过在印刷过程中使用油墨对线料进行标记和着色，实现全彩色的材料挤出部件的制作。还有一些机器通过纳米涂覆线料和使用电流来增加部件内层间的黏合强度。

与光固化类似，材料喷射技术在过去几年中也发生了许多变化。主要的改进是引入了可同时加载多达 7 种不同材料的机器。这使操作者能够打印出整个颜色光谱中的颜色,或通过混合所加载的材料来获得不同的硬度。这种有全彩色打印能力的打印机,无论是技术还是材料,价格仍较高。然而,打印透明且具有多色内部几何结构的模型的能力目前还是此打印技术所独有的。

其他进展包括一家制造商达到了 Pantone 认证的颜色质量和逼真度,以及使用材料和结构来模仿生物组织的标准。较小、较便宜、全彩色的机器已经推出,但价格仍较高。作者没有看到材料喷射领域开放系统的主要发展趋势。

黏结喷射技术在医学 3D 打印方面仍保持与最初技术的相似性。用于医疗目的的打印机仍主要使用石膏化合物作为其基础元素,然后使用黏合剂/颜料将零件黏合在一起。打印后的浸透仍主要使用氰基丙烯酸酯和(或)蜡。最近,金属打印逐渐增多,但这还没有完全影响到医疗领域,尤其是医院内。此外,金属黏结喷射通常还涉及其他后处理程序,可能包括脱模浸泡和热处理。

金属粉床熔合在构建监控、表面处理和速度方面有所改进。使用激光或电子束的整体方面保持不变。EBM 用单晶阴极替代了线料。使用多光束技术或多个激光来加速构建。现在,许多制造商都有同时或"实时"的零件质量验证系统。此外,一种新的打印尼龙和 TPU 材料的方法是在粉末表面上喷射活化剂和细化剂,并与热源结合使用来熔合各层。

目前,总体分层原则决定了技术类别。然而,正在开发混合制造方法,以包括当前可用技术中的多种技术,或将 3D 打印技术与减法制造过程相结合。在颜色和脱模剂方面,如果没有这些添加剂,机器将无法实现某些附加的功能。涉及数字"云"的其他新趋势,特别是与性能分析相关的趋势已经出现。基于云分析,制造公司可以从国外监视其系统,并在某些情况下预测问题何时会出现。

此外,"开放平台"使得大型化工公司能够生产新材料,改变 3D 打印材料的机械性能和经济性,从而影响 3D 打印技术。开放系统或模式使用户可以自由选择各种材料供应商,从而潜在地导致选择增多、竞争加剧和成本降低。还有一个重点是重新引入了

可用于血管建模、矫形器和模拟器的柔性材料。

结论

每种打印技术都有其独特的优势,对于医学应用最适合的打印机将取决于打印件的最终用途。此外,所有打印机都有特定的清洁方法,取决于材料和打印件的用途。这种后处理通常需要额外的辅助设备,需要增加地面或台面的空间。

本章概述了 3D 打印技术、材料和医疗应用。在决定购买哪种技术时,必须考虑初始硬件成本、大小、速度、环境、材料、配套设备和维护成本。除了以上因素外,劳动力需要成为主要考虑因素。由专业人员执行数字操作并操作设备对于成功运行和维护 3D 打印实验室至关重要。最终,每个机构都需要根据自身需求做出决策。基于医院的 3D 打印实验室随着应用增加、技术进步、成本降低和利用率上升而不断扩展。第 15 章讨论了开设 3D 打印实验室的注意事项。

参考文献

1. Hull C. *Apparatus for Production of Three-Dimensional Objects by Stereolithography.* United States patent US 4,575,330A; 1986. Available at: https://patents.google.com/patent/US4575330A/en.

2. Crump SS. *Apparatus and Method for Creating Three-Dimensional Objects.* United States patent US 5121329A; 1989. Available at: https:/patents.google.com/patent/US5121329.

3. ISO. *Additive Manufacturing - General Principles - Part 1: Terminology;* 2015 [Cited 2020 June 27, 2020]. Available from: https://www.iso.org/obp/ui/#iso:std:iso:17296:-1:dis:ed-1:v1:en.

4. ISO. *Additive Manufacturing – General Principles – Part 2: Overview of Process Categories and Feedstock;* 2015 [Cited June 27, 2020]. Available from: https://www.iso.org/standard/61626.html.

5. ISO/ASTM. *ISO/ASTM 52900(en) Additive manufacturing – General principles – Terminology;* 2018 [Cited June 27, 2020]; Available from: https://www.iso.org/obp/ui/#iso:std:iso-astm:52900:dis:ed-2:v1:en.

6. Formlabs. *Form 3;* 2019 [Cited 2020 June 27, 2020]. Available from: https://formlabs.com/3d-printers/form-3/.

7. Hornbeck LJ. *Multi-level Digital Micromirror Device.* United States patent US5583688A; 1993. Available at: https://patents.google.com/patent/US5583688A/en.

8. Panzer M, Tumbleston J. *Continuous Liquid Interface Production with Upconversion Photopolymerization.* United States patent US20180126630A1; 2017. Available at: https://patents.google.com/patent/US20180126630A1/en?q=continuous+liquid+interface+production&oq=continuous+liquid+interface+production.

9. NewPro3D. *ILI(TM) Technology*; 2020 [Cited August 3, 2020]. Available from: https://newpro3d.com/ili-technology/.

10. 3DSystems. *Figure 4*; 2020 [August 3, 2020]. Available from: https://www.3dsystems.com/3d-printers/figure-4-standalone?smtNoRedir=1&_ga=2.83862038.10881345 40.1596462088-2046461963.1596462088.

11. Stratasys. *FDM Trademark Information*; 1991 [June 27, 2020]. Available from: https://trademark.trademarkia. com/fdm-74133656.html.

12. DesktopMetal. *Studio System(TM)*; 2020 [August 5, 2020]. Available from: https://www.desktopmetal.com/products/studio.

13. FDA Center for Devices, Radiological Health. Use of International Standard ISO 10993-1, "Biological evaluation of medical devices — part 1: evaluation and testing within a risk management process". In: *Guidance for Industry and Food and Drug Administration Staff*; 2016 [August 3, 2020]. Available from: https://www.fda.gov/regulatory-information/search-fda-guidance-documents/use-international-standard-iso-10993-1-biological-evaluation-medical-devices-part-1-evaluation-and.

14. Association of Surgical Technologists. *Standards of Practice for the Decontamination of Surgical Instruments*. 2009.

15. Rutala WA, Weber DJ, The HICPAC. *Guideline for Disinfection and Sterilization in Healthcare Facilities*. 2008. Update: May 2019.

16. XRIZE. *The World's First Industrial 3D Printing Solution for Creating Vibrant, Full Color Functional Parts with Minimal Post-Processing*. [Cited August 3, 2020]. Available from:: https://rize3d.com/printers.

17. Essentium. *Flashfuse*. [Cited August 3, 2020]. Available from:: https://www.essentium.com/flashfuse/.

18. Stratasys. *3D Printing with PANTONE® Colors*; 2020 [Cited August 3, 2020]. Available from: https://www.stratasys.com/fr/~/media/Files/Best%20Practices/BP_PJ_3DPrintingWithPantone_0419a.

19. Stratasys. *Stratasys J55™ 3D Printer*; 2020 [Cited August 3, 2020]. Available from: https://www.stratasys.com/3d-printers/j55.

20. SLM Solutions. *Additive Quality*. [Cited August 3, 2020]. Available from:: https://www.slm-solutions.com/en/products/software/additivequality/.

第 **6** 章

3D 打印解剖模型和导板

Amy E. Alexander，Nicole Wake

引言

3D 打印解剖模型和导板是基于医学影像体素数据设计的，在临床上用于提供更多的解剖信息，更准确地评估病理改变和辅助手术，使手术更精准。以前，个体化 3D 打印模型通常由专门的公司制作，一些公司在 20 世纪 90 年代早期就开始为外科医生提供解剖模型。现在，很多第三方公司通过医学影像数据提供高质量的 3D 打印解剖模型。为了使 3D 打印技术更加方便地服务于患者，降低成本，缩短打印时间，世界各国开始建立院内的 3D 打印实验室，为创伤和其他外科手术提供实时服务。2010—2016 年，美国拥有中心 3D 打印实验室的医院从 3 个增加到 99 个。截止到 2019 年 7 月，全球至少有 268 家医院采用了这种全新的方式。过去 10 年 3D 打印解剖模型和导板在医院的使用持续增加，预计将会继续增长。本章通过临床案例，为读者介绍 3D 打印技术在医学中的具体应用。

解剖模型

3D 打印解剖模型是可以让不同的人迅速理解的医学图像的实体化延伸。解剖模型有助于医生和患者进行有效的沟通，平面屏幕上的 2D 图像无法与之比拟。通过 2D 图像向没有深入了解断层解剖学知识的患者解释图像结果较为困难。通过分割解剖结构、植入物和病变，放射科医生可以通过 3D 打印解剖模型提供内部结构的空间关系，这采用其他方法很难做到。

解剖模型是根据医学影像数据分割和 CAD 建模生成的 3D 网格构建的。首先，通过具有体素成像功能的设备采集 DICOM 格式的图像。常用的设备包括 CT、MRI 及超声。优先选择分辨率高、信噪比低和薄层的图像数据。选择图像后，通过在目标结构处标记 ROI 进行分割。有多种专用软件可用于 3D 医学图像的分割，可以通过阈值、边界检测和区域生长等算法自动分割，也可以手动分割（见第 3 章）。分割时间取决于图像质量、自动分割技术的使用和用户的经验。然后，将分割好的 ROI 转换为 CAD 文件。通常使用 STL 格式的文件进行编辑和导出，以便 3D 打印软件识别。STL 格式是目前最常见的文件类型，本章所有案例都使用了该格式。

在打印之前，根据质控要求，对 STL 文件进行准确性验证，然后导入专门的 3D 打印软件。为了最大限度地减少打印时间和优化模型的材料特性，要根据临床需求、打印机规格和解剖结构组织类型来选择打印材料。最后，将 STL 文件发送到打印机打印 3D 模型。打印时间取决于打印机类型、打印层高和分辨率、材料和模型大小。最后，进行后处理，去除支撑材料并提高打印件的外观品质。许多放射科医生对将 DICOM 数据转换为 STL 格式的打印文件的过程并不熟悉，表 6.1 展示了常规的工作流程。

图 6.1 展示了一个等比例胸腔肿瘤模型的打印过程，模型包括肋骨和胸骨、软骨、肺部、心脏结构、

表 6.1　通过影像数据打印 3D 模型和导板的一般流程			
1.图像采集	2.图像分割	3. CAD 建模	4. 3D 打印
– 高分辨率体积数据集 – CT、MRI 及超声数据最为常用 – 也可以使用其他体积数据集和表面扫描数据	– 通过选择不同的 ROI 分割解剖结构 – 确认解剖结构分割轮廓（CAD 前处理）	– 创建数字模型 – 对模型进行修改 – 确认解剖模型轮廓（CAD 后处理）	– 选择打印机和材料 – 打印模型 – 模型后处理 – 完成（Perform QA）

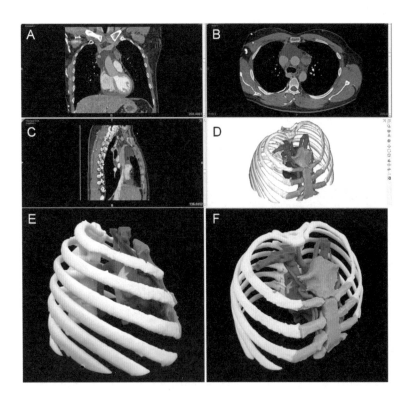

图 6.1　成人恶性胸腺瘤的图像分割、计算机建模及 3D 打印解剖模型。包括胸腺瘤（深紫色）、相邻的血栓（青蓝色）、主动脉（洋红色）、上腔静脉（深蓝色）、脊柱和肋骨（白色）、胸骨（淡紫色）和软骨（粉红色）。(A)分割的冠状面视图。(B)分割的轴向视图。(C)分割的矢状面视图。(D)由分割数据生成的等轴视角 CAD 模型。(E)3D 打印模型的矢状面视图。(F)3D 打印模型的等轴视图。（Mayo Clinic, Rochester, MN, USA.）

主动脉及上下腔静脉等重要结构。这种模型可以直观地向外科医生展示肿瘤组织和健康组织的解剖关系，并有助于在放射科医生、外科医生、手术室团队和患者之间形成沟通桥梁。使用仿生材料打印的解剖模型也可以用于在手术之前模拟复杂的手术过程。

简单解剖模型

解剖模型都是根据医学影像生成的，放射学在模型生成过程中起着至关重要的作用。无论是简单的单一部位还是复杂的多模态模型，3D 打印解剖模型都可作为外科医生与患者、外科医生与护理团队，以及外科医生与病理学家之间的强大沟通工具。下面通过两个使用案例来说明简单解剖模型的临床作用。一般而言，简单模型是根据一个图像序列创

建的，不需要对数据进行复杂操作，如多种成像模式的配准或使用高级 CAD 工具。简单模型的开发和设计时间较短，所需的时间与影像质量和 ROI 复杂性有关。简单模型和复杂模型具有同样高的质量标准。

案例 1

骨科患者，男，67 岁，患有右肩巨大肩袖撕裂和肩关节骨性关节炎，计划行反肩关节置换。该手术需要在肱骨近端安放盂杯，在肩胛骨放置球形关节面。第 1 天进行 CT 扫描和外科检查，手术计划安排在第 4 天进行，所以图像分割、CAD 建模、模型打印、清洗和后处理都要求在 48 小时内完成。骨科医生要求制作肱骨和肩胛骨的 3D 打印模型，以便模拟

手术和在手术过程中参考。由于骨骼在 CT 上成像很好，同时不需要显示血管系统，所以图像序列采用 2.0mm 厚度和不使用造影剂的软组织重建窗。选择软组织窗而不是锐利的骨窗进行重建似乎难以理解，但是软组织序列更适用于医学影像分割，这是由于骨窗重建中可能出现的噪声会转化为网格表面。肱骨和肩胛骨被分割后，医生检查 ROI 轮廓。在 CAD 软件中，在不改变模型轮廓的情况下，使用参数适当的平滑算法对骨骼的 3D 模型进行处理。对肱骨和肩胛骨模型进行编号以确保追溯性，再次审核 STL 文件解剖结构的准确性。根据医生的需求选择 3D 打印技术。本例选择了 ProJet CJP 660Pro（3D Systems，南卡罗来纳州，罗克希尔）打印机。由于该打印机支持彩色打印，因此，两个部件被赋予"骨"的颜色，并导出为 ZPR 格式文件，输入到 ProJet CJP 660Pro 打印机中打印。打印完成后，再通过浸蜡进行后处理，以更好地模拟骨骼的质感（图 6.2）。

案例 2

血管外科患者，女，41 岁，患有 A 型主动脉夹层，夹层包裹升主动脉并累及主动脉弓及右侧锁骨下动脉。治疗方案是在血管内置入支架，为了术前评估，需要制作主动脉真腔和假腔的模型。为了清晰显示真腔和假腔，采用了高质量的增强 CT、2.0mm 层厚扫描和软组织窗重建。将主动脉真腔和假腔分割开并分别单独建模，平滑处理，并保留降主动脉在心脏下方水平。为了更好地可视化解剖形态，采用了 Objet500 Connex3（Stratasys，明尼苏达州，伊登普雷利）材料喷射打印机打印。将 STL 文件输入到打印软件中，真腔采用半透明材料，假腔采用不透明的品红色材料。为了更加清晰地显示真腔，去除支撑材料

后，为模型涂上清漆。最终模型展示了假腔的范围和与真腔的解剖关系（图 6.3）。

复杂解剖模型

复杂解剖模型可以包括一个以上的骨骼或解剖结构，并且来自多个图像序列。在许多病例中，需要对来自多个扫描序列或多种成像模式的数据进行图像配准。通常需要配准来自各个扫描序列的 3D 组件，其中骨骼模型通常是固定的，其他的组件与骨骼进行配准。复杂模型还包括对"扫描状态"进行改变的建模方式，以方便进行术前计划制订和其他操作。例如，通过镜像、切除和重建的方式建模以及设计移植物。制作复杂解剖模型遵循与简单解剖模型类似的工作流程。选择图像序列，进行图像分割，CAD 建模，确认模型，然后对模型进行 3D 打印。下面介绍复杂解剖模型的几个应用案例。

案例 1

骨科患者，女，26 岁，患有右侧骶后股骨肉瘤和复杂的静脉畸形。医生要求制作盆腔肿瘤模型，其中包括骨骼、静脉、动脉、输尿管、膀胱和肿瘤，以帮助制订手术计划，在复杂的血管畸形中切除肿瘤。因此，需要对每个解剖结构进行分割成像，三期增强 CT 检查为最佳选择，因其具有动脉、静脉和尿路造影三期。三期都采用软组织窗，2.0mm 层厚。对三期图像序列分别进行分割：动脉期用于分割骨骼和动脉，静脉期用于分割静脉，尿路造影期用于分割输尿管和膀胱。由于图像是在造影剂循环通过各个系统时依次收集的，因此，图像序列或相应分割部分需要与一个主要序列进行配准，以考虑时间和运动差异。本例中选择的主要序列是动脉期，因其被用于分割

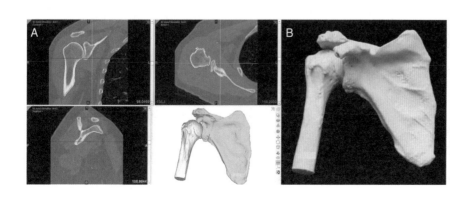

图 6.2　右侧肱骨、肩胛骨的图像分割、计算机建模和 3D 打印模型，用于计划和模拟反肩关节置换手术。(A)虚拟模型显示的图像分割。(B)经过浸蜡等后处理的肩胛骨和肱骨 3D 打印模型。(Mayo Clinic, Rochester, MN, USA.)

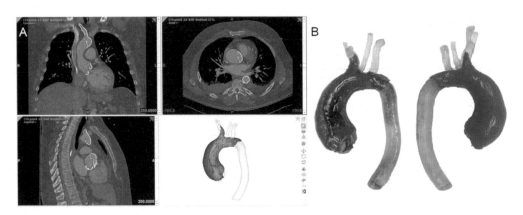

图 6.3 升主动脉 A 型夹层患者的图像分割、CAD 建模和 3D 打印解剖模型,用于术前计划制订。(A)真腔(透明)和假腔(品红色)在右下象限显示的虚拟模型的图像分割。(B)3D 打印模型的前视图和后视图。(Mayo Clinic, Rochester, MN, USA.)

骨骼,对从静脉和尿路造影期分割的部分使用盆骨和相关解剖元素的标志点进行配准。还需要进行额外的 CAD 建模,以确保每个解剖结构在 3D 打印后保持在正确的解剖位置。打印时,在模型的薄弱点添加细长的圆柱体以连接模型,例如,使用圆柱体将患者畸形的右侧静脉连接到骨骼上。本例使用 Objet500 Connex3(Stratasys,明尼苏达州,伊登普雷利)材料喷射打印机打印,骨骼以透明材料打印,以便可视化肿瘤(深紫色)侵袭及其他相关解剖结构(图 6.4)。

案例 2

耳鼻喉科患者,男,19 岁,患有左侧淋巴血管瘤和血管畸形。医生要求制作模型以帮助制订手术计划,并与医护团队讨论方案,通过模型了解肿瘤范围和血管畸形的程度非常重要。为了正确分割肿瘤和血管畸形,以及牙齿矫正器的结构和骨骼,采用无造影剂的软组织重建 CT 图像序列,层厚为 0.6mm。上颌骨、下颌骨、牙齿矫正器、血管畸形和肿瘤都被从这个序列中分割出来。模型的一个主要作用是显示骨骼和肿瘤的解剖关系,这需要使用可以打印透明材料的多材料打印机,如案例 1 所示。或者在计算机建模时将畸形的血管和肿瘤结构转化为晶格结构,如图 6.5 所示。这是一项复杂的 CAD 操作,适用于在单材料打印机上展示透明结构。此模型是使用粉床熔合打印机(HP Jet Fusion 580 Color,HP,加利福尼亚州,帕洛阿托)打印的。

案例 3

骨科患者,女,28 岁,患有进展型脊柱侧弯和硬膜扩张(DE)。患者 5 岁时曾接受一次脊柱融合手术,从模型可见融合植入物的位置。为了更好地显示原生椎体和植入物,分割骨骼和扩张的硬膜及植入物,采用层厚 0.75mm、无造影剂的软组织窗扫描序列。制作了 2 个具有不同侧重点的 3D 打印模型。在第 1 个模型中,用白色材料打印骨骼,包括部分肋骨和骶骨,用蓝色材料打印植入物。第 2 个模型主要展示胸部和腰部脊椎硬膜扩张的范围,所以用透明材料打印骨骼,用透明的蓝色材料打印扩张的硬膜,用

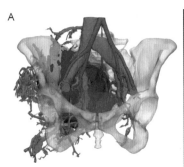
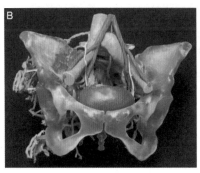

图 6.4 右侧骶后部肿瘤、静脉畸形患者的 CAD 建模和 3D 打印解剖模型。(A)CAD 模型截图。(B)3D 打印模型,骨骼(透明)连接圆柱体(透明)、动脉(品红色)、静脉和静脉畸形(蓝色)、膀胱和输尿管(透明/粉红色)。(Mayo Clinic, Rochester, MN, USA.)

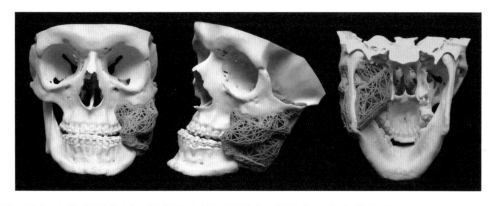

图 6.5　包括矫正设备、血管畸形(蓝色)和肿瘤(红色)的下颌骨和上颌骨的 3D 打印模型。(Mayo Clinic, Rochester, MN, USA.)

蓝色材料打印植入物。第 2 个模型的骨骼被部分去除，以缩短打印时间。两个模型均使用 Objet500 Connex3(Stratasys,明尼苏达州,伊登普雷利)材料喷射打印机打印,在去除支撑材料后对第 2 个模型进行了透明涂层处理(图 6.6)。

案例 4

在某些情况下,将健康的解剖结构镜像复制到患侧有助于对患侧进行对称重建。整形外科患者,男,20 岁,患有外伤性眼眶底骨折,一位从事面部重建的医生计划采用镶嵌钛网高密度多孔聚乙烯(MEDPOR TITAN)种植体(Stryker,密歇根州,卡拉马祖)进行治疗。采用 0.75mm 层厚软组织窗进行扫描和重建。将颅骨(包括上颌骨和眶)分割出来,并导入 CAD 软件中。由外科医生和放射科医生共同确定通过鼻骨和斜坡中心的矢状中线平面。然后,围绕该平面对颅骨进行镜像复制,以在患者的右侧生成与健康的左眼眶完全相同的镜像。外科医生使用平移和旋转工具对映射的镜像位置进行微调,并将镜像部分与患者的骨折处进行融合。镜像的眼眶减去骨折的眼眶就是需要修补的部分,可以使用具有生物相容性的材料打印该部分,通过蒸汽灭菌消毒,并在手术室内用于修整植入物的形状(图 6.7)。

另一种显示内部结构的方法是对模型进行切割,分成多个部分,并用磁铁连接。当使用磁铁连接模型时,需要预先在模型上设计适当大小的孔洞,然后在模型后处理时在孔洞内粘贴磁铁。通常,孔洞的直径和深度比磁铁大 0.15mm,留有空间用于黏合。空洞化分割的解剖结构还可以用来生成任意厚度的壁

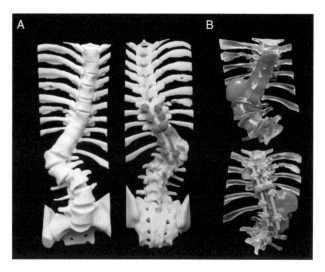

图 6.6　脊柱畸形和硬膜扩张 3D 打印模型。(A)带有骨骼(白色)和植入物(蓝色)的完整脊柱模型的前视图(左)和后视图(右)。(B)带有骨骼(透明)、硬膜扩张(透明、蓝色)和植入物(蓝色)的修剪后的脊柱模型的前视图(上)和后视图(下)。梅奥诊所。(Mayo Clinic, Rochester, MN, USA.)

厚,以确保模型的结构完整性。

案例 5

男性患者,67 岁,患有主动脉假性动脉瘤,心脏和血管外科团队计划采用血管内支架置入术进行治疗。采用增强 CT 心脏舒张期扫描,层厚为 0.75mm,软组织窗重建及分割。将心室、假性动脉瘤和现有的植入物(人工瓣膜)单独分割建模。采用黏结喷射打印技术,使用 ProJet 660Pro(3D Systems,南卡罗来纳州,罗克希尔)打印机打印模型。它展示了包裹心室的假性动脉瘤壁,以及冠状面剖面图和磁铁附件(译

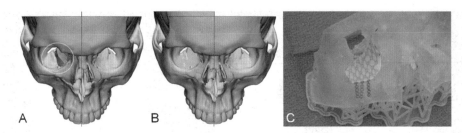

图 6.7　用于眶底植入物塑形的 3D 打印解剖模型。(A)右眼眶底骨折及中线平面。(B)正常的左眶底沿中线平面向患者右侧的镜像复制。(C)镜像左眼眶与骨折的右眼眶融合的 3D 打印模型,用于在手术室中进行植入物塑形。(Mayo Clinic, Rochester, MN, USA.)

者注:磁铁附件为非解剖结构,用于快速打开和组装模型,以便于展示)(图 6.8)。

用于模拟手术和术前计划制订的解剖模型

使用仿生材料打印的模型可用于手术模拟和演练,这将使解剖建模更进一步。通过使用多样化的打印材料,利用 3D 打印技术可以打印制作出结构灵活多变,且不同硬度的解剖模型。使用柔性材料打印或者不同硬度材料的混合打印,可以打印出软组织结构。该技术常用于打印具有不同硬度结构的心脏模型,可用于先天性和结构性心脏病手术技术的实践培训。

案例 1

图 6.9 为使用 Objet500 Connex3 材料喷射打印

机(Stratasys,明尼苏达州,伊登普雷利)和柔性材料打印出的与图 6.8 中所示相同的模型(不含磁铁孔),用作仿真模型。使用不同的 3D 打印技术进行打印,可以扩展模型的可用性,提高分割和 CAD 工作价值。

案例 2

空心的个体化血管模型可用于荧光透视检查的常规训练,这是 3D 打印用于手术模拟的另一个案例。男性患者,78 岁,患有腹主动脉瘤(直径 85mm),医生计划使用分支式内膜支架进行治疗。术前使用 0.75mm 层厚的增强 CT 和软组织窗重建血管,3D 网格被平滑、镂空,并添加了专门设计的连接器,以方便连接到脉动泵。使用硬质透明复合材料和柔性材料,用材料喷射打印机(Objet500 Connex3,Stratasys,明尼苏达州,伊登普雷利)打印模型(图 6.10)。脉冲

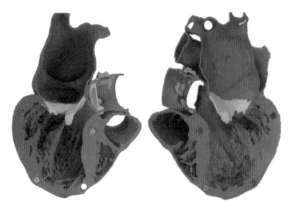

图 6.8　左心室(红色)、假性动脉瘤(米色)和心脏瓣膜支架(灰色)的刚性 3D 打印解剖模型。该模型在长轴上被分割并嵌入磁铁,以便于显示内部解剖结构。(Mayo Clinic, Rochester, MN, USA.)

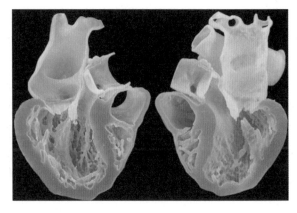

图 6.9　左心室(粉色)、假性动脉瘤(透明/白色)和心脏瓣膜支架(白色)的柔性 3D 打印解剖模型。该模型在长轴上被分割,以便于观察内部解剖结构,并使用柔性材料打印以帮助模拟手术。(Mayo Clinic, Rochester, MN, USA.)

泵连接到 3D 打印模型后,水以一定的压力、温度、流速和节奏通过模型,再利用内镜导管、造影剂和透视,在模型上安放内膜支架,进行完整的手术演练。

解剖手术导板

3D 打印手术导板是根据医学影像数据设计的针对特定患者的工具,可辅助完成精准手术。使用手术导板进行手术,可以减少手术时间,并改善精确度和患者的预后。手术导板是根据数据化的解剖模型设计的。因此,设计准确的手术导板同样需要图像采集、分割和 CAD 建模。设计手术导板时,生物医学工程师会从手术团队处获得手术方案的信息。接下来,这个多学科团队讨论手术的可行性和手术入路,并选择一个可行的手术导板方案。然后设计出专用的手术导板,用于完成该手术计划。用于导板的 3D 打印材料必须经过生物相容性和无菌测试,可以按照美国疾病控制与预防中心(CDC,佐治亚州,亚特兰大)的使用说明进行致敏、毒性和刺激性试验。

在颅颌面重建和面部外科手术中,游离组织瓣手术很常见。数字化规划切除和重建成为设计和打印手术导板的必要条件。在游离组织瓣手术中,需要用自体或供体骨骼来重建骨缺损的区域,而最常用的游离组织瓣之一是腓骨。腓骨切割长度和角度的精确度,对于颅颌面重建后的功能和美观都至关重要。因此,能有效完成医生数字计划的手术导板在全球范围内越来越受欢迎。在骨科手术中,可以将一个或一组截骨平面进行数字化,并设计和打印贴合骨骼的手术导板,引导手术锯完成截骨。在病变切除中,手术导板也被称作切割导板,被用于辅助进行精准切割。以与术前医学影像相同的轴向厚度进行样本组织切片,是该应用的一种示例。对于特殊的样本,可以设计高精度的切割导板,3D 打印后用于切片。例如,使用切割导板切割带有癌性病变的前列腺标本,可以进行更符合病理学标准的分析(见图 4.8)。此外,以与术前影像学数据相同间隔切片的标本,可以进行逐层比较并用于教学。常见解剖导板类型包括截骨导板和钻孔导板。在以下临床实例中,手术团队先完成解剖结构的分割和 CAD 建模,再进行数字化截骨。

案例 1

耳鼻喉科患者,女,55 岁,由药物滥用引起继发性前下颌骨坏死和恶性肿瘤,需要移植三段游离腓骨重建下颌骨。术前采用 0.75mm 层厚的非增强 CT 扫描和软组织窗重建,用于分割下颌骨的正常骨质和病变部分。手术团队对下颌骨进行分割,规划截骨平面,并进行游离腓骨数字重建。图 6.11 显示了截骨平面的位置、使用解剖导板进行模拟截骨、病变切除和剩余的正常骨质,以及使用三段游离腓骨进行下颌骨重建的计划。图 6.12 显示了为辅助腓骨截骨而设计的截骨导板。图 6.13 显示了最终的质控步骤,即在原始影像学数据上验证设计的截骨导板位置,以确保导板中设计的截骨平面符合医生的计划。此案例中所有的导板均使用 Form 2(Formlabs,马萨诸塞州,剑桥)光固化打印机打印而成,打印后处理包括 UV 固化,通过蒸汽进行灭菌,也称为压力蒸汽灭菌,然后在手术中使用。

案例 2

骨科患者,男,15 岁,患有左股骨骨肉瘤,大小为 6.0cm×6.0cm×14.0cm。首选治疗方案是股骨切除和使用来自尸体的左股骨进行同种异体骨重建。为了进行术前数字化规划,医生对患者和同种异体移植

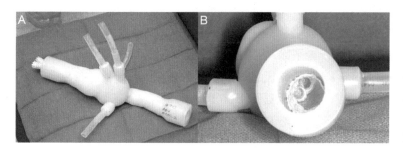

图 6.10　半柔性的腹主动脉瘤 3D 打印模型。(A)中空的腹主动脉瘤模型,用于连接脉动泵,在透视下模拟血管血流,进行导管置入和支架置入的训练。(B)在 3D 打印模型内置入的有孔内膜支架的轴向视图。(Mayo Clinic, Rochester, MN, USA.)

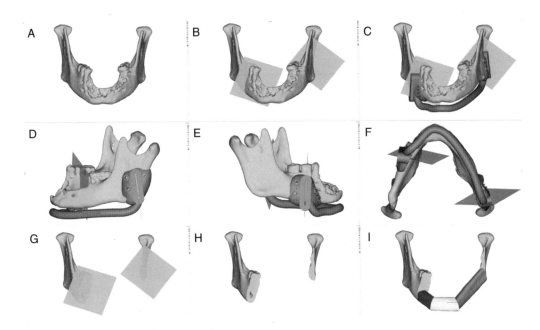

图 6.11　用于三段游离腓骨重建下颌骨的截骨导板。(A)骨坏死患者的下颌骨前视图。(B)医生设计的截骨平面。(C)生物医学工程师设计的下颌骨截骨导板。(D)下颌骨截骨导板的左视图。(E)下颌骨截骨导板的右视图。(F)下颌骨截骨导板的下视图。(G)截骨后残留的下颌骨骨质。(H)残留的下颌骨。(I)用三段游离腓骨重建的下颌骨。(Mayo Clinic, Rochester, MN, USA.)

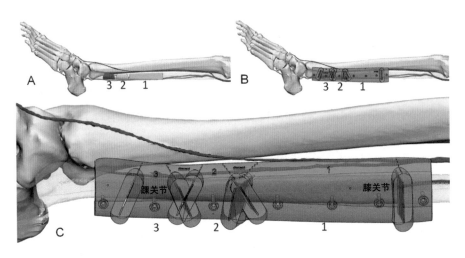

图 6.12　三段游离腓骨的腓骨截骨导板。(A)医生设计的准备截取的 1、2、3 段腓骨。(B)腓骨截骨导板的初步设计视图。(C)腓骨截骨导板的放大视图,显示截骨段、标签、截骨导向槽口和用于固定导板的螺钉孔。(Mayo Clinic, Rochester, MN, USA.)

物进行了扫描。首先,使用 1.0mm 层厚的非增强 CT 扫描和软组织窗重建;同时,为了确定肿瘤的实际大小及其边缘,并且 MRI 数据通常可以更好地可视化和分割软组织,因此,使用了具有 0.66mm×0.66mm 像素分辨率和 5.0mm 层厚的 T2W 冠状位 MRI 扫描,以分割肿瘤和骨骼,扫描范围包括与 CT 扫描进行配准的标志点。然后将其与患者的 CT 扫描进行配准,以制订最准确的术前肿瘤切除计划。外科医生与放射科医生和工程师共同设计患者左侧股骨的截骨平面,切除长度 19.0cm。设计并使用 3D 打印手术截骨导板,以便对患者和供体进行相应长度和形状的精确截骨(图 6.14)。

对移植股骨同样进行 CT 扫描,并选择了 0.75mm 层厚和软组织窗重建。接下来,外科医生基

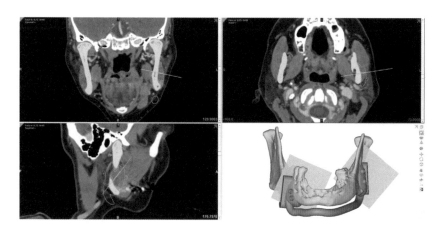

图 6.13　下颌骨截骨导板设计的质控。下颌骨的蒙版、3D 建模和轮廓(蓝色)、截骨平面的 3D 建模和轮廓(绿色),以及下颌骨截骨导板的 3D 建模和轮廓 (橙色)。Mayo Clinic, Rochester, MN, USA.

于病变切除后股骨的形状, 设计了用于重建的移植股骨段, 并专门为供体股骨设计了单独的截骨导板(图 6.15)。

此案例中的所有导板均使用 Form 2 光固化打印机(Formlabs, 马萨诸塞州, 剑桥)和 Dental SG 树脂打印而成。打印后处理包括 UV 固化, 进行压力蒸汽灭菌, 然后在手术中使用。

3D 打印个体化植入物

目前, 市场上的常规产品可能不适合在复杂重建案例中使用, 所以, 有必要使用个体化的 3D 打印植入物。只要解剖模型能够真实地体现解剖结构, 就可以发送给 FDA 认证的 3D 打印服务机构, 设计和

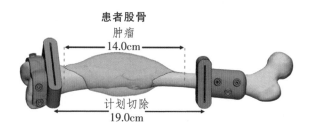

图 6.14　蓝色为患者左侧股骨, 绿色为分段的骨肉瘤, 橙色为近端和远端的截骨导板。(Mayo Clinic, Rochester, MN, USA.)

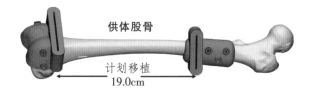

图 6.15　黄色为尸体供体的左侧股骨移植物, 橙色为近端和远端的截骨导板。(Mayo Clinic, Rochester, MN, USA.)

制造具有生物相容性的个体化植入物。在撰写本文时, 大多数个体化 3D 打印植入物是由第三方公司制作的。这些公司的团队与放射科、外科和工程团队密切合作, 设计个体化植入物。当然, 也有少数医院为患者打印个体化植入物。类似于医院打印解剖模型和导板, 制造这些植入物需要内部工程和一系列额外的资源投入, 包括对植入物进行 CAD 建模、运行和维护 3D 打印机, 并进行植入物后处理。

术前数字规划的优点是可以利用重建的 3D 网格设计和打印个体化植入物。在术前制造个体化植入物还需考虑图像分割和 CAD 建模。图 6.16 显示了使用个体化钛合金接骨板进行的使用两段游离腓骨的下颌骨重建。

本案例中, 数字化设计的下颌骨接骨板和原有骨骼的外观匹配。为了避免破坏牙根和神经, 在初始分割时应单独分割这些解剖结构, 并提供给设计师。选择具有软组织重建窗的 CT 扫描序列尤为重要, 因为设计师会用现有的骨骼数字模型来设计接骨板, 而锐利的骨窗扫描模式会影响骨骼建模。如果噪声或伪影等导致 3D 建模不真实, 那么个体化植入物在手术中可能无法与患者完全适配。

讨论

临床适用性

RSNA 3D 打印 SIG 于 2018 年制定并发布了医用 3D 打印临床适用性标准的初步指南。该指南介绍了一些临床应用领域, 包括先天性心脏病、血管病,

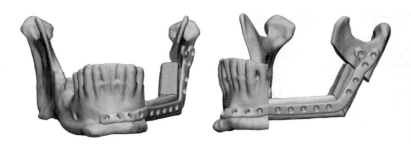

图 6.16　3D 打印个体化下颌骨钛合金接骨板（KLS Martin Group Individualized Patient Solutions,,德国,图特林根）。（Mayo Clinic, Rochester, MN, USA.）

颅颌面部、肌肉骨骼、泌尿生殖和乳腺病理学,并且为每个应用领域提出了共识方法学建议。RSNA SIG 最近还发布了有关腹部、肝胆和胃肠疾病的指南。RSNA 3D 打印 SIG 提出的指南为医生们提供了一个参考标准,以决定在临床实践中何时使用 3D 打印解剖模型。对于正常解剖情况,可能并不需要进行图像采集、分割、CAD 和 3D 打印。对于常规的简单病例,3D 打印模型和导板可能不是必需的,但对于复杂的病例,它们有助于改善患者的预后,具有临床价值。目前,正在制定相应的临床使用指南。确定针对特定成像方式的医学影像数据采集传输协议对于成功创建解剖模型和导板至关重要。如果没有合格的数据,则生成的网格可能不适合精确建模。医学影像学家致力于在每种成像方式内开发数据传输协议,这些协议与现有的诊断协议相结合,提供用于图像分割的高质量数据。

第一个 RSNA 3D 打印 SIG 指南中包括一些推荐的图像采集协议参数,可帮助创建最准确的解剖网格。CT 和 MRI 是常用的图像模式,符合要求的超声和 3D 表面扫描数据也可以用于建模。数据图像分割的网格必须准确地代表患者的解剖结构,否则将会对基于扫描的图像分析造成误导。解剖模型和导板的最终目的是扩展医学影像数据的效用。因此,任何对图像 3D 网格的更改或操作都应该经过慎重考虑。在打印之前使用原始图像再次确认部件的轮廓结构是一个重要的质控程序。此外,验证 3D 打印机性能同样重要,输入应与输出相符,偏差在规定的公差之内,否则模型和导板将不可用甚至会产生副作用。

展望

将来,3D 打印解剖模型和导板制作技术将随着医学影像技术、自动分割的人工智能算法、自动化智能化脚本和 3D 打印材料科学的协同发展而迅速发展。图像分割一直被认为是 3D 打印解剖模型和导板制作的瓶颈。目前,该过程仍然需要专业人员进行大量人工操作,才能创建准确的 3D 模型,这个过程费时费力,而自动分割技术将有望解决该难题。另外,目前数字手术模拟软件通常不太友好,需要具有丰富知识和经验的工作人员与医生进行反复沟通后,才能完成手术所需建模。未来,利用 AR 技术赋予医生更多的软件操作权,将克服 2D 屏幕数字规划相关的一些缺陷。AR 技术的进步,包括可与患者进行互动的混合现实技术发展,将帮助医生和患者更全面地交流诊断结果和手术计划。此外,在手术室使用 AR 技术,已经被证明有利于手术实施。最后,生物打印技术和生物材料的进步将为医生提供更多外科手术和肢体重建的方法。例如,自 1989 年以来,腓骨游离皮瓣一直是颅颌面重建的金标准,但随着生物材料和生物打印技术的进展,通过生物打印技术"完美"重建患者下颌骨将成为可能。

3D 打印解剖模型和导板已经为 3D 打印技术的使用铺平了道路。随着 3D 打印技术在医院的应用越来越广泛,AR 和 VR 等先进技术与 3D 打印相结合,人工智能算法的使用优化了 3D 打印工作的流程,以及匹配患者特定解剖结构的生物打印的尝试,新的个体化治疗方式将彻底改变针对患者的医疗模式。

参考文献

1. Mankovich NK, Cheeseman AM, Stoker NG. The display of three-dimensional anatomy with stereolithographic models. *J Digit Imag.* 1990;3(3):200−203.
2. Stoker NG, Mankovich NJ, Valentino D. Stereolithographic models for surgical planning: a preliminary report. *J Oral Maxillofac Surg.* 1992;50:466−471.
3. Mottart X, Slagmolen P. *3D Lab in a Hospital Environment. Materialise White Paper;* 2018. https://www.materialise.

com/system/files/resources/Medical_WhitePaper_Formlabs _v3.pdf. Accessed August 5, 2020.

4. Pietila T. *How Medical 3D Printing is Gaining Ground in Top Hospitals*. Materialise Medical Blog; 2018. https://www. materialise.com/en/blog/3D-printing-hospitals. Accessed August 5, 2020.

5. Wang K. Clinical 3D printing: status, challenges, and opportunities. *Radiol Soc N Am News*; 2019. https://www. rsna.org/en/news/2019/January/Clinical-3D-Printing-Status -Challenges-and-Opportunities. Accessed August 5, 2020.

6. Chepelev L, Wake N, Ryan J, et al. Radiological Society of North America (RSNA) 3D printing Special Interest Group (SIG): guidelines for medical 3D printing and appropriateness for clinical scenarios. *3D Print Med*. 2018;4(11):1−38.

7. Leng S, McGee K, Morris J, et al. Anatomic modeling using 3D printing: quality assurance and optimization. *3D Print Med*. 2017;3(1):6.

8. Hull CW, Lewis CW, 3D Systems, Inc. *Methods and Apparatus for Production of Three-Dimensional Objects by Stereolithography*; 1991. United States Patent 4,999,143 http:// patft.uspto.gov. Accessed August 5, 2020.

9. Christensen A, Rybicki FJ. Maintaining safety and efficacy for 3D printing in medicine. *3D Print Med*. 2017;3(1).

10. Gillaspie E, Matsumoto J, Morris NE, et al. From 3D printing to 5D printing: enhancing thoracic surgical planning and resection of complex tumors. *Ann Thorac Surg*. 2016; 101(5):1958−1962.

11. von Rundstedt FC, Scovell JM, Agrawal S, Zaneveld J, Link RE. Utility of patient-specific silicone renal models for planning and rehearsal of complex tumour resections prior to robot-assisted laparoscopic partial nephrectomy. *BJU Int*. 2017;199(4).

12. Sanchez-Sotelo J. Reverse total shoulder arthroplasty. *Clin Anat*. 2009;22(2):172−182.

13. Erben Y, Oderich G, Duncan AA. Endovascular repair of aortic coarctation psuedoaneurysm using an off-label "hourglass" stent-graft configuration. *J Endovasc Ther*. 2015;22(3):460−465.

14. Yoo SJ, Spray T, Austin EH, Yun TJ, van Arsdell GS. Hands-on surgical training of congenital heart surgery using 3-dimensional print models. *J Thorac Cardiovasc Surg*. 2017;153(6):1530−1540.

15. Hussein N, Lim A, Honjo O, et al. Development and validation of a procedure-specific assessment tool for hands-on surgical training in congenital heart surgery. *J Thorac Cardiovasc Surg*. 2020;160(1), 229-240.e1.

16. Sabbagh AE, Eleid MF, Matsumoto JM, et al. Three-dimensional prototyping for procedural simulation of transcatheter mitral valve replacement in patients with mitral annular calcification. *Catheter Cardiovasc Interv*. 2018;92(7):E537−E549.

17. Bundy JJ, Weadock WJ, Forris Beecham Chick J, et al. Three-dimensional printing facilitates creation of a biliary endoscopy phantom for interventional radiology-operated endoscopy training. *Curr Probl Diagn Radiol*. 2019;48(5): 456−461.

18. Karkkainen JM, Sandri G, Tenoria ER, et al. Simulation of endovascular aortic repair using 3D printed abdominal aortic aneurysm model and fluid pump. *Cardiovasc Intervent Radiol*. 2019;42(11):1627−1634.

19. Itagaki M. Using 3D printed models for planning and guidance during endovascular intervention: a technical advance. *Diagn Interv Radiol*. 2015;21(4):338−341.

20. Weiss MY, Melnyk R, Mix D, Ghazi A, Vates GE, Stone JJ. Design and validation of a cervical laminectomy simulator using 3D printing and hydrogel phantoms. *Oper Neurosurg*. 2020;18(2):202−208.

21. Rutkowski DR, Wells SA, Johnson B, et al. MRI-based cancer lesion analysis with 3D printed patient specific prostate cutting guides. *Am J Clin Exp Urol*. 2019;7(4):215−222.

22. Hirsch DL, Garfein ES, Christensen AM, Weimer KA, Saadeh PB, Levine JP. Use of computer-aided design and computer-aided manufacturing to produce orthognathically ideal surgical outcomes: a paradigm shift in head and neck reconstruction. *J Oral Maxillofac Surg*. 2009; 67(10):2115−2122.

23. Roser SM, Ramachandra S, Blair H, et al. The accuracy of virtual surgical planning in free fibula mandibular reconstruction: comparison of planned and final results. *J Oral Maxillofac Surg*. 2010;68(11):2824−2832.

24. Tepper OM, Sorice S, Hershman GN, Saadeh P, Levine JP. Use of virtual 3-dimensional surgery in post-traumatic craniomaxillofacial reconstruction. *J Oral Maxillofac Surg*. 2011;69(3):733−741.

25. Anthony AK, Chen WF, Kolokythas A, Weimer KA, Cohen MN. Use of virtual surgery and stereolithography-guided osteotomy for mandibular reconstruction with the free fibula. *Plast Reconstr Surg*. 2011;128(5): 1080−1084.

26. Foley BD, Thayer WP, Honeybrook A, McKenna S, Press S. Mandibular reconstruction using computer-aided design and computer-aided manufacturing: an analysis of surgical results. *J Oral Maxillofac Surg*. 2012;71(2):e111−e119.

27. Mardini S, Alsubaie S, Cayci C, Chim H, Wetjen N. Three-dimensional preoperative virtual planning and template use for surgical correction of craniosynostosis. *J Plast Reconstr Aesthet Surg*. 2014;67(3):336−343.

28. Helguero CG, Kao I, Komatsu DE, et al. Improving the accuracy of wide resection of bone tumors and enhancing implant fit: a cadaveric study. *J Orthop*. 2015;12(2): S188−S194.

29. Luu K, Pakel A, Wang E, Prisman E. In house virtual surgery and 3D complex head and neck reconstruction. *J Otolaryngol Head Neck Surg*. 2018;47(1):75.

30. Park JW, Kang HG, Lim KM, Park DW, Kim JH, Kim HS. Bone tumor resection guide using three-dimensional printing for limb salvage surgery. *J Surg Oncol*. 2018; 118(6):898−905.

31. Imhoff FB, Schnell J, Magana A, et al. Single cut distal femoral osteotomy for correction of femoral torsion and valgus malformity in patellofemoral malalignment − proof of application of new trigonometrical calculations and 3D-printed cutting guides. *BMC Musculoskelet Disord*. 2018;19(1):215.

32. Donnez M, Ollivier M, Munier M, et al. Are three-dimensional patient-specific cutting guides for open wedge high tibial osteotomy accurate? An in vitro study. *J Orthop Surg Res*. 2018;13(1):171.

33. McAllister P, Watson E, Burke E. A cost-effective, in-house, positioning and cutting guide system for orthognathic surgery. *J Maxillofac Oral Surg*. 2018;17(1):112−114.

34. Jacquet C, Chan-Yu-Kin J, Sharma A, Argenson JN, Parratte S, Ollivier M. More accurate correction using "patient-specific" cutting guides in opening wedge distal femur varization osteotomies. *Int Orthop*. 2019;43(10): 2285−2291.

35. Kim J, Rajadurai J, Choy WJ, et al. Three-dimensional patient-specific guides for intraoperative navigation for cortical screw trajectory pedicle fixation. *World Neurosurg*. 2019;122:674−679.

36. Garg B, Gupta M, Singh M, Kalyanasundaram D. Outcome and safety analysis of 3D-printed patient-specific pedicle screw jigs for complex spinal deformities: a comparative study. *Spine J*. 2019;19(1):56−64.

37. Pijpker P, Kraeima J, Witjes MJH, et al. Accuracy assessment of pedicle and lateral mass screw insertion assisted by customized 3D-printed drill guides: a human cadaver study. *Oper Neurosurg.* 2019;16(1):94−102.

38. Bowen L, Benech R, Shafi A, et al. Custom-made three-dimensional models for craniosynostosis. *J Craniofac Surg.* 2020;31(1):292−293.

39. Dagneaux L, Canovas F. 3D printed patient-specific cutting guide for anterior midfoot tarsectomy. *Foot Ankle Int.* 2020; 41(2):211−215.

40. Brouwer de Koning SG, ter Braak TP, Geldorf F, et al. Evaluating the accuracy of resection planes in mandibular surgery using a preoperative, intraoperative, and postoperative approach. *Int J Oral Maxillofac Surg.* 2020 (in press).

41. Batut C, Pare A, Kulker D, Listrat A, Laure B. How accurate is computer-assisted orbital hypertelorism surgery? Comparison of the three-dimensional surgical planning with postoperative outcomes. *Facial Plast Surg Aesthet Med.* 2020 (in press).

42. Haas Junior OL, Farina R, Hernandez-Alfaro F, de Oliveira RB. Minimally invasive intraoral proportional condylectomy with a three-dimensionally printed cutting guide. *Int J Oral Maxillofac Surg.* 2020 (in press).

43. Zavattero E, Fasolis M, Novaresio A, Gerbino G, Borbon C, Ramieri G. The shape of things to come: in-hospital three-dimensional printing for mandibular reconstruction using fibula free flap. *Laryngoscope.* 2020 (in press).

44. Park JW, Kang HG, Kim JH, Kim HS. The application of 3D-printing technology in pelvic tumor surgery. *J Ortho Sci.* 2020 (in press).

45. Wei FC, Mardini S. Fibula flap. In: *Flaps and Reconstructive Surgery.* Philadelphia: Saunders/Elsevier; 2009:597−612.

46. Steel BJ, Cope MR. A brief history of vascularized free flaps in the oral and maxillofacial region. *J Oral Maxillofac Surg.* 2015;73(4), 786.e1-11.

47. Ballard DH, Wake N, Witowski J, Rybicki FJ, Sheikh A, RSNA Voting Group. Radiological Society of North America (RSNA) 3D Printing Special Interest Group (SIG) clinical situations for which 3D printing is considered an appropriate representation or extension of data contained in a medical imaging examination: abdominal, hepatobiliary, and gastrointestinal conditions. *3D Print Med.* 2020;4, 11.

48. Wang G, Li W, Zuluaga MA, et al. Interactive medical image segmentation using deep learning with image-specific fine tuning. *IEEE Trans Med Imag.* 2018;37(7). https://doi.org/10.1109/TMI.2018.2791721.

49. Pietruski P, Majak M, Swiatek-Najwer E, et al. Supporting mandibular reconstruction with intraoperative navigation utilizing augmented reality technology − a proof of concept study. *J Cranio-Maxillofacial Surg.* 2019;47(6). https://doi.org/10.1016/j.jcms.2019.03.004.

50. Essig H, Lindhorst D, Gander T, et al. Patient-specific biodegradable implant in pediatric craniofacial surgery. *J Cranio-Maxillofacial Surg.* 2017;45(2). https://doi.org/10.1016/j.jcms.2016.11.015.

第 **7** 章

3D 打印解剖模型质量保证

Nicole Wake, Benjamin Johnson, Shuai Leng

质量保证(QA)的定义为维持服务或产品所需的质量水平,是质量管理体系(QMS)的一部分,并提供确保满足质量要求的框架。适当的质量保证计划有许多组成部分,它们客观地展示了对产品或服务质量的信心。质量保证计划包括文件控制、采购控制、过程控制、可追溯性、验收标准和培训等部分。最终,质量保证计划必须与产品和潜在的产品故障风险一致。

放射学质量保证

在放射学中,质量保证计划可以确保成像系统的正确运行,提供最佳的影像资料。医疗机构应有文件化的政策和程序,用以监测和评估成像设备的性能、管理和安全性。放射科医师的报告是被评估的最终产品,图像和成像设备是辅助产品。

错误可能发生在以下阶段:

1.图像采集设备未正确校准。

2.不恰当的检查技术。

3.操作员和转录错误。

4.显示设备未正确校准。

5.图像解读不准确。

放射科有许多成员应参与质量保证计划(表7.1);包括所有成员的质量保证委员会应定期开会讨论质量保证问题。流程图是过程的图形展示,包括将输入转换为输出的所有步骤的内容。医学影像检查的过程如图 7.1 所示。

医学物理学家负责验收测试和验证成像设备的

表7.1 质量保证的人员类型和职责	
人员类型	**职责**
放射技师	1.执行影像学检查并将图像传递给医生
	2.建立验证图像到达的过程,以及检测和纠正传递中的错误的机制
影像信息学专业人员	3.确保图像显示、传输和存档到 PACS 中
医学物理学家	4.成像设备验收测试(验证符合当地法规要求、符合特殊合同条款要求、符合制造商规格要求)
	5.确保成像设备的适当校准和性能
	6.实施质量控制(QC)计划
放射科医生	7.通过控制医学影像部门的资源和优先级支持质量保证计划
	8.对图像质量和可用性要求负责
放射学管理者	9.为质量保证计划分配资源并协调质量保证工作
	10.实施质量保证政策和程序

Derived from Samei, E, et al. Assessment of display performance for medical imaging systems: executive summary of AAPM TG18 report. Med Phys. 2005; 32(4): 1205e1225 and Mawlawi OS, Kemp B, Jordan DW, et al. PET/CT Acceptance Testing and Quality Assurance: The Report of AAPM Task Group 126. AAPM; 2019.

参数设置和性能。美国医学物理学家协会(AAPM)成立了许多任务小组,负责各种特定成像模式的医学成像系统的质量保证。例如,AAPM 诊断委员会的第 18 任务小组制定了医学成像显示器质量控制

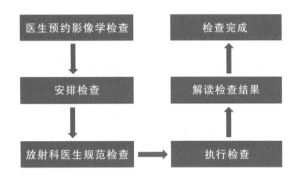

图 7.1　诊断性医学影像检查的流程图。

（QC）的性能标准。与过程导向的质量保证相比,质量控制是一个以产品为导向的质量体系,并侧重于缺陷识别。另一个例子是第 126 任务小组,负责 PET/CT 的验收测试和质量保证;该小组提供有关测试准备、PET 空间分辨率、PET/CT 配准评估、PET 灵敏度评估、PET 计数率性能和校正精度评估、PET 图像对比度和散射/衰减校正评估、PET 图像均匀性评估以及 PET 扫描器质量控制的建议。

　　在美国,用于诊断的医学成像设备被视为一种医疗器械,由 FDA 进行监管。医学成像设备,如 CT 和 MRI 设备,由包括 ACR 或联合委员会在内的资格认证机构认证。可通过对比度、分辨率和噪声等可测指标来评估诊断图像的质量。成像体模是具有特定大小和成像特性的物体,用作确保成像系统正常运行的标准。根据认证要求,每天、每月或每年进行测试,常规评估指标为几何精度和空间分辨率(图 7.2)。

　　同行评审可以评估正确解读放射学检查的能力。在同行评审中,由同行放射科医生重新阅读案例并确定是否认可初始报告。此过程中,获得认可数量较少的放射科医生可以被识别,并制订改进计划。衡量专业能力的另一种方法是对具有参考标准证明的放射学检查进行评分,如膝关节 MRI 可与膝

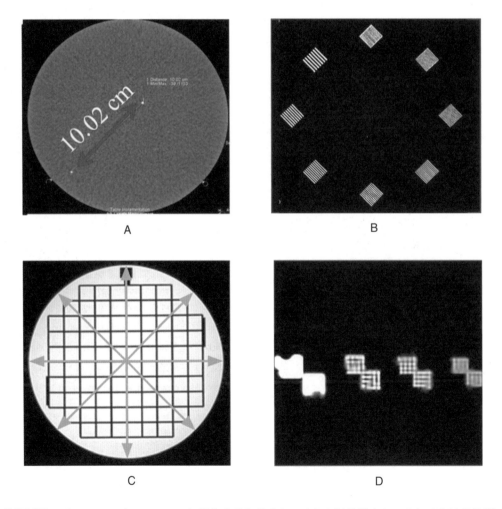

图 7.2　模拟图像显示 CT(A,B)和 MRI(C,D)扫描仪在几何精度(A,C)和空间分辨率(B,D)方面进行质量保证的过程。

关节镜检查对比,冠状动脉 CT 血管造影与常规冠状动脉造影对比,CT 结肠成像可与结肠镜检查对比。将这些方法作为首选,因为它们可以衡量放射学报告的真实结果。

医学 3D 打印部件质量保证

为了帮助临床医生,3D 打印模型必须准确反映患者解剖结构。为了满足这一需求,3D 打印过程和输出应该由质量保证计划监测。与放射学质量保证类似,必须分析从图像采集到打印部件的每一个步骤,以识别可能影响部件性能的潜在缺陷和风险。该过程的关键步骤包括图像采集、图像数据分割、模型设计、打印和后处理。至少,完成的部件应该通过质量控制过程以确保符合设备的质量要求。质量控制过程可以是简单的外观检查,确保模型没有制造缺陷,也可以更复杂,包括机械性能的验证和关键模型特征的精度测量。所需的质量控制水平将取决于根据质量保证程序制订的模型的质量控制计划。

在医疗器械行业,质量保证是许多司法管辖区质量体系法规的要求。例如,在美国,医疗器械制造商负责建立和维护适合用于生产医疗器械范围的质量体系。质量管理体系指导所有生产活动,以确保最终产品质量,包括管理责任、质量保证和质量控制。在质量管理体系中,一组程序和文件描述了产品从概念到开发再到生产的生命周期。在设计控制过程中,风险的定义是生产时的重要参数。风险分析用于识别、评估和减轻与医疗器械相关的所有潜在危害。通常情况下,风险缓解策略将涉及通过质量控制检查验证产品要求。

国际认可的医疗器械质量管理体系标准是 ISO 13485:2016。该标准规定了生产者需要满足的质量管理体系要求,以证明其能够提供符合客户要求和监管义务的医疗器械及相关服务。标准中特定条款的应用取决于组织的活动;部分要求可以根据组织范围而被排除。

3D Systems 内的 ISO 13485:2016 的要求及其相关因素如图 7.3 所示。质量要求涉及组织的各个方面,这对于生产旨在诊断、治疗、缓解或预防疾病的高质量、安全、有效的设备至关重要。质量体系固有的是 ISO 14971:2019 中描述的风险管理的应用。对

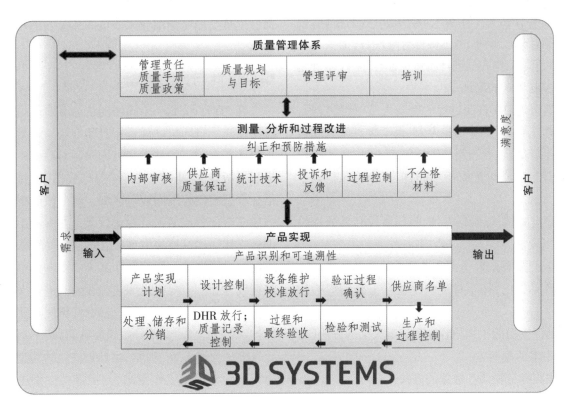

图 7.3 3D Systems 质量管理系统组件。(Image courtesy of 3D Systems.)

医疗器械的质量保证和质量控制需要在正确识别危害、评估相关风险并实施控制以将风险降至可接受水平的情况下进行,并监测控制措施的有效性。

构建放射学和制造业之间的桥梁

随着医院越来越广泛地使用 3D 打印技术,通过全面的质量保证计划确保最终 3D 打印模型的精度和可复制性至关重要。由于 3D 打印技术在医院是一个相对较新的领域,目前没有相关标准的应用指导,因此,确保患者安全是医疗团队的责任。例如,根据影像数据制作解剖模型,以帮助医疗团队制订手术计划,通常包括以下步骤:

1.影像采集。

2.影像分割和处理。

3.解剖模型设计。

4. 3D 打印准备。

5. 3D 打印。

6.解剖模型后处理。

7.包装和交付。

在每个步骤中,都可能出现故障并影响整个过程,从而产生不合格的模型。因此,医院的 3D 打印工作人员需要评估每个步骤及其可能出现的错误,以制订控制计划。此外,为了确保合规性,还需要对医院的 3D 打印工作人员进行质量保证程序、控制计划和质量控制要求的培训。

所有参与 3D 打印过程的医院人员(放射技师、生物医学工程师、影像信息专家、医学物理学家和放射科医生)都应该参与制订质量保证计划。不同机构的质量保证职责可能有所不同,但至少应包括以下内容:

1.验收测试,以验证软件、打印硬件和后处理设备的适当设置。

2.验证图像采集、分割和建模准确性的流程。

3.确保 3D 打印零件准确并具有正确的规格的方法。

4.确保模型的生物相容性和消毒灭菌的方法(对于用于手术的模型)。

5.收集和分析质控数据的方法。

6.从生产团队到医疗团队的审查、批准和发布模型的系统。

对解剖模型图像采集和分割进行质量保证和优化

创建个体化 3D 打印解剖模型的第一步是获取患者的体积成像。如上所述,CT 和 MRI 等系统是由 FDA 监管并由认证组织(如 ACR)认可的医疗设备。这些系统的质量保证通常由医学物理学家执行。

图像采集和重建参数会影响图像在 3D 打印中的适用性,因此,应该对协议进行充分优化。需要考虑的主要因素包括切片厚度、空间分辨率、信噪比、对比度及图像伪影。有关图像采集和特定成像伪影的更多信息见第 2 章,本章不再讨论。但为了正确显示和重建目标解剖结构,图像数据集应不含任何明显伪影,并且在进行建模之前应对数据集进行外观检查,以确保只存在可接受的伪影。图像分割(见第 3 章)涉及从周围解剖结构中分离出感兴趣的适当解剖区域,是将医学图像转换为 3D 打印模型的重要步骤。图像分割的精度对整个过程至关重要,需要高度关注细节。在将 ROI 从医学图像转换为 3D 多边形网格后,应检查网格的准确性。可以通过在最终 CAD 文件上覆盖原始源图像来验证图像分割的精度(图 7.4)。

模型设计与打印准备

在 3D 打印时,一个重要的注意事项是在将 CAD 模型发送到打印机之前进行打印准备。通常需要根据临床需求、打印技术和打印限制对目标解剖结构进行轻微修改,使其成为适合打印的模型。这可能包括在模型中创建不同颜色区域,将分段的解剖结构分成多个部分以增强可视化效果,在解剖结构之间创建支架以确保连接模型,用信息标记模型,并创建所需的支撑结构。所有操作都可能影响模型的质量和精度,因此,应根据说明或实践经验进行操作。在这一步骤中,典型的错误包括意外更改重要的解剖结构、缺乏适当的支架导致模型破裂,或不当的支撑导致模型构建失败。通常,最佳方法是为模型创建和标记制定专门的工作指南,并在将文件发送到打印机之前由专业人员对其进行单独审核。

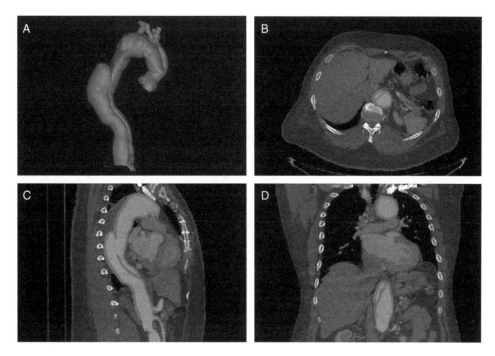

图 7.4　(A)主动脉夹层模型的 CAD 文件,显示了(B)轴位、(C)矢状位和(D)冠状位的解剖学覆盖轮廓。

3D 打印硬件

在打印过程中可能出现错误,因此,确保最终3D打印零件的准确性非常重要。3D 打印零件的准确性评估可以追溯到 20 世纪 90 年代早期。错误类型取决于打印技术,可能包括校准不良、材料欠压缩或过压缩、收缩或包覆,或者在必要的区域缺乏支撑导致的大小不准确。表 7.2 展示了目前在医院用于制作3D 打印解剖模型和手术导板的 5 种主要技术的打印注意事项,其他可能影响打印模型的因素包括材料类型、打印设置和打印部件的设计。

在医院中,当使用 3D 打印机制作医疗设备时,必须确保硬件正常运行并且打印出准确、可复制的部件。对于每台 3D 打印机都应根据制造商的说明进行正确设置和测试。此外,应进行并记录 3D 打印设备的常规预防性维护。

作为医院 3D 打印质量体系的一部分,应定期打印样品以确保硬件正常运行。可以打印不同类型的样品以评估校准、层质量、几何精度、拉伸强度、压缩强度、弯曲属性和图像分辨率。在 CAD 软件中定义样品的大小和几何形状,并可作为用于定量比较3D 打印零件的基准数据。某些 3D 打印制造商会提供可打印的样品。研究人员开发了自己的方法来测试某些机器和打印技术(图 7.5)。此外,也有一些已知大小的 3D 打印对象可在线获取,可以将其用作样品。然而,目前在质量控制方面,没有类似用于医学成像设备(如 CT 和 MRI)的标准可用。

在未来,大多数 3D 打印制造商可能将为客户提供特定的测试样品和说明以验证准确性。此外,某些临床应用的可打印样品可能会被公开提供给全球各地医院使用。

清理和后处理

3D 打印模型的后处理在很大程度上取决于具体的 3D 打印技术(表 7.3)。对于具有复杂或微小结构的 3D 打印模型,后处理可能较为困难,因为残留的原始材料可能会卡在打印模型中。此外,应建立并验证防止异物混杂的控制措施。

3D 打印解剖模型灭菌处理

对于将进入手术室并在无菌区域使用的模型,需要额外考虑质量保证问题。在不进行破坏性测试的情况下,无法对设备的无菌性进行验证,因此,必须对灭菌过程进行验证。必须确保无菌保证级别达

表 7.2　医院使用的主要 3D 打印技术精度总结			
打印技术	公差	收缩或翘曲	支撑要求
材料挤出	0.5%（通常 z 方向更加精确）	高温热塑性材料最易受到影响。收缩难以预测，取决于模型设计	对于<45°的悬挑部分和>20mm 的桥梁是必须的
光固化	0.5%（下限 0.15mm）	大型平面表面和长时间无支撑的部件最容易收缩或翘曲	将大型平面倾斜 10°~20°可以提高打印成功率，因为表面积减小，平台升高时所受力也就减小
材料喷射	0.1mm	大型平面区域可能会收缩或翘曲	支撑是必需的，支撑结构可溶解，因此，零件表面光滑
黏结喷射	0.2~0.3mm	由于二次渗透或烧结过程，可能会发生 0.8%~2% 的收缩	不需要支撑
粉床熔合	0.1mm	高收缩或翘曲风险，减少设计文件偏移可以降低风险	取决于材料

Modified from Redwood et al. The 3D printing Handbook: Technologies, design and applications. ISBN 978-90-827485-0-5. 3D Hubs B.V. 2017.

到 1×10⁻⁶ 或非无菌产品出现的概率为 1/1 000 000，这被认为是可接受的风险。部分 ISO 标准适用于医院常见的灭菌技术，包括高压灭菌器（也称为蒸汽灭菌或湿热灭菌）、环氧乙烷气体和 γ 射线电离辐射。高压灭菌器用于可以承受高温（如>200°F）的材料。环氧乙烷气体和 γ 射线电离辐射可用于需要较低温度以保持部件结构完整性的情况。在手术之前，应为3D 打印解剖模型或导板制订适当的清洁、灭菌和存储的使用说明。

3D 打印模型验证

在模型打印完成后，应进行外观检查，以确保模型没有明显的缺陷。外观检查包括检查所有结构是否打印正确、检查表面光洁度、评估平整度或弯曲度，并检查确保模型中没有异物或碎片。图 7.6 为一个腹膜后肿块的 3D 打印模型示例，在此模型中，部分肿块和十二指肠未能打印成功，并且这个错误在外观检查中很容易被发现。

在 3D 打印模型通过外观检查后，可以使用其他测量方法来确保零件的准确性，物理测量时可以使用尺子、卡尺或更精确的方法，如表面扫描或 CT 扫描。

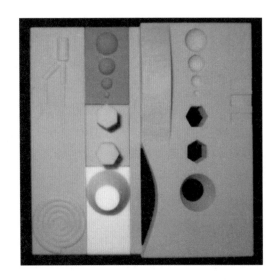

图 7.5　用于测试 3D 打印准确度和精密度的 3D 打印质量保证虚拟图像。该虚拟图像包含各种几何和解剖对象，具有不同的大小、形状和表面曲率。中间部分的零件是可移动的正面部件，可用于与对应的背面对应件的适配测试。

表 7.3　医院应用的主要打印技术的支撑物去除技术	
打印技术	支撑物去除技术
光固化	溶剂浴序列，然后进行必需的紫外线后固化
材料挤出	溶剂浴或手动去除支撑物
材料喷射	水/溶剂浴和水流
黏结喷射	压缩空气
粉床熔合	热处理、手动去除支撑物和松散粉末清理

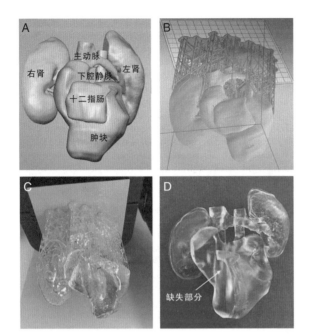

图 7.6　腹膜后肿块 3D 打印模型,显示 (A)数字设计,包括主动脉、下腔静脉、双侧肾脏、邻近肿块的十二指肠和腹膜后肿块。(B)在 Preform 打印软件中设置 3D 打印模型 (Formlabs,马萨诸塞州,剑桥)。(C)带支撑的打印模型和 (D)去除支撑的最终打印模型,显示部分肿块和十二指肠未能打印。

卡尺校对

　　卡尺可以用来测量打印模型的大小,并将其与从医学影像或 CAD 设计中获得的参考大小进行比较(图 7.7)。之前的工作已经证明了创建 3D 打印肾脏肿瘤模型方法的准确性,通过医学影像和 3D 打印模型获得的肿瘤大小之间的误差为 0.6%±1.9%。除了模型的整体大小外,通常还会测量关键预定义标志点之间的距离。测量非直线的线条,如主动脉瓣的周长,可以使用软线沿着物体表面测量,然后将其变直与尺子进行比较。此外,通过拍摄模型的照片并在软件程序中对图像进行测量也已被纳入研究。校正时需要考虑实际大小与照片之间的差异。

表面扫描和 CT 扫描

　　尽管卡尺测量准确并且易于执行,但通常仅适用于模型外部或局部的测量。为了解决这些局限性,人们研究了其他技术,如表面扫描和 CT 扫描。表面扫描可以提供模型的外部轮廓,将其输入图像处理软件中以进行各种测量并与参考模型进行比较。除了使用卡尺可以实现的测量之外,该技术还可用于更复杂的测量,如曲率、面积和体积。通过体积数据,也可以逐点与打印的虚拟模型进行比较。

　　表面扫描非常适用于以外部结构和特征的测量为主要关注点的模型,但对于内部结构的测量较为困难。可以利用能够提供内部结构信息的成像方法(如 CT 和 MRI)来满足这些需求。这些容积成像技术可以提供模型的完整信息,包括内部结构。配准后,可以通过各种度量标准(如点对点距

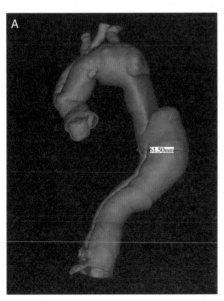
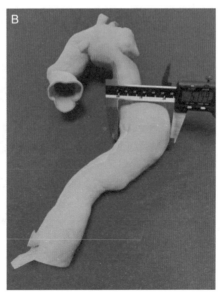

图 7.7　来自图 7.4 的主动脉瘤模型,显示 (A)CAD 软件中的直径测量(61.50mm)和 (B)相应的 3D 打印模型,使用粉床熔合技术打印(HP Multi Jet 4200,HP,加利福尼亚州,帕洛阿托),显示相应的卡尺测量 (61.44mm)。

离或交点)进行一致性分析,从而与参考模型进行
比较。

结论

  医院应实施 3D 打印医学模型的质量保证计划,
以确保患者可以获得安全有效的 3D 打印医疗产品。
构成质量保证系统的因素有很多,并且有几个相关
标准提供了全面的指导。最终,质量保证系统必须与
设备的预期用途和潜在风险一致。此外,用于验证模
型特征的质量控制方法将取决于多种因素,包括 3D
打印模型的类型、设备可用性、软件类型和可用人
员。本章介绍了医学 3D 打印质量保证的注意事项,
着重讨论了 3D 打印解剖模型。应该注意的是,对于
3D 打印手术导板和个体化 3D 打印植入物,还需要
考虑生物相容性。

参考文献

1. Samei E, et al. Assessment of display performance for medical imaging systems: executive summary of AAPM TG18 report. *Med Phys.* 2005;32(4):1205−1225.
2. Mawlawi OS, Kemp B, Jordan DW, et al. *PET/CT Acceptance Testing and Quality Assurance: The Report of AAPM Task Group 126.* AAPM; 2019.
3. Dillon C, Breeden W, Clements J, et al. *Computed Tomography Quality Control Manual.* ACR; 2017.
4. Price R, Allison J, Clarke G, et al. *Magnetic Resonance Imaging Quality Control Manual.* ACR; 2015.
5. Johnson CD, et al. Quality initiatives: developing a radiology quality and safety program: a primer. *Radiographics.* 2009;29(4):951−959.
6. ISO. *ISO 13485:2016 Medical Devices — Quality Management Systems — Requirements for Regulatory Purposes.* 2020; August 6, 2020. Available from: https://www.iso.org/standard/59752.html. Accessed August 6, 2020.
7. ISO. *ISO 14971:2019 Medical Devices — Application of Risk Management to Medical Devices. 2019;* August 6, 2020. Available from: https://www.iso.org/standard/59752.html. Accessed August 6, 2020.
8. Christensen A, Rybicki FJ. Maintaining safety and efficacy for 3D printing in medicine. *3D Print Med.* 2017;3(1).
9. Kruth JP. Material incress manufacturing by rapid prototyping techniques. *CIRP Annals.* 1991;40(2):603−614.
10. Leng S, et al. Anatomic modeling using 3D printing: quality assurance and optimization. *3D Print Med.* 2017;3(1):6.
11. Wake N, et al. 3D printed renal cancer models derived from MRI data: application in pre-surgical planning. *Abdom Radiol (NY).* 2017;42(5):1501−1509.
12. Creative Tools.se. *#3DBenchy - the Jolly 3D Printing Torture-Test;* 2015. https://www.thingiverse.com/thing:763622. Accessed August 14, 2020.
13. ISO. *ISO 17665-1:2006 Sterilization of Health Care Products - Moist Heat - Part 1: Requirements for the Development, Validation and Routine Control of a Sterilization Process for Medical Devices;* 2006. Last update 2016. Available from: https://www.iso.org/standard/43187.html. Accessed August 14, 2020.
14. ISO. *ISO 11135:2014 Sterilization of health care products - Ethylene oxide -Requirements for the development, validation and routine control of a sterilization process for medical devices;* 2014. Available from: https://www.iso.org/standard/56137.html. Accessed August 14, 2020.
15. ISO. *ISO 11137-2:2013 Sterilization of Health Care Products - Radiation - Part 2: Establishing the Sterilization Dose;* 2013. Last update 2018. Available from: https://www.iso.org/standard/62442.html. Accessed August 14, 2020.
16. *Association of Surgical Technologists. Standards of Practice for the Decontamination of Surgical Instruments;* 2009. https://www.ast.org/uploadedFiles/Main_Site/Content/About_Us/Standard_Decontamination_%20Surgical_Instruments_.pdf. Accessed August 14, 2020.
17. Rutala WA, W D, The HICPAC. *Guideline for Disinfection and Sterilization in Healthcare Facilities, 2008 Update.* May 2019.
18. Galvez M, et al. Error measurement between anatomical porcine spine, CT images, and 3D printing. *Acad Radiol.* 2020;27(5):651−660.
19. Odeh M, et al. Methods for verification of 3D printed anatomic model accuracy using cardiac models as an example. *3D Print Med.* 2019;5(1):6.
20. George E, et al. Measuring and establishing the accuracy and reproducibility of 3D printed medical models. *Radiographics.* 2017;37(5):1424−1450.

第 **8** 章

3D 打印解剖模型和导板的记录及医保报销

Jane M. Matsumoto，Kenneth C. Wang

引言

在美国的医疗保健系统中，标准化的文档记录对于确保医疗账单和编码准确以获得适当的报销是至关重要的。首先，首诊医生提出检查申请，其中包括患者的体征/症状或进行检查的原因。影像检查诊断信息必须包括国际疾病分类-10 编码。随后，提供者或经过认证的医疗编码员记录 CPT 代码，以记录所进行的医疗保健服务。最后，支付方将审核这些申请并进行医疗报销。本章将讨论 3D 打印解剖模型的记录及医保报销、用于 3D 打印的 CPT 代码，以及目前为推动 3D 打印技术在医学中的广泛应用所做的努力。

记录

病历

病历包括病史、医嘱、生命体征、药物、实验室检查、影像学检查、会诊、活检、手术、预后和护理计划等多个环节，主要以电子病历的形式记录。最重要的是，这些记录作为患者的资料，供所有医护人员参考，以便为患者提供最佳诊疗。病历中还包括描述患者护理所需的工作量，如涉及哪些类型的医疗服务、花费的时间，以及使用的耗材和技术等信息。

3D 打印解剖模型的文档记录在很大程度上与其他医疗服务的文档记录相似。其最初的电子医嘱包含很多重要信息，包括患者姓名、病历号、开单医生和联系电话、症状或诊断、检查部位、侧别、预约检查时间，以及既往的影像学检查。为了更好地理解 3D 打印模型，对于镜像成像、导引工具、材料和颜色的选择等其他问题，应在开医嘱之前与接诊医生进行直接交流。

数据存储

为了保存每位患者的影像数据、分割数据、CAD 文件、照片和由这些文件生成的视频，需要安全备份的大容量计算机存储设备。其他个体化信息，如质量保证措施，也可以保存在这些文件中。可以按照患者姓名和编号组织和排列这些信息，类似于传统医疗记录的归档方式（图 8.1）。

口述记录

为了记录模型的制作过程，需要在医疗记录中加入正式的口述记录。根据每个机构的指南和软件，口述记录可以按照多种方式进行组织。如果使用选项列表的方式，完成口述记录可能更容易。大多数口述记录软件都具有某种类型的选项列表。可以考虑使用类似介入放射学过程中使用的口述记录格式，因其具有类似的病史、症状、检查结果、操作过程和最终诊断的组织方式。口述记录也是该患者的简短

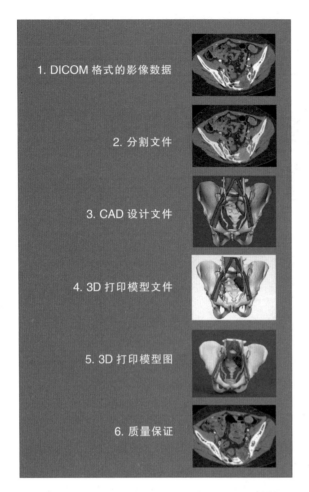

1. DICOM 格式的影像数据

2. 分割文件

3. CAD 设计文件

4. 3D 打印模型文件

5. 3D 打印模型图

6. 质量保证

图 8.1　创建 3D 打印解剖模型过程中使用的各种数据文件。图像代表了文件的内容,而这些文件夹反映了该过程的步骤。此外,文件可以包括使用的特定 DICOM 数据、分割和 CAD 软件类型、分割的结构数量、打印技术和材料、后处理技术以及质量保证过程的详细信息。

的病史和症状记录,还包含患者的基本信息,包括一般解剖结构、侧别、检查日期、使用的对比剂及对称性。

这个技术过程将通过模型和指南的中的多个步骤进行,构成口述记录的主要部分。其中包括分割和 CAD 处理的细节,设计时间和完成工作的技术员等级,以及模型中包括多少个解剖结构。口述记录还包括 3D 打印技术的类型,具体的打印机和用于创建模型的材料类型及颜色。后处理程序也是 3D 打印技术的一部分,包括清洁和固化时间。导板的消毒方式和地点,模型和导板精度的质量控制措施也应该记录在案。

最终结论是对所创建的模型类型和用途进行简要概述。附加信息可能包括模型交付日期、收付人及所在部门。最终模型的彩色照片可以放置在口述记录和病历的影像资料中。

口述记录中广泛而详细的信息反映了创建模型所付出的努力。这些数据是无价的,可用于患者护理、质量改进,并有可能包含在研究和登记册中。值得注意的是,临床和技术文档记录的组成部分被用于确定政府和私人医疗保险机构的适当报销水平。

医保报销

医疗保健服务代码

在医疗领域,制约 3D 打印解剖模型和导板发展的主要因素之一是不易报销。通过政府和私人保险机构获得新服务的报销是一个复杂耗时的过程,需要大量的筹备工作,以及机构的支持。从 CPT 代码申请到纳入医疗保险费用表中,至少需要 2 年时间。医疗中心在证明模型的作用之前,需要有承担创建模型成本的能力。许多医疗中心的开发资金能够帮助填补创建 3D 打印模型的费用和医保报销之间的差距。

在美国,医疗费用报销是一个复杂的过程。总体上,它基于以下假设:支付给医生或医疗保健提供者的工作,以及用于医疗服务和外科手术的物资。每项医疗服务和外科手术都有具体的代码和相应的报销款项。医疗保健通用程序编码系统(HCPCS)由美国医疗保险和医疗补助服务中心(CMS)负责制定、审核和更新。HCPCS 分为两个级别。HCPCS 第一级别代码包括由美国医学会(AMA)制定和发布的 CPT 代码,而 HCPCS 第二级别代码使用 HCPCS 字母数字代码,通常包括 CPT 中未包含的非医用产品和服务。目前,CPT 代码是美国的医疗保健服务和外科手术普遍认可的标准。

CPT 代码最初由美国医学会于 1966 年设立,用于帮助制订标准术语和描述规范,以记录医疗服务。最初它们并未与报销相关联。在接下来的几十年里,CPT 代码经过定期更新,变得更加详细。随着 CPT 系统的发展,它于 2000 年成为了医疗服务和外科手术的全国编码系统。CPT 代码由 CPT 编辑小组定期审查和更新，该小组每年召开会议 3 次。该小组由 17 名成员组成，包括医疗保险提供商、医院和 CMS。该小组得到 CPT 咨询委员会的支持，该委员会由多个医学会和代表医疗服务提供者的组织组成，并为 CPT 编辑小组提供资源。对于小组成员的保密和利益冲突披露有较高的要求。

目前有 3 个 CPT 代码类别：第一类、第二类和第三类。第一类 CPT 代码是已经建立的医疗服务，并已满足广泛的临床应用和证明有效性的要求。第一类 CPT 代码使用熟悉的 5 位数代码来表示医疗服务。例如，代码 74177 用于使用对比剂的腹部和盆腔的 CT 检查；代码 74178 用于腹部和盆腔 CT 检查，包括使用和不使用对比剂。第一类代码可用于报销。

第二类代码是用于报告反映良好临床服务的质量绩效指标的补充追踪代码。报告第二类代码是可选的，并且不能替代第一类代码。第二类代码包含 5 个字符，前 4 个是数字，后面是一个字母字符，即字母"F"。这些代码不与任何相对价值单位（RVU）相关联，因此，它们的计费金额为 0。虽然不会获得报销，但随着对优质服务更加重视，第二类代码的使用正在增加。

2001 年建立了第三类 CPT 代码，用于收集尚未成熟且尚未达到第一类标准的新兴技术的数据。这些技术需要展示医学专业的支持、经过同行评审的文献证明其增长趋势，根据正在进行的临床研究来评估技术的价值。获得批准后，它们将被分配一个由 4 位数字和标识符"T"组成的代码。第三类代码用于展示其使用的普及程度，并用于调查协议中的数据收集。它们仅在自愿报销的情况下使用，并且没有为其分配 RVU。根据 HIPAA 法案，所有医疗保险支付机构都接受第三类代码。可以向当地保险公司或通过当地的医疗保险承包商申请本地支付。第三类代码是临时的，只能使用 5 年。如果在此期限内没有转为第一类代码，它们将停止使用。如果经 CPT 编辑小组批准，可以获得第三类代码的 5 年延期。

建立 3D 打印解剖模型和导板的 CPT 代码

在 2018 年春季，ACR CPT 咨询团队经过数月的

工作，并与 RSNA 3D 打印 SIG 进行协商后，向 A-MA 的 CPT 编辑小组提交了 3D 打印解剖模型和导板的第三类 CPT 代码申请。选择第三类代码被认为是最恰当的，因为 3D 打印解剖模型是一项在医疗服务中逐渐发展的相对较新的技术。该申请概述了使用医学影像数据创建解剖模型的过程，包括医生的工作，以及进行图像分割、创建 CAD 文件、打印文件和后处理打印模型的多种技术。该申请还包括多篇同行评审的医学文章，肯定模型和导板的临床价值，并记录了在美国多个医疗中心中将这些模型用于患者医疗服务中的情况。

所申请的代码基于模型中包含的解剖结构数量。这种方法最能反映创建模型的复杂性和工作量。3D 打印和相关技术，如分割软件，是一个动态变化的领域，随着时间的推移，工作量和技术投入可能会发生变化。提交的代码是在当时收集技术信息的最佳结果。这种情况非常适合探索性的第三类代码，并不会限制后续第一类代码申请中使用不同的工作和成本衡量标准。

CPT 编辑小组在 2018 年夏季审查了该申请，并要求 CPT 咨询委员会提供意见。2018 年 9 月，该申请在波士顿举行的 AMA CPT 公开会议上由全体 CPT 编辑小组审核。ACR CPT 咨询团队正式提交了该申请，并回答了小组的问题。小组在私下进行了投票，并于 10 月底宣布批准了 3D 打印解剖模型和导板的 4 个第三类代码（表 8.1）。这些代码从 2019 年 7 月 1 日起可用于提交服务费用报销。

代码可用后，医疗中心就可以将这些代码整合到其费用主文件计费系统中，并开始提交费用以获得报销。虽然第三类代码是可自愿报销的，但它们可能同时由 CMS 和私人保险公司报销。CMS 宣布对 0559T（含有单个解剖结构的解剖模型）和 0561T（单个解剖导板）进行报销。私人保险公司可能与 CMS 相同，也可以进行协商或单独设定。每个医疗中心根据 3D 打印解剖模型及导板所需的人力和技术投入成本，如空间、设备、材料和卫生相关因素制定费用。

被批准用于根据个人的影像数据集创建 3D 打印解剖模型的第三类代码是 0559T 和 +0560T。代码 0559T 用于报告唯一的或主要的解剖结构，该解剖

表 8.1 3D 打印解剖模型和导板的四类 CPT 代码	
CPT 代码	**代码描述**
0559T	根据影像数据集打印的解剖模型;首个个体化制备和处理的解剖结构组成部分
0560T	其他个体化制备和处理的解剖结构组成部分(除了主要手术的代码外,需单独列出)(与 0559T 一起使用 0560T)
0561T	根据影像数据集打印和设计的解剖导板;首个解剖导板
0562T	其他的解剖导板(除了主要手术的代码外,需单独列出)(与 0561T 一起使用 0562T)

结构经过个别分割和处理,以创建 3D 打印解剖模型。解剖结构是解剖学中被明确定义和认可的组成部分,例如骨骼、心脏、动脉、静脉、肌肉或内脏器官。然而,一个 3D 打印解剖模型可以由多个解剖结构组成(图 8.2)。

第三类代码+0560T 是一个附加代码(由"+"符号标识),用于报告与 0559T 代码相关的多个解剖结构。如果模型中包含多个解剖结构,则需要使用此代码。每次打印额外的解剖结构时都需报告一次此代码,除了基本结构(使用 0559T 代码报告)。一个肾脏肿块解剖模型(图 8.3)可以作为示例。正常的肾实质(皮质)可以编码为 0559T。对模型中的其他结构将使用+0560T 进行编码。可能包括肾肿瘤(0560Tx1)、肾动脉(0560Tx2)、肾静脉(0560Tx3)和集合系统(0560Tx4)。用于打印解剖模型的文件数量通常反映了需要编码的解剖结构数量。3D 打印零件,如圆柱体和连接器,不被视为解剖结构,不需要编码。

用于报告根据个体化影像数据创建的 3D 打印解剖导板的第三类代码是 0561T 和+0562T。导板是用于外科手术和介入手术的工具,例如,切割或钻孔(图 8.4)。代码 0561T 用于报告第一个或主要的 3D 打印解剖导板。可以为同一手术创建设计方式不同但使用相同分割影像数据的第二个导板,使用附加代码+0562T 进行编码。此外,可以同时创建一个 3D 打印解剖模型来辅助手术,并使用 0559T 和+0560T 进行单独编码。

可以通过其结构来区分解剖模型和解剖导板。3D 打印解剖模型由特定的人体解剖结构组成,并可以多种方式用于制订手术计划。3D 打印导板是一种用于辅助手术(如切割和钻孔)的工具,不由特定的解剖结构组成。通过第三类 CPT 代码和注册表收集的数据将有助于评估导板的具体用途,并有助于更清晰地定义"解剖导板"。然后,这些信息可以用于申请第一类代码。

第一类 CPT 代码的未来应用

第三类 CPT 代码在首次发布或延期 5 年后将被归档,除非归档日期有修改。在第三类代码的 5 年期即将结束时,可以向 AMA 申请第一类 CPT 代码。与

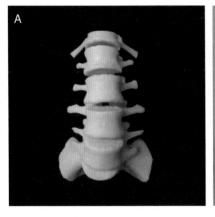
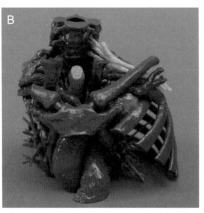

图 8.2   (A)由单个解剖结构(脊柱)组成的解剖模型。(B)由 7 个解剖结构组成的胸部肺癌解剖模型,其中骨骼为棕色,主动脉和动脉系统为红色,静脉系统为紫色,气管为橙色,左侧腋丛为黄色,肺静脉为蓝色,肿瘤为绿色。这两个模型都是使用材料喷射技术 (Connex 500, Stratasys,明尼苏达州,伊登普雷利)打印的。

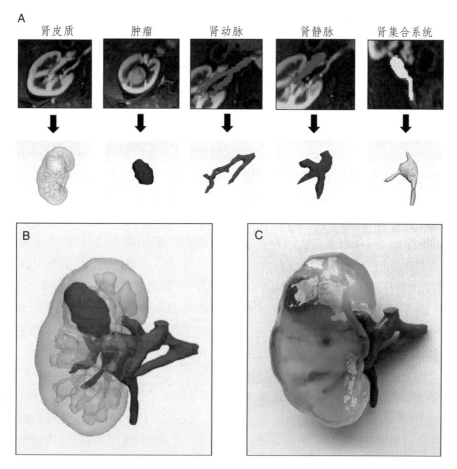

图 8.3　(A)图像分割并将每个分割区域转换为 CAD 文件格式。(B)3D CAD 模型显示了所有 5 个结构。(C)3D 打印模型显示了所有 5 个结构。该模型是在 Connex 500(Stratasys,以色列,雷霍沃特)上使用 Heart Print Flex 材料(Materialise,比利时,鲁汶)打印的,用于肾脏,并使用青色和洋红色材料(Stratasys,明尼苏达州,伊登普雷利)来突出显示其余 4 个结构(Nicole Wake, PhD, NYU Langone Health,纽约州,纽约)。

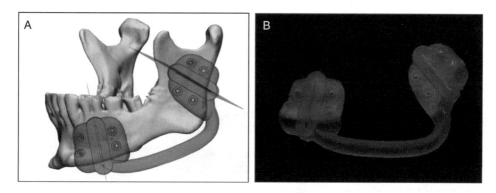

图 8.4　解剖导板示例,显示单个下颌骨导板。(A)在计算机辅助设计软件(3-matic, Materialise,比利时,鲁汶)中,以及(B)使用光固化(Form2, Formlabs,马萨诸塞州,剑桥)打印的解剖导板,使用生物相容性手术级树脂,并在使用前经过高压灭菌器灭菌。(Images courtesy of Amy Alexander, BME, MS, Mayo Clinic, Rochester, MN.)

第三类代码相比,第一类代码的批准门槛更高,申请必须通过更严格的审核。审核标准包括临床疗效证明,需要有大量的同行评审文献支持。此外,该服务必须在多个美国医疗中心中被常规应用于临床,并且与该服务相关的所有药物和设备必须获得 FDA 批准。第一类代码申请将由审查第三类申请的 CPT 编辑小组进行审查。

获得批准的第一类 CPT 代码的报销比例较为复杂,取决于几个因素(图 8.5)。被批准的代码由 AMA 的相对价值量表更新委员会(RUC)进行审查,该委员会是 CMS 的咨询组织。RUC 征求来自顾问委员会的意见,该委员会由各医学协会的代表组成,完全独立于 CPT 编辑小组。他们征求关于被审查的 CPT 代码的调查意见,这些调查意见来自执行或对该程序或服务感兴趣的每个专业学会的成员。RUC 分析医师付出的工作量和提供临床服务所需的技术投入或实践费用的数据,然后向 CMS 建议为该 CPT 代码确定适当的 RVU。在考虑对新服务的估值时,RUC 重视预算中立。根据法律规定,医疗保险支付的总金额是固定的,只能由国会进行更改。如果新的支出水平超过这个限制,将使用一个转换系数(CF)来统一减少所有代码的补偿,以确保医疗保险的总支付金额保持在限度范围内。

CMS 在分配与该服务或程序相关的 CPT 代码的 RVU 时采用了 RUC 的建议。然而,RVU 并非最终支付金额。由于地域成本差异,应根据每个医疗保险地点的实际成本指数调整 RVU。RVU 乘以 CF 即为该服务的最终支付费率。提交账单和支付是通过与美国政府签约的地方医疗保险承办商进行的。CMS

通过《联邦公报》宣布了下一年的医疗费用计划表。私人非政府医疗保险支付者使用 CPT 代码,并根据 RVU 水平来确定报销水平。另一种报销选择是将模型和导板成本合并到手术成本中,而不使用特定的 CPT。

RSNA-ACR 3D 打印注册表

2019 年 7 月,RSNA 和 ACR 同意合作创建一个 3D 打印注册表。该系统的基本目标是收集美国范围内在临床服务中进行 3D 打印的相关信息(即在医院或诊所内进行,而不是由商业供应商提供的服务)。注册表数据有两个主要用途:促进机构的质量改进和为未来报销提供证据。本节介绍 RSNA-ACR 3D 打印注册表,并讨论了如何使用它完成这两个目标。

注册表设计和应用

RSNA-ACR 3D 打印注册表的创建考虑了几个因素。首先,就范围而言,该注册表旨在记录于 2019 年 7 月 1 日启用的现有第三类 CPT 代码的 3D 打印信息;其次,该注册表旨在收集案例数据以解决质量改进和报销问题;第三,该注册表旨在提升参与的便利性。通过平衡这些因素,该注册表旨在收集与临床 3D 打印相关的关键信息,同时减轻参与机构的负担。

注册表范围:解剖模型和解剖导板

截至目前,该注册表限制收集两类 3D 打印(即解剖模型和解剖导板)的数据,以反映与上述 CPT 代

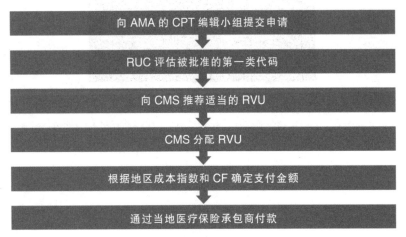

图 8.5 第一类 CPT 代码批准和报销的流程。

码(0559T-0562T)相关的数据。虽然这涵盖了目前医院和诊所中大部分临床 3D 打印应用，但这种范围限制排除了一些特定类型的 3D 打印物体，包括外部假体和植入物。

注册表根据对象所代表的内容，而不是对象的使用方式，将对象分为解剖模型和解剖导板两类。解剖模型被定义为主要由解剖结构组成的对象，而解剖导板则以工程特征(如凸缘、槽口或格子结构)作为主要设计元素。需要注意的是，解剖模型可能包含工程元素，这些元素具有某些次要功能，如机械支撑。使用圆柱形连接器在多个独立骨结构之间维持对齐，这样的对象也将被视为解剖模型。注册表还定义了解剖模型和解剖导板的几个子类型，详见下文。

数据字典

注册表数据字典定义了注册表针对每个提交案例所收集的数据字段。该文档分为 9 节，涵盖了临床 3D 打印工作流程的各个部分。该文档还包括 7 个附录，定义了数据字段使用的术语。这些"受控术语"用于限制可能的回答并便于后续数据分析。在数据字典中，详细描述了解剖术语的使用方法。

数据字典附录 A 中定义的解剖术语既用于描述影像学检查，也用于描述解剖模型的各部分。这些术语分为 3 个层次：区域、亚区域和结构。该系统使用户能够用有限的词汇描述身体各部位许多不同的解剖结构。

为了描述影像学检查，通常需要标明检查部位和方式，如"胸部 CT""腹部超声"或"盆腔 MRI"。数据字典附录 A 中的 9 个部位术语(即头部、颈部、胸部、腹部、盆腔、上肢、下肢、脊柱、乳房)提供了这些部位的描述方式。通常，仅凭身体区域术语就足以体现影像学检查的解剖学特征。有时，影像学检查的名称可能提供更多的解剖学细节，如描述特定的成像方案(例如，"以肝脏为重点的腹部 CT""以眼眶为重点的头部 MRI"或"以前列腺为重点的盆腔 MRI")。在这种情况下，亚区域和结构术语可以提供更多的解剖学细节。

需要注意的是，影像学检查的解剖学描述与 3D 打印对象的分割部分之间并没有直接的一对一关系。即使打印对象包含了动脉和神经模型，也不必在

描述中明确引用相应的解剖学术语。

数据字典的附录 A 也用于描述 3D 打印对象的分割部分，同样分为 3 个层次。然而，通常需要用最详细的术语(即"结构"层次的术语)来明确标识分割部分的解剖学结构。需要注意的是，结构术语可能限定于某个给定的区域或亚区域(例如，胰腺结构仅存在于腹部区域)，可能限定于某些部位的子集(例如，消化道系统仅出现在胸部、腹部和盆腔中)，或可能出现在身体的任何部位(例如，动脉结构)。对于选定的解剖学区域、亚区域和结构，必须指定侧别。例如，在上肢、下肢和乳房区域的结构中，始终需要指定侧别。侧别与其他选定的结构也是相关的，如肾脏。表8.2 为使用注册系统的解剖学术语描述的几个解剖部位示例。

注意影像学检查和分割解剖部位在使用解剖学术语时的重要区别：当描述影像学检查时，通常不需要使用解剖结构术语，但在描述分割解剖部位时通常需要。

注册参与

该注册表已在 ACR 国家放射学数据注册中心(NRDR)平台上线。NRDR 成立于 2008 年，现在有数千家机构参与各种活动的注册。NRDR 托管了超过 1.5 亿个案例，并被广泛认可为影像注册表的领先平台。3D 打印注册表受益于 NRDR 平台的成熟、稳定、安全的支持，并且许多机构已经有在其他 NRDR 注册表上提交案例数据的经验。机构可以通过 NRDR 网站注册成为注册表的参与者。NRDR 新用户需要创建一个新的公司账户，并签署参与协议和业务伙伴协议，以建立机构与 ACR 之间的正式关系。注册成功后，3D 打印注册表将显示在用户的账户上，可以提交案例。

参与注册可能存在一些潜在障碍。其中一类问题与临床数据的隐私和安全有关。为了解决这些问题，该注册表不会收集任何受保护的健康信息(PHI)。例如，该注册表不会收集以下任何内容：个人姓名、机构名称、除年份外的日期、除年龄外的其他年限(对于 90 岁以上的患者也不会收集具体年龄)，以及患者标识符(例如，病历号、社会保障号码、数据编号)。此外，该注册表已经经过 ACR 的独立审查委

表 8.2　根据注册表数据字段，选择适当解剖术语描述的解剖部位

部位	区域	亚区域	结构	侧别
胰腺	腹部	—	胰腺	
前列腺	骨盆	—	前列腺	—
椎–基底动脉树	头部	—	动脉	—
右肩胛骨	上肢	肩膀	骨	右侧
左侧乳房肿块	乳房	—	肿瘤	左侧
左心室	胸部	心脏	左心室	—

员会(IRB)审查，并被确定免于 IRB 监督。通过避免收集 PHI，降低了隐私泄露的可能性。另一个潜在障碍与数据收集和案例提交所需的工作有关。为此，该注册表将一些数据字段设置为可选项。例如，用户评估问题全部为可选。虽然了解临床用户对 3D 打印解剖模型和解剖导板的意见很有用，但临床工作流程的现实情况可能限制了这些答案的收集。通过将这些字段设置为可选项，注册表可识别这些限制，并允许提交案例时不包含这些数据。

用于机构质量改进和支持报销的注册表数据

利用注册表进行质量改进已经得到很好的证实，这也是 ACR NRDR 平台的主要目的。注册表数据对质量改进的贡献方式包括对当前实践进行基准评估、适用性评估，以及临床实践结果差异的识别。通过建立规范并识别差异，注册表使参与者能够在更广泛的背景下评估自己的实践工作。例如，ACR 剂量指数使参与机构可以将自己的 CT 辐射剂量与注册表中的合计剂量数据进行比较。这样的比较可能会突出减少剂量的因素。

作为一个相对较新的领域，医院中的 3D 打印技术不断发展和成熟。RSNA 和 ACR 的 3D 打印注册表将提供最详细和最广泛的临床实践特征描述。包括病例数量的分布、临床适应证的范围和使用的 3D 打印技术。持续提供指导和临床实践发展的相关信息，这种类型的信息对于个体机构的质量改进工作及整个临床 3D 打印领域都将非常有益。

除了质量改进外，注册表数据还将有助于证明点对点 3D 打印的价值，量化所涉及的工作，并为医保报销提供依据。

结论

为了确保对于 3D 打印的解剖模型和导板的适当报销，需要进行正确的文档记录。目前，使用已建立的 3D 打印第三类 CPT 编码可能获得有限的报销。希望将来会有针对 3D 打印解剖模型和导板的第一类 CPT 编码，以提供更多的报销。RSNA–ACR 3D 打印注册表正在收集有关点对点制作的 3D 打印解剖模型和导板的数据，注册表数据将支持未来临床 3D 打印的报销。希望做出贡献的机构应考虑使用相关的第三类 CPT 编码并参与注册表。

参考文献

1. Thorwarth Jr WT. CPT: an open system that describes all that you do. *J Am Coll Radiol.* 2008;5:555−560.
2. Hirsch JA, Leslie-Mazwi TM, Nicola GN, et al. Current procedural terminology; a primer. *J NeuroIntervent Surg.* 2015; 7:309−312. https://doi.org/10.1136/neurintsurg-2014-011156.
3. CPT Editorial Team. *The CPT Code Process;* September 25, 2019. Retrieved from: https://www.ama-assn.org/about/cpt-editorial-panel/cpt-code-process.
4. American Medical Association. *September 2018 CPT Editorial Summary of Panel Actions;* 2018. https://www.ama-assn.org/system/files/2018-10/september-2018-summary-panel-actions.pdf. Accessed August 11, 2020.
5. CPT Changes. *An Insider's View: Spiralbound.* America Medical Association; 2020:213−214. https://commerce.ama-assn.org/store/ui/catalog/productDetail?product_id=prod2950005&navAction=push. Accessed August 11, 2020.
6. American Medical Association. *CPT® 2020 Professional Edition.* Chicago: American Medical Association; 2020.
7. *July 2019 Update of the Hospital Outpatient Prospective Payment System (OPPS).* CMS Manual System, Pub 100-04, Transmittal #R4313CP; May 24, 2019. Change request 11318 https://www.cms.gov/Regulations-and-Guidance/Guidance/Transmittals/2019-Transmittals-Items/R4313CP. Accessed

August 11, 2020.

8. MLN Matters®. *July 2019 Update of the Hospital Outpatient Prospective Payment System (OPPS), MM 11318*; 2019. https://www.cms.gov/Outreach-and-Education/Medicare-Learning-Network-MLN/MLNMattersArticles/downloads/MM11318.pdf. Accessed August 10, 2020.

9. Clinical examples in radiology. *AMA/ACR*. Spring 2019; 15(Issue 2):6—8. https://commerce.ama-assn.org/store/ui/catalog/productDetail?product_id=prod1270029&navAction=push. Accessed August 10, 2020.

10. Thorwarth Jr WT. From concept to CPT code to compensation: how the payment system works. *J Am Coll Radiol.* 2004;1:48—53.

11. Radiologic Society of North America and American College of Radiology. *3D Printing Registry Data Dictionary*; 2020. August 11, 2020 https://nrdrsupport.acr.org/support/solutions/

articles/11000073770-3d-printing-data-dictionary.

12. American College of Radiology. *Introducing the NRDR*; 2019. https://nrdrsupport.acr.org/support/solutions/articles/11000030671-introducing-the-nrdr.

13. American College of Radiology. *National Radiology Data Registry New Corporate Account Registration*; 2020. https://nrdr.acr.org/Portal/Nrdr/Main/NewCorporateAccountRegistration/page.aspx. Accessed August 10, 2020.

14. McNeil JJ, Evans SM, Johnson NP, Cameron PA. Clinical-quality registries: their role in quality improvement. *Med J Aust.* 2010;192:244—245.

15. Stey AM, Russell MM, Ko CY, Sacks GD, Dawes AJ, Gibbons MM. Clinical registries and quality measurement in surgery: a systematic review. *Surgery.* 2015;157:381—395.

第 **9** 章

医院 3D 打印监管视角

Andy Christensen，Nicole Wake

引言

自 1976 年 5 月 28 日 FDA 通过了《联邦食品、药品和化妆品法案》的医疗器械修正案以来，FDA 一直监督着美国的医疗器械市场。该系统将公众安全放在首位，致力于监管美国医疗器械市场。尽管安全是首要任务，但 FDA 也有权强制要求证明医疗器械的有效性，特别是对于新兴或高风险的器械。FDA 对设计、制造和销售医疗器械的医疗器械行业进行监管，而非对医院或医生个人进行监管。执业证书由各州及其医疗委员会颁发给医生，并允许其在特定医疗机构或医院行医。这就是"医学实践"的概念。追溯至 1908 年，"医学实践"一词源于给予"药物"的惯例。如今，"医学实践"的定义是对人类疾病、疼痛、伤害、畸形或身体状况进行诊断、治疗、手术或开具处方。持有医师执照的医生或具有相应州和医院权限的医疗专业人员可以在"医学实践"过程中按照他们认为适合的方式治疗患者。

FDA 对医疗器械的定义如下。

根据《食品、药品和化妆品法》第 201(h)条规定，医疗器械为包括组成部分或附件在内的仪器、设备、工具、机器、装置、植入物、体外试剂或其他相似或相关的物品：

1.记载于正式的国家处方集、美国药典或其附录。

2.用于人类或其他动物疾病的诊断、缓解、治疗或预防。

3.用于影响人类或其他动物的身体结构或功能，并且既不通过在人类或其他动物体内外的化学作用，也不依赖代谢来实现其主要预期目的。术语"器械"不包括根据第 520(o)条规定排除的软件功能。

该定义的关键要点包括，医疗器械用于诊断、缓解、治疗或预防疾病。医疗器械产品的范围从简单的纱布和手术胶带到非常复杂的全关节植入物和起搏器。在美国，影像诊断设备，如超声、CT 和 MRI 扫描仪也被纳入医疗器械，并受到相应监管。

医疗器械分类

FDA 采用了一个基于器械风险的分类系统并实行必要的监管控制，以保证安全性和有效性。医疗器械被分为 3 个等级，即Ⅰ类、Ⅱ类或Ⅲ类（表 9.1）。无论器械等级如何，所有的器械制造商都必须遵循"一般管制"要求，即除了向 FDA 注册和列明产品清单外，还需建立质量体系，维护记录，并履行不良事件报告等职责。

Ⅰ类器械风险较低，通常不需要 FDA 的预市通知或批准。制造商希望销售不需要预市通知或预市批准(PMA)的Ⅰ类产品时，依然必须遵守一般管制要求，即在销售前注册为制造商，并向 FDA 列明产品清单。据估计，只有不到 50% 的医疗器械属于Ⅰ类。

Ⅱ类器械具有更高但仍属中等水平的风险，且通常需进行预市通知。Ⅱ类医疗器械的预市通知通常涉及提交 510(k)申请。该申请包括提供安全数据，以及将产品与已知的、先前获得许可的"参比器

表 9.1　FDA 医疗器械分类概述

	Ⅰ类	Ⅱ类	Ⅲ类
风险等级	低	中	高
FDA 的提交类型	常规豁免	510(k)	预市批准(PMA)
临床数据	不需要	大多数情况下不需要	需要

械"进行比较。参比器械必须具有与受试设备相同的适用范围和风险特征。因此,参比器械的使用是 FDA 30 多年来的关键工作。同样,只有不到 50% 的产品属于Ⅱ类,包括大多数植入物(如全膝关节植入物、面部骨折板)和影像诊断设备(如 CT 扫描仪或 MRI 机器)。

　　Ⅲ类器械被认为是高风险器械,可能对生命维持或预防人类健康受损具有重要作用。如果器械风险很高,或者市场上类似器械很少,FDA 将要求提供更多关于该器械的数据和保证。Ⅲ类器械主要是高风险器械,或没有足够历史市场数据的器械,其在市场上所占比例不到 10%。制造此类设备通常需要提交 PMA 申请以便于归档,并且 FDA 通常要求提供支持 PMA 的临床数据。当 PMA 获得 FDA 的批准时,其安全性和有效性都得到了证实。对于Ⅰ类和Ⅱ类器械不能声明有效性,因为它们的申请通常不需要包含相关数据。只有通过 PMA 途径获得批准的产品才能被称为"FDA 批准"。其他许可都应该被称为"营销许可"或"FDA 许可",因为对于没有通过 PMA 途径批准的设备,使用"批准"一词是不合适的。

　　FDA 在审查医疗器械时,另一个关键点是根据特定的预期用途来许可或批准医疗器械,而查找特定的 FDA 产品代码有助于了解特定医疗器械的分类,以及是否需要 510(k)、PMA 或者是豁免。取决于申请者和产品,许多产品代码指代的是患者匹配或非患者匹配的产品,而与产品是否个体化无关。

　　以颅骨成形术器械(产品代码 GXN)为例。该器械的名称为"预制的、不可改变的颅骨成形术板"。通过查阅联邦公报,可以在 21 CFR Part 882.5330 中找到产品代码 GXN 的更正式描述。从公报中可以了解到,该器械为Ⅱ类医疗器械,通常需要 510(k)申请并由 FDA 的神经科学评审小组审查。如果 A 公司提交了 510(k)申请并获得了 FDA 针对 GXN 产品类别的许可,那么该产品将成为一种患者匹配的颅骨成形术产品。该公司应发表适用范围声明:"<产品名称>是根据每位患者的个体情况设计的,用于填补颅骨空洞。"适用范围声明通常是比较简明扼要的。获得 FDA 的营销许可后,在该适用范围内,A 公司可以于美国自由销售该产品。如果 A 公司将该产品用于其他骨骼结构(如骨盆)的填充,则超出产品的明确适用范围。FDA 认为这种做法是器械的错标和"离标使用"。FDA 对公司进行监管,禁止公司进行超范围推广,但不对为治疗患者而安全地离标使用器械的医生进行监管。关于医疗器械的离标使用有许多灰色地带,但仅见于器械为医疗器械且具有明确适用范围的情况。如果第二家公司 B 希望销售完全相同的颅骨重建产品,则也需要通过 FDA 的 510(k)流程。B 公司可以使用 A 公司的产品作为参比器械。准备 510(k)和选择参比器械超出了本章的范围,选择参比器械仍需要考虑许多因素,包括获得器械和(或)其测试数据,以便与新器械进行直接比较。

　　所谓的"De Novo"产品是指没有足够的类似产品作为参比器械的新产品,它们的审批途径相对于传统的 510(k)申请而言更为广泛。大多数情况下,"De Novo"产品被归类为Ⅱ类器械。在第一个产品通过"De Novo"途径获得许可后,未来的其他产品可以使用该产品作为传统 510(k)申请的参比器械。

　　对于针对小规模人群的Ⅲ类医疗器械,还有一种审批途径是人道主义器械豁免途径。此类器械每年仅被批准用于有限数量的患者,并且通常需要提交临床数据,而 FDA 会根据数据对其安全性和"有效性概率"进行批准。

医疗器械法规

　　FDA 的法规仅适用于医疗器械行业,其中包括市售的工具(例如,用于辅助正确放置器械的手术导板)、植入物(例如,颅骨板或关节置换组件)和体外假体(例如,下肢假肢)等 3D 打印医疗器械。在 2010

年 1 月至 2016 年 4 月期间，超过 80 种 3D 打印医疗器械获得了 510(k)许可，其中大多数(83%)使用了粉床熔覆打印技术。

在医疗器械行业中，解剖模型历来被视为风险较低的医疗器械。早期有很多人质疑解剖模型是否属于医疗器械。大约从 2000 年开始，该领域的几家公司开始接受 FDA 的审查，并将产品列入产品代码为 HWT 的临床使用模板下，其法规编号为 888.4800。HWT 器械包括用于选择或定位骨科植入物的模型或在切割前引导组织标记的导板。

尽管这并不完全符合个体化 3D 打印解剖模型，但由于这些模型主要用于制订手术计划，因此，具有一定合理性。HWT 是一种Ⅰ类豁免器械，免除了产品需要进行预市通知或批准的要求。但此类器械的制造商仍然需要遵守一般管制规定，包括公司注册、器械清单列举、质量体系维护和不良事件报告。制造商必须注册和列出器械清单，FDA 有权在任何时候对制造商进行审核。大约从 2000 年开始，向医生和医院销售 3D 打印解剖模型的公司一直将 HWT 作为解剖模型的"归宿"。FDA 并未公开对这种分类提出异议，直到 2017 年。

2017 年 8 月，FDA 与 RSNA 3D 打印 SIG 进行了一次重要的公开会议。此次会议聚集了各方利益相关者(如监管人员、制造商和医疗专业人员)，主要讨论了 3D 打印解剖模型及其监管的影响。会议的明确目标如 FDA 网站所述：

1. 提供一个开放讨论的平台，让来自临床、制造商、医院和监管领域的 3D 打印解剖模型专家进行交流。

2. 确定发展科学证据、确定关键质量属性和找到临床安全使用 3D 打印解剖模型最佳方法的优先事项。

这次会议实现了这两个目标，并且 FDA 提出了一些澄清。首先，FDA 明确表示，HWT 不是适用于 3D 打印解剖模型的产品代码。FDA 指出，如果市售的 3D 打印解剖模型用于诊断，将被视为Ⅱ类医疗器械，应该在产品代码 LLZ 下进行登记，即"系统，影像处理，放射学"。LLZ 通常与 PACS 和图像处理软件有关，且有几种用于 3D 打印图像处理的软件已经通过了 LLZ 产品代码的许可。FDA 再次强调，

现有的图像处理软件不再用于实际的 3D 打印，因此，不能声称这些软件的输出成果是"诊断用途"的解剖模型。此外，FDA 认为图像处理软件是创建"诊断用途"解剖模型的工作流程中最重要和关键的部分。

"诊断用途"一词用于个体化 3D 打印解剖模型时经常被误解。下面将回顾在医疗器械的定义中出现的"诊断"一词。许多医学领域从业者认为诊断主要指对患者疾病状况的明确判断。而放射科医师每天都通过医学影像进行诊断。FDA 也声明了对"诊断用途"一词的定义远比为疾病分类更广泛。FDA 对 3D 打印解剖模型的诊断用途的定义如图 9.1 所示。

这个对"诊断用途"的扩展定义将几乎所有个体化解剖模型的使用与可视化、制订手术计划和器械选择联系起来。FDA 认为，如果 3D 打印解剖模型声明"诊断用途"，那么其将被视为医疗器械，并且属于Ⅱ类器械，因此，FDA 要求希望销售诊断用 3D 打印解剖模型的公司遵循相关规定，包括提交该器械的 510(k)预市通知。

在 2017 年 8 月的会议上，FDA 讨论了一种新的方法，供医疗器械行业使用 3D 打印系统为医院制作诊断用解剖模型。使用产品代码 LLZ 的图像处理软件将是主要获得许可的设备。此外，为生产诊断用 3D 打印解剖模型，其预期用途中将详细说明 3D 打印机、3D 打印材料和解剖定位。FDA 明确指出，3D 打印机和 3D 打印材料在技术上不会获得批准，但 3D 打印机和材料的组合将被针对特定的预期用途进行"验证"。为了获得 510(k)许可，应进行性能测试，其中可能包括特定解剖类型的临床相关准确性和精度测量，为确保准确复制可检测的标志物而基于模拟体进行的测试，以及 3D 打印机功能。截至撰写本文时，已有两家公司的软件系统获得了 LLZ 批准，并用于生产诊断用 3D 打印解剖模型。预计未来将有更多的系统获得许可。

3D 打印导板

3D 打印手术导板，也被称为解剖导板、切割导板或钻孔导板，最早出现在 2000 年代初的牙种植体应用市场上。销售导板的公司更关注软件和 FDA 许

FDA 的放射健康部门(DRH)认为 3D 打印解剖模型的诊断用途是什么?

可能的用途:
- 诊断
- 患者管理
- 患者治疗

示例:
- 根据检查或测量 3D 模型的结构变化来做出诊断
- 根据比较、适配或对模型进行测量来确定手术设备或工具的大小和(或)种类
- 使用模型确定特定的外科手术是否可行

图 9.1　"诊断用途"解剖模型摘要。(Reproduced from Kiarashi N. FDA current practices and regulations. FDA/CDRH–RSNA SIG Joint Meeting on 3D Printed Patient–specific Anatomic Models; 2017. https://www.fda.gov/media/107498/download. Accessed 1 June 2020.)

可,而不是导板本身,且并未将导板视为独立的医疗器械。2008 年,导板应用范围逐渐扩大。第一批用于全膝关节置换手术的 3D 打印手术导板出现,包括 Biomet、Zimmer 和 DePuy 在内的公司开始销售这些导板,并将其列为 HWT 产品代码下的临床使用模板。然而,FDA 后来对这种分类提出异议,并向多家公司发出警告信,要求公司证明分类的合理性,并解释为什么不需要通过 510(k)的预市通知。最终,由于这些手术导板的产品代码及分类与全关节植入物相同,为Ⅱ类器械,FDA 要求销售这些手术导板的公司提交 510(k)。

患者匹配器械与定制器械

定制器械常常与患者匹配/个体化器械混淆(见表 9.2)。根据 FDA 的定制器械豁免(CDE)的定义,真正的定制器械不需要经过预市审查,因为其独特性使得审查变得无意义。该法规的目的是明确哪些器械属于此类别。而大多数器械都不属于这一类别,但其之所以存在是因为 FDA 希望医疗器械公司能够帮助医生应对某些非常困难且仅出现一次的情况。这就是 CDE 的意义所在。

如果两个概念经常混用,那么它们可能被错认为是等同的。这种认知混淆很可能是由于"定制"一词在某种程度上与个体化同义,因此,人们认为如果某种器械是个体化的,那么一定是定制器械。FDA 在 2014 年的最新指导文件中将定制器械的范围限制得非常小。其他地区,如欧洲,历史上对免于

表 9.2　患者匹配器械与定制器械的比较

	患者匹配器械	定制器械
需要 FDA 预市通知/批准	是	否
销售数量限制	否	每年每个适用范围/解剖部位限制为 5 个
可以自由销售	是	否
基于医学影像数据	是	不一定
即使市场上有其他可以达到预期疗效的产品也可以使用	是	否
不受医疗器械一般管制的限制	否	否
需要每年向 FDA 报告生产数量	否	是

预市通知的器械有更加宽泛的解释。再次强调,FDA 对医疗器械行业进行监管,因此,大部分限制集中在提供这些产品的医疗器械公司,而不是独立制造医疗器械的医院。更多详细信息见下文。

患者匹配指的是设计产品时不再采用固定的大小,而是设计一个范围。患者匹配产品的设计基于医学影像数据,以便适应患者的解剖结构。这个范围内可以确定在测试时效果最差的产品,并证明该范围内的其他产品都可以达到预期效果。与定制

器械不同,患者匹配产品可以通过510(k)途径获得许可,并广泛销售。在过去,患者匹配和定制这两个术语有时被混用,但 FDA 认为,"定制"一词正如 CDE 所述具有特定的含义,因此,不应将"定制"一词用于描述需要获得预市许可的个体化产品或患者匹配产品。

患者匹配器械示例:颅骨成形术

上文介绍了用于替代缺失颅骨部分的颅骨修复产品的产品代码 GXN,现已有几种经 FDA 许可的产品可以用作患者匹配的颅骨修复板,而这些产品是根据患者的 CT 扫描数据制作而成的。对于这些器械的许可是针对特定材料的(如钛或聚醚醚酮),并且对于制造商也有明确的规格要求,包括厚度、最小和(或)最大尺寸、与器械配套使用的修补板类型,以及其他特征。只要产品符合规格要求,就可以在510(k)许可下自由地进行市场推广。此类产品是在510(k)许可的监管下生产的,根据 CT 扫描结果调整大小而为不同个体制作的相同产品,所以并不是定制产品。

定制器械示例:全膝关节置换术后脱落的股骨组件

在这个理论示例中,患者出现单侧膝关节的恶性病变,需要切除一部分股骨远端、膝关节和一部分胫骨近端。重建手术包括全膝关节置换术,该手术通常被称为保肢手术。最初,在手术时使用适合患者的成品组件。10年后,股骨组件松动并脱落,但胫骨近端的组件仍然功能良好。医生决定只替换股骨组件,但制造原始组件的公司已经倒闭。为满足患者需求,并与先前的植入物组件相匹配,一种非常特殊的植入物被设计并制造出来。这就是一个属于 FDA 的 CDE 范畴的定制器械。

医院中的3D打印技术

在医疗过程中创建3D打印解剖模型和导板的医院需要全面审视整个流程,并分解出最重要的步骤,以确保模型的安全创建。同时,为了确保患者得到最佳的医疗护理,必须以最高的质量和精度制作模型。从图像获取到3D打印和模型的后处理,都应采取 QA 措施,以确保在整个过程中不出现错误(见

第7章)。

图像后处理软件有许多选择(见第3章),包括免费软件和较昂贵的专有软件。通常,免费软件没有经过 FDA 的审查,而专有软件可能已经获得 FDA 的可视化许可,甚至还获得了3D打印诊断用解剖模型的创建许可。在医疗过程中(即诊断用途)创建3D打印模型时,RSNA 3D打印 SIG 建议使用经过 FDA 许可的软件。

如上所述,目前有两家公司提供经 FDA 许可的产品,其可根据医学影像数据创建用于诊断的3D打印解剖模型。第一家公司在2018年获得了许可,由于该公司并不生产打印机,因此,批准了几台打印机在工作流程中进行验证。另一家公司在2019年获得了许可,该许可涉及其专有软件需与由同一公司生产的打印机配合使用。需要注意的是,在这两种情况下,只有特定的打印机、材料和使用案例(解剖部位)获得了许可。如果需要制作未包含在许可中的解剖模型,医院仍然可以以"医疗实践"的名义制作这些模型。然而,医院必须确保这些模型准确地呈现患者的解剖结构,或者在引导下,这些模型能够适配患者的真实解剖结构。此外,还应选择适当的打印技术和材料,特别是对于需要进入手术室并灭菌的模型。第7章中对质量保证进行了详细讨论,因此,此处不再讨论,但在3D打印过程的每个步骤中采取的质量保证措施将有助于确保最终产品质量,从而提高在医院环境及包括 FDA 在内的外部监管机构中使用模型的满意度。

FDA 医院内3D打印概念框架

FDA 的最终目标是保护和促进人类健康。目前 FDA 正在研究在医院进行3D打印时应该遵循哪些法规。最终,FDA 希望确保医院制造的医疗器械质量与公司销售给医院的器械具有相同的标准。在质量和安全方面,患者对于医院制造的器械和制造商制造的器械应具有相同的信任水平。由于医院正在考虑制造植入物等明显更具风险的设备,这一点变得更加重要。

2019年5月,FDA 发布了一份3D打印在医疗场所的"概念框架",这只是 FDA 与医疗器械行业和医生之间讨论的起点。而这些理论观点远未在该领

域中形成约束力。无论器械在何处制造,FDA 的最终目标是确保医疗器械的安全性和有效性。在这个框架中,讨论了医院 3D 打印的 6 种场景(图 9.2)。

在 A 场景中,3D 打印产品对患者的风险或伤害很小,可以是各种低风险医疗器械,包括简单的 3D 打印解剖模型。B 和 C 场景都涉及由医疗器械制造商设计,通过现有 FDA 途径获得许可并销售给医生和医院使用的器械或系统。在 B 场景中,系统相对"死板",用户不能对设计过程进行更改。对于 C 场景,可能还需要额外要求,如未包含在验证过程中的后处理。这可能包括对添加金属产品进行热处理或精加工等步骤。D 场景涉及制造商与医疗机构位于同一地点的情况。制造商按照传统的 FDA 指南使用自己的设备和人员进行操作,但预计与医疗现场的紧密接触将有助于改进工作流程和患者护理。目前美国有一家机构正计划在医院内建立一个共同的制造设施。在 E 场景中,由医疗机构生产符合风险范围要求的器械,因此,需要承担所有监管责任。这些机构将作为医疗器械制造商向 FDA 注册,列出产品,并需要像传统制造商一样通过 510(k)等预市申请方式获得对其 3D 打印设备的许可。最后一个场景,即涉及在医疗现场制造 3D 打印器械的 F 场景留待进一步讨论。

FDA 多年来一直密切监控医疗器械的 3D 打印技术。对数十种产品的许可,以及对提供这些产品的公司的监测,有助于 FDA 形成对这些技术及其在制造生态系统中的地位的观点。为确保 3D 打印医疗器械的安全有效,预计 FDA 将继续密切关注在传统制造环境之外制造的 3D 打印医疗器械。

3D 打印应用场景	
场景	**概述**
A	低风险医疗器械
B	由制造商设计并经合法途径出售 • 系统不可更改
C	由制造商设计并经合法途径出售 • 可根据需求更改
D	制造商与医疗机构位于同一地点
E	由医疗机构生产器械
F	其他

图 9.2 2019 年 FDA 概念框架中医院 3D 打印的 6 种场景。(Reproduced from FDA CDRH Additive Manufacturing Working Group. 3D Printing Medical Devices at the Point of Care; 2019. https://cdn2.hubspot.net/hubfs/5268583/AMWG-FDA%20-%203DP%20at%20PoC% 20V2.pdf?hsCtaTracking?8b212dad-9d50-4054-92a7-cdaeb1b27dec%7C1cbbfc11-6402-46e4-9a76-16a681e6d84a. Accessed 9 September 2020.)

参考文献

1. U.S. Food and Drug Administration. *Medical Device Amendments of 1976*; 1976. https://www.govinfo.gov/content/pkg/STATUTE-90/pdf/STATUTE-90-Pg539.pdf.
2. NYSED.gov. *Article 131, Medicine*; 2010. http://www.op.nysed.gov/prof/med/article131.htm#. Accessed August 12, 2020.
3. What constitutes the practice of medicine? *J Am Med Assoc.* 1908;(5):368-369.
4. U.S. Food and Drug Administration. *Classification of Products as Drugs and Devices and Additional Product Classification Issues: Guidance for Industry and FDA Staff*; 2017. https:// www.fda.gov/regulatory-information/search-fda-guidance-documents/classification-products-drugs-and-devices-and-additional-product-classification-issues#:~:text=For%20a %20medical%20product%20also,primary%20intended% 20purposes%20through%20chemical. Accessed August 30, 2020.
5. U.S. Food and Drug Administration. *Overview of Medical Device Classification and Reclassification*; 2012. https://www.fda.gov/about-fda/cdrh-transparency/overview-medical-device-classification-and-reclassification. Accessed August 30, 2020.
6. U.S. Food and Drug Administration. *US Food & Drug Administration Product Classification, Device: Plate, Cranioplasty, Preformed, Non-Alterable, Product Code: GXN, Regulation Number: 882.5330.* https://www.accessdata.fda.gov/scripts/

cdrh/cfdocs/cfPCD/classification.cfm?ID=3743. Accessed 30 August 2020.

7. U.S. Food and Drug Administration. *US Food & Drug Administration CFR- Code of Federal Regulations Title 21: CFR882.5330.* https://www.accessdata.fda.gov/scripts/cdrh/cfdocs/cfcfr/cfrsearch.cfm?fr=882.5330. Accessed 30 August 2020.

8. U.S. Food and Drug Administration. Humanitarian Device Exemption. https://www.fda.gov/medical-devices/premarket-submissions/humanitarian-device-exemption. Accessed November 16, 2020.

9. U.S. Food and Drug Administration. *Medical Applications of 3D Printing;* 2017. https://www.fda.gov/medical-devices/3d-printing-medical-devices/medical-applications-3d-printing.

10. Ricles LM, Coburn JC, Di Prima M, Oh SS. Regulating 3D-printed medical products. *Sci Transl Med.* 2018;10(461).

11. U.S. Food and Drug Administration. *Product Classification — Template.* https://www.accessdata.fda.gov/scripts/cdrh/cfdocs/cfpcd/classification.cfm?id=4595. Accessed 30 August 2020.

12. Kiarashi N. FDA Current practices and regulations. In: *FDA/CDRH-RSNA SIG Joint Meeting on 3D Printed Patient-specific Anatomic Models;* 2017. https://www.fda.gov/media/107498/download. Accessed June 1, 2020.

13. U.S. Food and Drug Administration. *FDA/CDRH — RSNA SIG Joint Meeting on 3D Printed Patient-specific Anatomic Models;* August 31, 2017. https://www.fda.gov/Medical Devices/NewsEvents/WorkshopsConferences/ucm 569452.htm. Accessed April 18, 2019.

14. U.S. Food and Drug Administration. *Product Classification — System, Image Processing, Radiological.* https://www.accessdata.fda.gov/scripts/cdrh/cfdocs/cfPCD/classification.cfm?ID=LLZ. Accessed 31 August 2020.

15. Materialise. *Materialise Mimics in Print: Regulatory Information;* 2018. https://www.materialise.com/en/medical/software/materialise-mimics-inprint/regulatory-information. Accessed April 18, 2019.

16. 3DSystems. *3D Systems Draws on Healthcare Expertise to Deliver FDA Cleared D2P™ — Industry's Only Company to Create Patient-specific, Diagnostic, Anatomic Models Using its Own Software and Printers;* 2019. https://www.3dsystems.com/press-releases/3d-systems-draws-healthcare-expertise-deliver-fda-cleared-d2p-industry-s-only. Accessed September 4, 2020.

17. Massdevice Staff. FDA warns Biomet on knee replacement planning system. *Mass Device;* 2010. https://www.massdevice.com/fda-warns-biomet-knee-replacement-planning-system/. Accessed August 30, 2020.

18. U.S. Food and Drug Administration. *Content of Premarket Submissions for Management of Cybersecurity in Medical Devices: Guidance for Industry and Food and Drug Administration Staff;* 2014. https://www.fda.gov/media/86174/download. Accessed August 30, 2020.

19. U.S. Food and Drug Administration. *Custom Device Exemption: Guidance for Industry and Food and Drug Administration Staff;* 2014. https://www.fda.gov/media/89897/download. Accessed August 30, 2020.

20. Chepelev L, Wake N, Ryan J, et al. Radiological Society of North America (RSNA) 3D printing Special Interest Group (SIG): guidelines for medical 3D printing and appropriateness for clinical scenarios. *3D Print Med.* 2018;4(1):11.

21. FDA CDRH Additive Manufacturing Working Group. *3D Printing Medical Devices at the Point of Care;* 2019. https://cdn2.hubspot.net/hubfs/5268583/AMWG-FDA%20-%203DP%20at%20PoC%20V2.pdf?hsCtaTracking=8b212dad-9d50-4054-92a7-cdaeb1b27dec%7C1cbbfc11-6402-46e4-9a76-16a681e6d84a. Accessed September 9, 2020.

22. Hospital for Special Surgery. *HSS and LimaCorporate 3D Printing Facility.* https://www.hss.edu/hss-lima-3d-printing.asp. Accessed 31 August 2020.

23. Di Prima M, Coburn J, Hwang D, Kelly J, Khairuzzaman A, Ricles L. Additively manufactured medical products — the FDA perspective. *3D Print Med.* 2016;2.

24. U.S. Food and Drug Administration. *Technical Considerations for Additive Manufactured Medical Devices: Guidance for Industry and Food and Drug Administration Staff;* 2017. https://www.fda.gov/regulatory-information/search-fda-guidance-documents/technical-considerations-additive-manufactured-medical-devices. Accessed August 30, 2020.

第 **10** 章

医学影像学教育中的 3D 打印

Judah Burns,Mohammad Mansouri,Nicole Wake

引言

目前,放射学诊断内容包括基于影像的诊断和影像引导治疗技术。放射学影像的 3D 后处理常使用高分辨率 CT 和 MRI 数据集,用于诊断评估和制订治疗计划。一些放射学培训计划可能会将 3D 建模纳入其中,尽管并非必需,而且正式的培训计划有限。在放射学领域,全面的医学 3D 打印培训计划应使放射科医生具备根据放射学影像数据创建 3D 打印医学模型的知识和技能。本章将介绍医学教育中的 3D 建模,并概述包括医学 3D 打印在内的放射学培训计划所需的基本知识。

医学教育中 3D 建模历史回顾

在医学教育领域,3D 建模技术已经被几代人使用。比例尺和仿真模型被用来记录解剖学家的发现,记录独特和创新的病例和病理,最近还被用于解剖学、生理学和医学生的案例教学。3D 模型是医学教育的重要组成部分,随着尸体解剖的使用减少,3D 模型在医学院的使用正在增加。手术培训从可用的 3D 模型中受益匪浅,模型可以清晰地可视化病理并模拟手术方法。随着即时可得的、个体化的 3D 打印模型的出现,医疗和护理个性化发展更进一步。

最早存在的解剖模型之一是公元 300—600 年间的古典玛雅人头部模型。该模型一半展示了活体头部的形象,另一半则展示了颅底的头骨。公元

1027 年,中国医生王惟一制作了两尊真人大小的青铜雕像,用于教授表面解剖学和穴位定位。公元前 600—公元前 400 年间,印度的 Sushruta 使用了患者模拟器进行外科技能练习,并建议基于模拟教学培养技能和自信心。更近的例子是 17 世纪巴黎 Grégoire 家族的父子创建了产科模型,用于助产士的教学。同样在 17 世纪,西西里岛的 Gaetano Giulio Zummo(1656—1701)用蜡制作了 3D 模型,并将其用于解剖学培训。

随着时间的推移,制作仿真解剖模型的材料从石蜡转变为石膏和塑化。制作塑化模型是一个耗时且昂贵的过程,且需要专业知识。此类模型逼真,但容易降解和受损。更现代的静态模型使用塑料材料,依赖于预制模具,限制了其在患者护理中的灵活应用。然而,作为演示工具,虚拟模型和 3D 打印模型构成了实践学习和模拟的历史基础和未来发展方向。

解剖学教育中的 3D 打印技术

解剖学教育是医学培训的传统和关键组成部分,在过去几十年里迅速发展。解剖学教育的金标准是尸体解剖,对许多学生来说,这是他们第一次接触尸体。解剖的过程传统上被视为学生的成年礼,尽管这个过程伴随着情感和伦理上的冲突,但解剖帮助年轻的医生与人体的形态建立了强烈的情感联系,使之致力于治愈人体。技术的进步为学生提供了更多的机会接触虚拟解剖,这也是大多数非外科医生观察临床病例的方式,即医学影像。

尸体解剖促进了对深层解剖学的理解,因为每具尸体都代表着一个独特的个体,解剖过程凸显了可能的解剖变异的广度。作为一种实践经验,解剖尸体提供了触觉反馈并增强了学生的手动技能。此外,学生们在团队中合作解剖,促进了以问题为基础的团队学习。

在过去的 20 年里,解剖学教学实验室使用率有所减少,原因有几个:设备齐全的解剖学实验室的经济负担,尸解供体有限,以及电子学习平台可用性增加。虽然电子学习平台尚未完全取代尸体解剖,但已经极大地改变了学生传统获取解剖信息的方式。此外,计算机模型受到学生的欢迎;然而,研究表明,仅依赖计算机模型的学生在学习解剖学方面表现差于使用传统方式的学生。

3D 打印作为一种新兴的方法,可以在医学培训中为每个学生提供解剖模型。与其他打印模型一样,个体化 3D 打印模型可以让各个培训层次的学生在解剖实验室之外学习正常和异常的解剖结构。可以使用各种材料来创建 3D 打印模型,这些模型有助于突出解剖细节。此类模型可以复制,操作安全,并且可以代表各种正常和病理解剖结构。

当与尸体解剖相结合(许多医学院在解剖前对尸体进行 CT 扫描),3D 打印扩展了解剖学学生的学习方法。学生通过创建模拟人体形态的解剖模型,促进了与尸体标本的互动学习。通过 3D 建模进行预习,同时促进解剖学复习,学生可以更直接地理解解剖关系,并通过触觉参与促进动觉学习。

使用 3D 打印进行解剖学培训有其局限性。在真实解剖结构中,使用专业技术可以探索尸体标本中的小神经支或微结构等细节,而这些细节在 3D 打印模型中很难甚至不可复制。具有可拆卸部件的整个器官打印模型需要在精确打印和模型形式及功能之间进行权衡。

将 3D 打印模型用作尸体标本的替代品还存在另一个局限性,即模型的打印时间可能限制了 3D 打印在持续学习过程中的常规使用。工业级 3D 打印机更适合生产适用于可视化精细结构的多彩模型;然而,对于大多数培训,打印精细结构使 3D 打印模型成本过高。此外,准确的大小是学生学习的重要因素,必须在打印所需的时间和材料成本之间取得平衡;不鼓励使用按比例缩小的 3D 模型,因为可能导致对真实器官大小和附近解剖结构之间的空间关系理解不完全。3D 打印在医学教育中的应用是一个不断发展的研究领域。最近的一项系统性综述阐述了 3D 打印模型在医学教育中的实用性,并且认为 3D 解剖模型产生了积极影响,特别是对于解剖学知识有限的医学生。

3D 打印模型作为临床放射学培训工具

放射学实践的核心是利用技术来可视化内部结构,评估解剖关系,并推断病理。此类工具现在同样被用于在微观结构水平量化组织结构和评估疾病进展。放射学培训计划的成功关键在于理解复杂的解剖关系(无论是在正常或异常患者中,解剖关系都比学生时期学习的更复杂),以及掌握解剖描述方法。3D 模型可以用于将复杂的解剖结构可视化和概念化,是在正确反映患者解剖结构的情况下促进学习的工具。模型甚至可以包括眼科解剖等精细结构,并且可以根据尸体解剖制作。此外,由于许多临床学习环境中可能没有模型目录,3D 打印可以让住院医师或学生选择难以评估的特定感兴趣领域,并利用特殊的模型进行学习。

正常与复杂解剖关系

由于正常解剖结构的固有复杂性,以及人体不是由直线、光滑边缘和 2D 界面构成,正常解剖关系通常难以理解。3D 打印模型可以用于将复杂的解剖结构可视化和概念化,并已被证明是医学培训中的有效工具。研究表明,使用 3D 打印模型教授复杂表面解剖学,并作为传统教学方法的实用的替代方案。

除了在影像上识别关键结构外,医学生常常难以理解相邻结构之间的关系,如胰腺导管解剖和胰头内的共同导管。表面解剖及其与底层结构的关系通常难以通过标准横断面影像来评估。相比之下,3D 打印模型更容易展示复杂的接触界面,并使学生更好地理解空间关系。类似地,3D 打印模型也被用于肺部、肝脏和前列腺等器官的复杂分段解剖,以及冠状动脉和 Willis 环的分支解剖教学。

另一个利用 3D 打印来可视化复杂解剖关系的例子与血管结构有关,包括常见和不常见的解剖变异。例如,左肾静脉通常在与下腔静脉相连时位于主动脉前方。然而,识别重要的血管变异,如主动脉后静脉和环绕主动脉的肾静脉至关重要。主动脉、下腔静脉和肾静脉之间的关系很难理解,学生可以通过高级 3D 可视化理解这种变异解剖。同样,肾静脉和动脉的数量和长度是肾移植手术前的重要考虑因素,仅根据断层解剖很难准确地获取相关信息(图 10.1)。

异常病理

在临床环境中,存在许多常见的损伤和病理,实习医生通常依赖代表性的病例进行诊断和鉴别,住院医生则独立思考能力更强。

对于放射科实习生来说,理解和参考异常病理分类方案是一项具有挑战性的任务,通常依赖外部参考资料,包括解剖模型、教科书和病例复习示例来进行诊断。在学术型医院和培训中,使用个体化的复杂解剖结构示例非常有效。专科阅览室,如骨骼肌肉和神经影像学阅览室,非常适合识别和存档复杂病例的打印示例。与外科医生共同参与临床会议有助于增强实习医生学习效果,当 3D 打印模型在病例讨论中可作为视觉参考时尤其如此。

例如,使用 3D 打印模型作为参考有助于对髋臼骨折或 Le Fort 面中部骨折进行分类,因为这些部位具有复杂的解剖结构和 3D 几何形状。一项针对放射科住院医师的研究表明,在关于髋臼骨折的理论讲座中参考了 3D 打印模型的住院医师与仅接受理论讲座的对照组相比,学习效果更好。打印的临床案例将这种教学工具引入了临床学习环境中。

评估硬件和软件仿真体模

在放射科中,具有已知材料属性和几何特征的体模用被于成像设备校准并优化成像方案。常见的体模包括简单的几何体模或拟人体模,通常代表典型的成年或儿童患者。3D 打印技术可以基于个体化的影像数据创建更加逼真的体模,从而为质量保证和研究调查提供更准确、可靠的模型。例如,研究人员使用个体化 3D 打印体模来优化肺动脉 CT 方案,研究了不同的 kVp 和螺距值,并使用 3D 打印的周围型和中央型肺栓塞模型评估其对辐射剂量和图像质量的影响,实现了 80% 的剂量减少。此外,在模拟环境中使用 3D 打印体模,学习有关辐射剂量的知识,包括"低剂量成像"和"辐射剂量最优化",为学员提供了尝试放射学物理概念的机会,而无须将患者暴露于辐射之下。更多关于 3D 打印成像体模的详细信息见第 14 章。

3D 打印模型在放射学手术计划制订中的应用

个体化 3D 打印解剖模型在手术计划制订中的应用越来越广泛,有助于理解患者复杂或独特的解

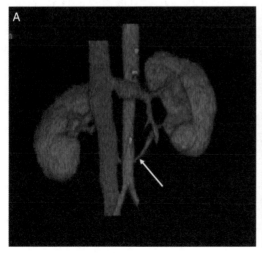
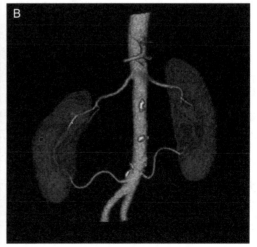

图 10.1 (A)患者除左肾主静脉外,还有主动脉后左肾静脉向下极供血(箭头所示)。(B)患者双侧肾动脉重复向上下两极供血。

剖结构,从而消除诊断的不确定性,缩短手术时间,并有可能改善治疗效果。实习外科医生可以使用 3D 打印技术,利用解剖学模型或按比例缩放的模型,与资深外科医生一起审查手术计划并模拟操作方法,从而减少诊断的不确定性、手术时间,并可能改善患者的治疗效果。

对于使用 3D 打印模型的优缺点的完整叙述超出了本章的范围。然而,大量的个案报告和小规模研究已经强调了 3D 打印模型在制订个体化手术方案方面的价值。此外,已经证明 3D 打印模型有助于放射科和外科住院医师更好地理解解剖关系,并帮助提升外科技术。表 10.1 总结了在不同学术培训环境中利用 3D 打印模型进行住院医师手术培训的临床系列病例。在培训放射科住院医师方面,最近的一项综述指出,目前可用的个案报告和对照研究仅限于较简单的模型和小样本量,因此,无法确切证明其具有高度可信的学习效果。这凸显了未来合作研究评估 3D 打印在住院医师教育中的影响的重要性。

介入放射学培训和放射学操作手术计划制订与模拟

个体化 3D 打印模型为学生和初级教职人员提供了临床效益和培训辅助工具。放射学操作的培训和临床实践需要技巧、准备和经验,以提高熟练程度和独立性。与开放手术操作的计划类似,个体化模型可用于指导影像导向的手术操作。

模型的使用已被证明可以提高学生的手眼协调能力,并优化图像获取质量和定位。此外,随着学生学习进行微创手术操作,需要使用越来越逼真和复杂的模拟工具进行实践。研究表明,使用仿真模型和体模进行培训是有益的。3D 打印技术可以使模型更真实,可以根据患者的情况创建模型和体模,还可以嵌入其他材料(如弹性凝胶)中,用于超声和 CT 引导的手术的模拟培训。术前计划制订和手术模拟在高风险和复杂的手术中尤为重要,如儿科神经介入放射学手术。例如,在一项研究中,研究人员展示了儿科动脉静脉畸形的 3D 模型可以在 24 小时内以高度还原的方式被打印出来,并且使用模型可以将手术时间缩短 12%。

住院医师教育中的 3D 打印培训

医学中的 3D 打印是一个不断发展的领域,拥有各种可用的工具、材料和较高的技术要求。此外,随着 3D 打印模型在临床工作流程和患者护理场景中的进一步应用,对其使用方式进行监督和培训的要求也在增加。有关图像获取和处理要求及 3D 打印的监管要素的内容已在本书的其他部分进行了介绍。本节将重点介绍将 3D 打印的教学和实践融入放射学培训中的优势。

学习制作 3D 模型和 3D 实验室工作流程

创建准确反映临床实际的解剖模型是一个艰难的过程,经过培训和具备专业知识的人员才能有效地将模型应用于患者照护中,其中精度和准确性都很重要。每个阶段都可能面临困难,包括图像获取、分割、计算机辅助设计、打印和后处理。在任何阶段出现错误都会直接影响患者照护。解读和报告 3D 打印模型的医生必须从成功和失败的不同案例中学习,类似于医疗质量管理和发病率与死亡率会议中的过程。此外,类似于学校和患者照护中的教学过程,需要开展 3D 打印技术的培训,内容包括准确建模并解读模型的含义,以提供临床使用。

临床基础设施

3D 打印是一种耗时的过程,需要物质资源,并且临床报销有限。尽管 AMA 于 2019 年 7 月引入了第三类 CPT 编码,但报销非常有限,许多 3D 打印实验室的资金来自外部。这些 3D 打印实验室通常不以营利为目的,而是通过内部资金或者依赖捐赠、研究和教育资金来支持。成功的实验室会雇佣专职经理、专业技术人员和(或)生物医学工程师,用于分割临床案例和管理 3D 打印资源。在培训中获得实际操作经验的学员可以接触到完整的流程和工具,并与申请医生、报告医生和技术人员进行交流。了解运营 3D 打印实验室所需的基本要素,使受训医生能够开发一个业务框架,有效地利用资源,在临床 3D 打印实用性、成本要求和利用以 3D 打印服务为特色的科

专科	临床对象	利用 3D 打印模型为学习者展示的复杂解剖学病例
眼科	眼眶减压术培训	• 利用术前高分辨率眼眶 CT 扫描,实习医生在实验室环境中实践眼眶减压技术,这有可能改善手术结果
骨科手术	脊柱手术培训	• 利用 3D 打印的腰椎模型对住院医师进行无导向椎弓根螺钉置入培训。利用 3D 打印模型培训降低了椎弓根皮质穿孔的发生率,并缩短了手术时间。然而,作者提及在 3D 打印模型上的"骨感"与实际情况有所不同 • 创建开源脊柱 3D 打印模型,以方便住院医师在择期手术取消期间进行腰椎椎弓根螺钉置入训练
颅面整形手术	下颌骨重建	• 在一位患有进行性骨髓炎的患者中,成功植入 3D 打印的完整下颌骨。该模型采用钛材料构建,并根据需要定制了适当的关节髁和肌肉附着腔
泌尿外科	经皮肾镜碎石术	• 根据单侧复杂肾结石患者的 CT 数据,采用材料挤出(熔融沉积建模)创建模型,可以使泌尿外科住院医师对肾盏解剖、结石位置及最佳入路有更好的了解
	前列腺癌定位	• 根据 MRI 制作的前列腺 3D 打印模型提高了医学生对前列腺癌定位的准确性
	弹性输尿管镜培训	• 使用膀胱、单肾盏和双肾盏 3D 打印模型对初级住院医师进行培训,结果显示,相比基线水平,课程后任务平均完成时间和整体表现得分均有所提高,并且改善了短期技术技能

表 10.1　使用 3D 打印模型进行住院医生手术培训的临床系列病例

室的非临床优势之间取得平衡。

尽管医学 3D 打印的报销范围有限,但其临床效益是巨大的。通过与专业部门合作,建立有效的合作关系,可以带来优秀的产品和服务,由管理关键资源的人领导跨学科项目。培训中的学生通过积极参与跨部门的合作,培养了沟通和领导技能。

2013 年,RSNA 推出了一项关于 3D 打印的教育计划。截至撰写本书时,RSNA 年会上设有专门的科学报告和教育展览类别,突出展示了 3D 打印应用的进展。RSNA 的 3D 打印 SIG 发布了有关临床应用 3D 打印的共识指南,并提供学术合作的场所。

发展研究基础设施

3D 打印不仅在临床实践中得到了验证,而且也是一个不断发展的领域。将 3D 打印工具作为研究项目的一部分,住院医师有机会在推动科学和技术知识发展方面受到认可。新的打印技术、材料、分割技术和临床应用需要经过测试才能被用于临床环境。对研究的资助有望增加,能够有效利用现有资源,并能够有效扩展以满足项目需求的将能获得更多的机会。

有多个研究途径可以利用 3D 打印,可以吸引实习生并帮助建立未来学术发展的平台。一个重要的研究领域为展示 3D 打印在放射学和外科实践中的可增值部分。此外,关于改进图像采集和分割协议的技术,以及通过质量保证评估模型的准确性的研究,为参与测试新兴技术的放射科医师提供了充足的机会。

3D 打印和可视化实践课程示例

针对实习生的 3D 打印培训课程应该如何设计呢?框架结构、理论教育和实践经验都是必要的。以下是一个示例课程,可以根据资源和时间进行调整,适应不同的培训计划。表 10.2 中列出了实习生 3D 打印培训课程的要点。课程的具体内容将在下文讨论。

3D 打印简介

3D 打印实践课程的主要目标之一是 3D 打印原理教学。3D 打印是指通过逐层添加材料来构建 3D 物体的所有技术。ISO 和 ASTM 已经描述了 7 种独特

表 10.2　医学 3D 打印实践教学课程示例	
模块	**教学方法**
1. 3D 打印简介 　a.常用术语和标准 　b. 3D 打印技术 　c. 3D 打印材料 　　i.外观 　　ii.机械性能 　　iii.化学性质 　d.打印所需的文件类型	• 讲座(4) • 讲座后测验(4) • 作业
2.医学 3D 打印应用 　a.用于解剖模型 　　i.术前计划制订 　　ii.术后分析 　　iii.对培训学员和患者的教育 　　iv.手术模拟 　b.解剖导板(如钻孔导板和切割导板) 　c.定制植入物 　d.假肢 　e.研究	• 讲座(5) • 讲座后测验(5) • 作业
3.3D 打印工作流程 　a.图像采集 　　i.空间分辨率 　　ii.信噪比和对比度噪声比(协议) 　　iii.伪影 　　iv.其他考虑因素(双能量、金属伪影减少、定位、视野) 　b.图像分割 　　i.通用技术和可用软件平台概述 　　　1.商业软件与免费软件的比较 　　　2.通用工作流程和 3D 可视化技术 　　　3.导出属性和质量 　　ii.用于打印的图像后处理要求 　c.图像处理 　　i.小幅更改 　　ii.大幅更改 　　iii.通过 CT 或表面扫描进行验证	• 讲座(3) • 讲座后测验(3) • 关于图像分割和处理的实践作业
4.3D 打印与质量控制 　a.图像获取与分割 　b.3D 打印 　c.模型清理与后处理 　d.模型的检查与验证	• 讲座(1) • 讲座后测验(1) • 作业 • 独立学习:制作 3D 打印模型
5.文档记录与报销 　a.口述和整合到电子病历系统 　b.第三类 CPT 编码 　c.RSNA-ACR 3D 打印模型和导板注册表	• 讲座(1) • 讲座后测验(1) • 作业:创建一个完整的病例并完成口述记录

的过程,其中包含使用各种人造材料甚至有机组织材料的技术。

医学中的 3D 打印是将包含在医学影像中的信息(通常以 DICOM 格式呈现)转化为临床应用的实体模型的过程。接受 3D 打印培训的人需要学习 ISO/ASTM 的通用术语,区分各种 3D 打印技术,能够描述不同 3D 打印材料之间的区别,并了解哪些材料具有生物相容性和可灭菌性,必须了解医学 DICOM 格式与常用的 3D 打印机输入格式(通常是 STL 格式,也称为标准细分语言或标准三角形语言)之间的区别。最后,受训人员必须了解每种技术和材料类型的适当用途。

医学 3D 打印应用

医学生必须熟悉并能够描述 3D 打印的临床应用范围。除了简单地了解如何创建用于术前计划制订、术后分析、教学和模拟的解剖模型外,医学生还必须了解如何使用个体化影像数据创建解剖导板。高级培训还应包括开发定制 3D 打印植入物和假肢,以及 3D 打印的研究应用。以上内容在之前的章节中已有详细描述,不再做详细说明。

3D 打印工作流程

技术相关的内容是 3D 打印课程中最为重要的部分。了解图像采集、分割、后处理技术的基本要求,对于制作逼真和精准的 3D 模型至关重要。此外,住院医师还必须了解创建详细、准确的解剖模型所需的软件技术要求。

CT 是最常用于 3D 打印的图像采集模式,但也可以使用其他模式(包括 CTA、MRA、MRI、PET 和 3D 超声)获得容积数据集。高对比度、信噪比和空间分辨率,以及最小化局部容积效应,可以增强结构分辨能力。图像层厚应<1.25mm,以创建各向同性体素。较厚的切片会降低准确性,而较薄的切片会使分割过程更加烦琐,因为需要评估更多的图像切片。根据感兴趣器官的不同,切片厚度的要求可能会有所不同。例如,0.5mm 的厚度对于心脏模型已足够准确,而眼眶模型则可能需要更薄的切片。同样,根据感兴趣的器官,可以选择软或锐的重建核。受训人员必须了解如何优化协议,以增强图像数据集的信号和对

比度,避免常见伪影,并了解其他常用临床成像技术对数据集在 3D 打印中的应用价值的影响。

图像分割

根据医学影像数据创建 3D 打印解剖模型最具挑战性的步骤是从主数据集中分离出 ROI,即图像分割过程。在培训课程中,放射科住院医师必须通过实践项目来学习图像分割的过程。分割通常从将 DICOM 文件导入专用图像后处理软件开始,然后使用自动化、半自动化和(或)手动工具勾勒出解剖区域。

医学影像软件已具备自动分割的功能,可使用区域增长技术、数字减影或其他技术从已定义的 ROI 开始分割。其他分割技术依赖于阈值处理,基于不同区域之间的明显对比差异的阈值(例如,基于高密度或 Hounsfield 单位选择骨骼)。关于图像分割技术的更多信息见第 3 章。在选择用于 3D 打印的 ROI 之后,对数据进行插值、平滑处理,创建基于表面的 3D 模型,然后将模型保存为 3D 文件格式(如 STL)。随后,根据源图像重新评估创建模型的准确性。

虽然许多先进的可视化和图像后处理平台具备分割功能,甚至可以导出 STL 格式的模型,但 RSNA 3D 打印 SIG 仍建议使用经 FDA 认可的分割软件,来生成适用于诊断的 3D 打印模型。存储的文件应包含标准术语描述符,最好包括 DICOM 封装,并存储在患者档案系统中。

培养图像分割技能需要实践经验。除了对分割过程概念的理解外,学生必须能够正确地进行操作,才能真正从培训中获益。必须进行标准化的分割练习,并由专家检查,提供持续和积极的反馈。应该提供具有挑战性的分割案例,测试学生将各种分割技术应用于具有相似密度特征的解剖结构的能力。

3D 打印与质量控制

学生不仅要有能力根据影像创建 3D 打印模型,还要有能力检验 3D 打印模型的准确性。学生应记录所有的病例,以确保参与一系列的打印和加工技术。所学的技术将根据设备的可用性而有所不同,应进行某些难度较高的应用实践,包括透明部件的打印和抛光、打印空心内脏或血管结构,以及打印具有

多个结构的复杂解剖模型。

最终图像的检验和模型的验证也是3D打印培训中的重要内容。需要采用系统性的质量保证方法,涵盖3D打印过程的每一个步骤,以创建有效和可靠的模型。需要事先了解影像数据,理解所使用的打印技术,并注重解剖细节,以确保解剖细节不会失真。需要通过定性检查和定量测量来验证打印出的模型。可以使用医学成像设备或表面扫描技术对打印模型进行重新扫描,并与参考的横断面CT或MR进行配准。关于质量保证的更多细节见第7章。

功能强大的程序将提供教学示例,突出显示先前的处理错误,这些错误会扭曲真实的解剖特征。这些参考资料是学习质量控制和识别错误的重要工具。成功的质量控制过程需要来自所有利益相关者的投入,包括开单医生、放射科医师、医学物理学家、技术人员和工程师。培训课程的主要目标之一是与这些相关方合作,并协调3D打印工作流程。

文档记录与报销

3D打印培训课程的目标之一是学习应用标准化词汇,用于3D打印服务的放射报告,以便协助报销。"3D打印""增材制造"和"快速成型"是用于描述3D打印的同义词,专家一致认为使用"3D打印"这个术语作为标准化词汇。

对3D打印模型的解读应记录在患者的医疗记录中。通常包括模型的ROI,对于ROI的解读通常需要使用3D可视化技术。目前,CPT代码76376和76377用于以计费目的进行3D可视化,学生必须学会区分这两个代码。当放射科医师或专业技术人员在采集扫描仪上执行3D渲染时,应使用CPT代码76376。相反,当在医生的监督下于独立工作站进行3D后处理图像重建时,应使用CPT代码76377。此外,这些代码不得与临时代码0559T—0561T(用于新兴技术的临时代码)结合使用。如前所述,目前3D打印实验室主要由研究和部门资金支持。3D打印实验室必须从临床服务中持续创收,才能实现自负盈亏。虽然深入理解不同付款规则超出了常规培训的范围,但了解3D打印服务的编码和计费组成部分是培训的必要内容。学员必须学会创建和应用标准化的报告模板,以正确描述用于3D成像和打印服务

计费的元素。图10.2为存储在患者医疗记录中的图像示例,以及相应的3D打印模型检验口述记录。

3D打印技术在为患者护理提供帮助的情况下可以获得报销。为了了解医院临床使用的3D打印解剖模型和导板的类型,以及生成这些模型所需的软件、硬件和时间的信息,RSNA和ACR成立了3D打印注册中心。此外,还记录了3D打印模型的临床效益。尽管一些案例报告和小规模研究已经表明了这一点,但需要进行更复杂的研究和分析来制订指南并支持报销。关于报销和注册中心的更多信息见第8章。

3D打印技能展示

培训计划如何衡量和确保每项任务的效果?正式的测试可以确保学生已经建立了扎实的知识基础,包括对3D打印技术、材料和图像获取参数的理解。提升图像分割的技能水平需要动手实践。培训计划可以要求每个阶段至少有一定学时的实验室操作时间。或者,进行手动分割的放射科住院医师应该将多次输出结果与参考标准进行比较,并期望匹配程度在预定的容差标准内。正式的培训计划必须包括实习,让学生根据医学数据集创建3D打印模型,然后由专家教师进行验证和评分。

结论

医学3D打印正处于十字路口,技术不断改进、材料不断发展、加工技术不断提高,新的应用和临床案例在先进和协作性强的群体中传播。医学教育应继续将这项技术作为工具,以提升教育水平,并作为促进临床教育和患者护理的方式。

在未来,除了3D打印,其他先进的影像技术,如AR和VR技术可能会被纳入教育计划中。与3D打印相比,AR和VR可能更具优势,因为它们不受生成实体的时间限制,并且能够虚拟地操作、切割(即"解剖")和添加图层。学习可以多次试错,或者尝试多种解剖或模拟手术方法,将试错作为一种工具来加强学习效果。使用这些工具,学习复杂的解剖关系,这与使用3D打印模型相辅相成;虽然触觉反馈较少,但这些工具提供了更清晰的视觉效果和更逼真

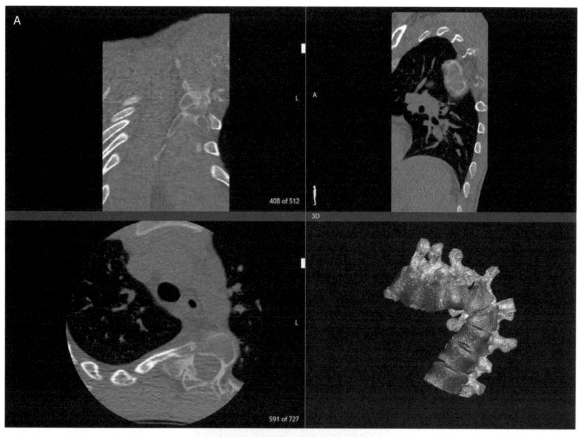

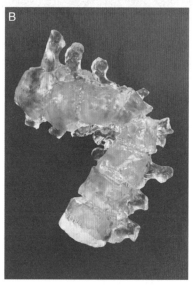

图 10.2　(A)严重脊柱侧凸的图像分割和 3D 建模。(B)使用透明树脂在 Form 3(Formlabs,马萨诸塞州,剑桥)上打印的 3D 模型。(待续)

的图像。未来的研究将确定 AR 和 VR 相对于 3D 打印的附加价值。

　　实习医生,尤其是放射科医生,需要通过实际操作和正规培训来掌握医学 3D 打印的每一个步骤,以

发展实践技能、避免误区,并在创造性专业团队中扮演临床领导者的角色。作为医学 3D 打印的临床专家,放射科医生将能够对参与影像数据处理和创建 3D 打印模型的生物医学工程师和放射技师提供

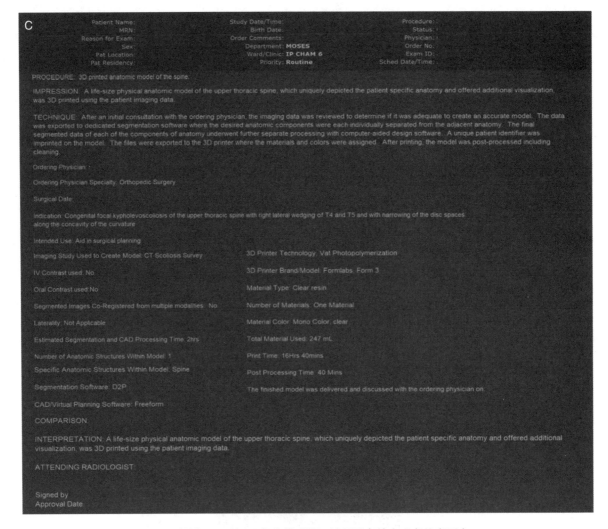

图 10.2(续) (C)该 3D 打印模型的口述记录存储在患者的病历中。

监督。

　　对于医生而言,成为 3D 打印专家有特定的优势,包括与临床同行直接合作的机会,通过解释模型与患者互动,并有可能为其科室创造更多收入。最重要的是,可以为该领域的发展和新的学习、诊断和治疗规范的发展做出贡献。此外,通过 ACR 等认证机构,医生可能获得医学 3D 打印的认证,从而使 3D 打印对于放射科医生更具吸引力。

　　制订有效的 3D 打印计划需要技术专长、对计费要求的深刻理解、预算技巧、对监管和患者安全环境的了解、临床和研究应用,以及领导力。具备技术能力的医生需要接受全面的 3D 打印培训,以便将来在本专业中担任领导职务。早期深入的接触和实践可以使对该领域有兴趣的医生成为该领域的未来领导者。

参考文献

1. Tejo-Otero A, Buj-Corral I, Fenollosa-Artes F. 3D printing in medicine for preoperative surgical planning: a review. *Ann Biomed Eng.* 2020;48(2).
2. Owen H. Early use of simulation in medical education. *Simul Healthc.* 2012;7(2):102−116.
3. Buck GH. Development of simulators in medical education. *Gesnerus.* 1991;48(Pt 1):7−28.
4. Lockhart RD. The art of learning anatomy. *Lancet.* 1927;2: 460−461.
5. Riederer BM. Plastination and its importance in teaching anatomy. Critical points for long-term preservation of human tissue. *J Anat.* 2014;224:309−315.
6. Lim PK, Stephenson GS, Keown TW, et al. Use of 3D printed models in resident education for the classification of acetabulum fractures. *J Surg Educ.* 2018;75:1679−1684.
7-. Anatomage. Anatomage Table. Retrieved from: https://www.anatomage.com/table/.
8. Pujol S, Baldwin M, Nassiri J, Kikinis R, Shaffer K. Using 3D modeling techniques to enhance teaching of difficult

anatomical concepts. *Acad Radiol.* 2016;23:507−516.

9. Dissabandara LO, Nirthanan SN, Khoo TK, Tedman R. Role of cadaveric dissections in modern medical curricula: a study on student perceptions. *Anat Cell Biol.* 2015;48:205−212.

10. Habbal O. The state of human anatomy teaching in the medical schools of Gulf Cooperation Council countries: present and future perspectives. *Sultan Qaboos Univ Med J.* 2009;9:24−31.

11. Huitt TW, Killins A, Brooks WS. Team-based learning in the gross anatomy laboratory improves academic performance and students' attitudes toward teamwork. *Anat Sci Educ.* 2015;8:95−103.

12. Drake RL, McBride J, Lachman N, Pawlina W. Medical education in the anatomical sciences: the winds of change continue to blow. *Anat Sci Educ.* 2009;2:253−259.

13. Elizondo-Omaña RE, Guzmán-López S, García-Rodríguez Mde L. Dissection as a teaching tool: past, present, and future. *Anat Rec.* 2005;285B:11−15.

14. McLachlan JC, Bligh J, Bradley P, Searle J. Teaching anatomy without cadavers. *Med Educ.* 2004;38:418−424.

15. Trelease RB. From chalkboard, slides, and paper to e-learning: how computing technologies have transformed anatomical sciences education. *Anat Sci Educ.* 2016;9:583−602.

16. Khot Z, Quinlan K, Norman GR, Wainman B. The relative effectiveness of computer-based and traditional resources for education in anatomy. *Anat Sci Educ.* 2013;6(4):211−215.

17. Michalski MH, Ross JS. The shape of things to come: 3D printing in medicine. *J Am Med Assoc.* 2014;312:2213−2214.

18. Mogali SR, Yeong WY, Tan HK, et al. Evaluation by medical students of the educational value of multi-material and multi-colored three-dimensional printed models of the upper limb for anatomical education. *Anat Sci Educ.* 2018;11:54−64.

19. McMenamin PG, Quayle MR, McHenry CR, Adams JW. The production of anatomical teaching resources using three-dimensional (3D) printing technology. *Anat Sci Educ.* 2014;7:479−486.

20. Trace AP, Ortiz D, Deal A, et al. Radiology's emerging role in 3-D printing applications in health care. *J Am Coll Radiol.* 2016;13:856−862.

21. Wainman B, Wolak L, Pukas G, Zheng E, Norman GR. The superiority of three-dimensional physical models to two-dimensional computer presentations in anatomy learning. *Med Educ.* 2018;52:1138−1146.

22. Ballard D, Trace A, Ali S, et al. Clinical applications of 3D printing: primer for radiologists. *Acad Radiol.* 2018;25(1):52−65.

23. Smith C, Tollemache N, Covill D, Johnston M. Take away body parts! An investigation into the use of 3D-printed anatomical models in undergraduate anatomy education. *Anat Sci Educ.* 2018;11:44−53.

24. Sommer A, Blumenth E. Implementations of 3D printing in ophthalmology. *Graefe's Arch Clin Exp Ophthalmol.* 2019;257:1815−1822.

25. Lim KHA, Loo ZY, Goldie SJ, Adams JW, McMenamin PG. Use of 3D printed models in medical education: a randomized control trial comparing 3D prints versus cadaveric materials for learning external cardiac anatomy: use of 3D Prints in Medical Education. *Anat Sci Educ.* 2016;9:213−221.

26. Cai B, Rajendran K, Huat Bay B, Lee J, Yen C. The effects of a functional three-dimensional (3D) printed knee joint simulator in improving anatomical spatial knowledge. *Anat Sci Educ.* 2019;12(6):610−618.

27. Javan R, Herrin D, Tangestanipoor A. Understanding spatially complex segmental and branch anatomy using

3D printing: liver, lung, prostate, coronary arteries and circle of Willis. *Acad Radiol.* 2016;23(9):1181−1189.

28. Awan O, Sheth S, Sullivan I, et al. Efficacy of 3D printed models on resident learning and understanding of common acetabular fractures. *Acad Radiol.* 2019;26(1):130−135.

29. Aldosari S, Jansen S, Sun Z. Optimization of computed tomography pulmonary angiography protocols using 3D printed model with simulation of pulmonary embolism. *Quant Imaging Med Surg.* 2019;9(1):53−62.

30. Hossien A, Gelsomino S, Maessen J. The interactive use of multi- dimensional modeling and 3D printing in preplanning of type A aortic dissection. *J Card Surg.* 2016;31(7):441−445.

31. Sodian R, Weber S, Markert M, et al. Stereolithographic models for surgical planning in congenital heart surgery. *Ann Thorac Surg.* 2007;83:1854−1857.

32. Ngan E, Rebeyka I, Ross D, et al. The rapid prototyping of anatomic models in pulmonary atresia. *J Thorac Cardiovasc Surg.* 2006;132(2):264−269.

33. Sodian R, Weber S, Markert M, et al. Pediatric cardiac transplantation: three-dimensional printing of anatomic models for surgical planning of heart transplantation in patients with univentricular heart. *J Thorac Cardiovasc Surg.* 2008;136(4):1098−1099.

34. Potamianos P, Amis AA, Forester AJ, Mcgurk M, Bircher M. Rapid prototyping for orthopaedic surgery. *Proc Inst Mech Eng H.* 2015;212:383−393.

35. Spottiswoode BS, van den Heever DJ, Chang Y, et al. Preoperative three-dimensional model creation of magnetic resonance brain images as a tool to assist neurosurgical planning. *Stereotact Funct Neurosurg.* 2013;91(3):162−169.

36. Wake N, Rude T, Kang SK, et al. 3D printed renal cancer models derived from MRI data: application in presurgical planning. *Abdom Radiol.* 2017;42(5):1501−1509. https://doi.org/10.1007/s00261-016-1022-2.

37. Scawn RL, Foster A, Lee BW, et al. Customised 3D printing: an innovative training tool for the next generation of orbital surgeons. *Orbit.* 2015;34:216−219.

38. Park HJ, Wang C, Choi KH, Kim HN. Use of a life-size three-dimensional-printed spine model for pedicle screw instrumentation training. *J Orthop Surg Res.* 2018;13(1).

39. Clifton W, Damon A, Valero-Moreno F, et al. The Spine-Box: a freely available, open-access, 3D-printed simulator design for lumbar pedicle screw placement. *Cureus.* 2020;12(4):e7738. https://doi.org/10.7759/cureus.7738.

40. Nickels L. World's first patient-specific jaw implant. *Met Powder Rep.* 2012;67:12−14.

41. Atalay HA, Ulker V, Alkan I, Canat HL, Ozkuvanci U, Altunrende F. Impact of three-dimensional printed pelvicaliceal system models on residents' understanding of pelvicaliceal system anatomy before percutaneous nephrolithotripsy surgery: a pilot study. *J Endourol.* 2016;30:1132−1137.

42. Ebbing J, Jaderling F, Collins JW, et al. Comparison of 3D printed prostate models with standard radiological information to aid understanding of the precise location of prostate cancer: a construct validation study. *PLoS One.* 2018;13:e0199477.

43. Blankstein U, Lantz AG, Honey RJDA, Pace KT, Ordon M, Lee JY. Simulation-based flexible ureteroscopy training using a novel ureteroscopy part-task trainer. *Can Urol Assoc J.* 2015;9:331.

44. Lerner DJ, Gifford SE, Olafsen N, Mileto A, Soloff E. Lumbar puncture: creation and resident acceptance of a low-cost, durable, reusable fluoroscopic phantom with a fluid-filled spinal canal for training at an academic program. *Am J Neuroradiol.* 2020;41(3):548−550.

45. Weinstock P, Prabhu SP, Flynn K, Orbach DB, Smith E.

Optimizing cerebrovascular surgical and endovascular procedures in children via personalized 3D printing. *J Neurosurg Pediatr.* 2015;16(5):584−589.

46. July 2019 Update of the Hospital Outpatient Prospective Payment System (OPPS). CMS Manual System, Pub. 100-04, Transmittal #R4313CP, May 24, 2019, Change request 11318. Retrieved from: https://www.cms.gov/Regulations-and-Guidance/Guidance/Transmittals/2019-Transmittals-Items/R4313CP.

47. Chepelev L, Wake N, Ryan J, et al. Radiological Society of North America (RSNA) 3D printing Special Interest Group (SIG): guidelines for medical 3D printing and appropriateness for clinical scenarios. *3D Print Med.* 2018;4(11):1−38. https://doi.org/10.1186/s41205-018-0030-y.

48. Ballard DH, Wake N, Witowski J, et al. Radiological Society of North America (RSNA) 3D Printing Special Interest Group (SIG) clinical situations for which 3D printing is considered an appropriate representation or extension of data contained in a medical imaging examination: abdominal, hepatobiliary, and gastrointestinal conditions. *3D Print Med.* 2020;6(1):13.

49. Mitsouras D, Liacouras P, Imanzadeh A, et al. Medical 3D printing for the radiologist. *Radiographics.* Nov-Dec 2015; 35(7):1965−1988.

50. Leng S, McGee K, Morris J, et al. Anatomic modeling using 3D printing: quality assurance and optimization. *3D Print Med.* 2017;3(1):6. https://doi.org/10.1186/s41205-017-0014-3.

51. Noordvyk A, Ryan J, eds. *WG-17 3D*; October 10, 2019. Retrieved from: https://www.dicomstandard.org/wgs/wg-17/.

52. Chepelev L, Giannopoulos A, Tang A, et al. Medical 3D printing: methods to standardize terminology and report trends. *3D Print Med.* 2017;3:4.

53. Medcad. *CPT Codes for Surgical Planning, Guides, and 3D Models*; July 19, 2020. Retrieved from: https://medcad.net/cpt-codes-for-surgical-planning-guides-and-3d-models/.

54. ACR-RSNA 3D Printing (3DP) Registry, 2020. Retrieved from: https://www.acr.org/Practice-Management-Quality-Informatics/Registries/3D-Printing-Registry.

55. Fleming C, Sadaghiani MS, Stellon MA, Javan R. Effectiveness of three-dimensionally printed models in anatomy education for medical students and resident physicians: systematic review and meta-analysis. *J Am Coll Radiol.* 2020;17(10):1220−1229.

第 11 章

介入放射学中的 3D 打印

Kapil Wattamwar，Nicole Wake

引言

介入放射学（IR）是放射学的一个亚专科。介入放射医师通过微创手术诊断和治疗各种疾病。与传统外科手术相比，IR 手术可以减少手术风险、手术和康复时间及费用，有时会改善患者的治疗效果。IR 手术可以广泛应用于多种疾病和器官系统，包括血管、肿瘤、肝胆、胃肠、泌尿生殖、肺、骨骼肌肉和神经系统。IR 手术多种多样，包括血管成形术、支架置入、溶栓、栓塞、消融、活检、引流、注射和取出等。

3D 打印技术在外科领域已经得到广泛应用。事实上，在这项技术问世之前，世界各地的研究人员已经采取替代方法，将泡沫、塑料和其他材料加工成粉末，再制造出 3D 物体用于制订外科手术计划。了解 3D 打印技术在外科领域的作用，可能有助于在 IR 领域引入类似的应用。复杂的手术操作需要术前评估，并且通常需要操作练习，以确保手术获得成功。3D 打印技术可以向外科医生展示具体的解剖结构，以创建一个与真实解剖相符的模型，以便模拟手术操作并作为术中参考的工具，还可以为特定的患者或手术定制设备。这项技术已被证明能够减少外科手术时间，增加操作者信心，并改善手术效果。

越来越多的证据表明，3D 打印模型有助于临床医生改善患者管理，并提升患者的治疗效果。3D 打印模型可用于术前计划或定制设备，提升临床实践的价值，并对医生培训和与患者的沟通产生重大影响。这些应用案例为 3D 打印应用于 IR 领域奠定了

基础。本章将讨论 IR 与 3D 打印相关的技术和工作流程，介绍 3D 打印技术在 IR 中的应用情况，并展望 IR 中 3D 打印的未来。

3D 打印工作流程

制作 3D 打印解剖模型的一般工作流程包括图像采集、分割、使用 CAD 软件进行后处理、打印和模型后处理，如图 11.1 所示。由于以上内容在前面的章节中已经详细讨论过，下面不做深入讨论。然而，必须注意的是，模型的精度取决于初始的影像中对目标结构与周围组织差异区分的程度。所选择的检查应显示感兴趣的解剖结构与周围结构之间的最大对比差异，这取决于组织的大小、形状、密度和 MRI 特征。

IR 手术根据器官系统、干预方式和患者年龄而不同，这要求在制作模型时考虑到相应的影像需求。例如，对于复杂的下腔静脉（IVC）滤器取出手术，由于对空间分辨率和对金属物质的勾勒能力的要求，CT 可能是首选的成像方式。对于某些肿瘤，MRI 能够更好地显示其边界，这可以帮助规划活检或复杂消融的方法。技术因素，如 SNR 和 CNR 可以分别影响解析小血管等细微结构的能力，以及区分胸腔积液和相邻肺不张等不同物质的能力。

使用 CAD 软件对解剖模型进行分割并做打印的准备时，必须考虑各种不同的 3D 打印技术。ISO 和 ASTM 将这些技术分为 7 种，包括光固化、材料挤出、定向能沉积、粉床熔合、黏结喷射、材料喷射

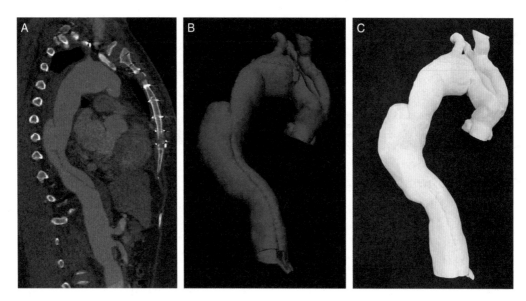

图 11.1 通过制作降主动脉胸段夹层动脉瘤模型展示 3D 打印工作流程。(A)处理过程从分割血池(包括真腔和假腔)开始。(B)制作和改良 CAD 模型。(C)本例中使用 Ultimaker S5(Ultimaker,荷兰,乌特勒支)打印模型,使用带有可溶性聚乙烯醇的聚乳酸作为支撑。

和板状层压。各种技术的特征见第 5 章。IR 中最常见的技术包括光固化、材料挤出、材料喷射和黏结喷射。打印完成后,零件被取下并清洗,同时移除支撑结构(图 11.2)。针对 IR 规划的目的,可能需要中空的血管模型。需要注意的是,对于这些模型,使用可溶性支撑材料的技术更受欢迎。

介入放射学中 3D 打印临床应用案例

基于患者的获益判断 3D 打印模型在临床实践中的有效性,对于这个问题仍在积极研究中。多项研究表明,在血管和非血管介入放射学,以及神经介入放射学领域,3D 打印模型可以增强医生的信心,对于手术计划具有实用价值。这些模型可用于制订存在多种可能方案的手术计划;针对误差范围小的高风险手术进行演练;甚至在常规手术中也能减少手术时间。术前的解剖模型可以为制订详尽的手术计划提供支持,可用于术前演练以预防和管理并发症,并减少术中的辐射和麻醉,尤其适用于儿科患者和长时间复杂手术。虽然还存在其他多种先进的 3D 图像可视化和模拟技术,包括 VR 和 AR,尸体解剖和活体动物。但 3D 打印是一种低风险的技术,在以下

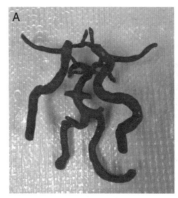
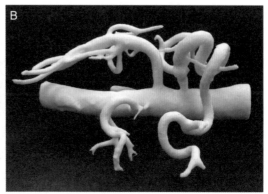

图 11.2 (A)Willis 环模型。(B)腹主动脉模型。两者在 Fortus 360 MC 打印机(Stratasys,以色列,雷霍沃特)上以材料挤出打印。

方面具有独特的优势,如患者特异性、使用者风险最小化,以及整合触觉反馈的能力。打印模型还可以与成像技术结合使用,并且可以适应真实介入设备。

血管和非血管常规介入手术

介入治疗通过血管、经皮或自然孔道引导途径,针对多个器官系统的多种病理情况进行治疗。在 IR 中,打印的解剖血管模型可用于在体设备测试、血流模拟或术前计划制订。

一项关于常规 IR 手术的研究显示,3D 打印模型可用于术前和术中指导且成本较低,在计划制订和执行方面有实用性。此类手术包括经动脉化学栓塞治疗、经皮消融和脾动脉瘤修复。使用经济实惠的消费级液体树脂台式 3D 打印机打印相关解剖模型,如主动脉和目标动脉的透明的中空血管模型和靶器官模型,通过手动涂刷不同颜色标示相关的周围解剖结构。这些模型在手术前和手术过程中均可使用。在术中,模型放置在无菌袋中,方便术中操作。术者一致推荐在此类手术中使用这种模型,对于模型的实用性、增强空间理解的能力和增加信心的能力给予了积极评价。值得注意的是,具备生物相容性和可灭菌的外科级树脂材料是可用的。因此,如果使用此类材料进行打印并在术前适当灭菌,则可以将其带入介入手术室而无须放置在无菌袋中。

肝胆和门静脉介入手术较为常见,3D 打印模型可以协助进入胆道或门静脉系统,并避免血管损伤。例如,肝脏模型有助于制订经颈静脉肝内门体分流术(TIPS)计划。一项研究假设仅依赖 2D 影像可能会导致并发症风险,如囊外出血和非靶标穿刺。通过显示肝脏和门静脉血管位置的模型,放射科医师可以规划理想的穿刺路径。在这项研究中,使用半透明丙烯酸酯聚合物打印肝实质,包含可以容纳导管的中空的肝静脉和门静脉。该研究指出,比起将多种颜色融入原始打印材料中,打印完成后为血管结构上色可以简化打印过程。规划经皮或经静脉肝脏活检路径时,在避免与血管损伤相关的并发症方面,类似的模型具有优势。

门静脉狭窄是肝移植的常见并发症,通常需要进行血管内治疗,包括球囊扩张血管成形术和支架置入术。一项研究利用门静脉期增强 CT 数据创建中空的门静脉狭窄模型,用于术前模拟血管内治疗,并证明了创建这种 3D 打印模型的可行性。该研究使用应用广泛且相对廉价的熔融沉积建模技术打印了 10 个中空模型。该研究还通过注水和获取 T2 加权 MRI 图像评估模型的可重复性。对图像进行配准和特征二值化后,将它们合并生成重叠图。相比 CT 掩模图像,该重叠图在大小和形状方面具有足够的准确性和精度。3D 打印模型在门静脉狭窄治疗中的实际临床效用有待于进一步研究验证。

3D 打印模型的精度和准确性对于 IR 建模尤为重要。因为许多血管结构微小、复杂且扭曲,只有在 3D 模型上才能清晰显示。关于模型准确性的研究已经在多个器官系统上进行。一项研究根据脾动脉瘤 3D CT 血管造影数据,利用熔融沉积建模型台式 3D 打印机创建了 10 个中空血管模型。模型内注满水并用 T2 加权 MRI 进行扫描以评估管腔。模型的横截面积相似,反映了高精度。并且流入动脉的平均横截面积与原始掩模图像的计算值相同,反映了高准确性。

3D 打印技术可以辅助治疗内脏动脉瘤(包括脾动脉瘤、肝动脉瘤、胃动脉瘤、腹壁动脉瘤、胃十二指肠动脉瘤和胰十二指肠后上动脉瘤)已经得到证明。3D 打印在主动脉和心血管介入领域也有广泛应用,如腹主动脉瘤修复,包括主动脉弓修复、主动脉瓣置换、二尖瓣置换和肺动脉瓣支架置入。制作腹部脉管系统的血流模型用于术前评估血流动力学和选择适当的设备规格(图 11.3)。

3D 打印技术不仅广泛应用于 IR 术前计划制订和模拟,还可以制作工具用于增加 IR 手术的效能和易用性。例如,F-Spoon 是一种手持式外部压迫装置,用于辅助 CT 和 X 线透视引导下的经皮腹部介入操作,如活检、引流和消融。该装置的设计目标是辅助医师到达目标区域,并最小化放射科医师的辐射暴露。该装置可以容纳一个无菌盖,并且包括一个手柄和弯曲的扶手,以便向腹部持续施加压力的同时保持稳定控制。装置的尖端有一个钥匙孔状的切口,

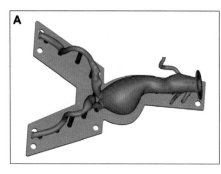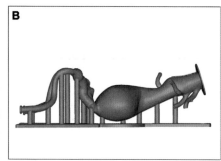

图 11.3　腹主动脉瘤血流模型(A)上面观和(B)侧面观,由 Materialise 制作,可在 Mimics 教育软件版中使用(Mimics 23,Materi-alise,比利时,鲁汶)

可在嵌入腹壁的针周围滑动。

神经介入手术

在神经介入放射学和神经外科中,可以使用多种 3D 打印技术来明确术中血管解剖关系。大量文献报道已经证实了使用 3D 打印技术制作神经血管模型用于诊断、术前计划制订、模拟、学员培训和患者咨询的可行性。

目前,神经介入 3D 打印模型最广泛的应用是治疗颅内(脑)动脉瘤。颅内动脉瘤存在破裂的风险,因此,必须使用外科手术夹闭或血管内弹簧圈栓塞封闭动脉瘤。据报道,在弹簧圈栓塞术过程中,术中动脉瘤破裂的发生率为 1%~5%,明显增加了围术期死亡和残疾的风险。使用 3D 打印模型来指导手术方法和器械选择可能会提高栓塞成功率。

多项研究显示,颅内动脉瘤 3D 打印模型有助于制订介入手术计划。Mashiko 等在 2015 年首先创建了一个血管 3D 打印模型。该模型首先被液态硅胶包裹,然后熔化留下外层作为中空的弹性模型。使用弹性模型进行模拟有助于理解动脉瘤的 3D 结构。2015年,Namba 等人也为 10 例拟进行血管内弹簧圈栓塞术患者制作了空心的个体化动脉瘤 3D 打印模型。这些模型用于术前微导管塑形,这是成功进行脑动脉瘤弹簧圈栓塞的关键因素。脑动脉瘤弹簧圈栓塞可能不容易成功。研究发现,预制的微导管形状在 10 例中有 9 例表现稳定。2016 年的一项研究还调查了使用颅内动脉瘤 3D 打印模型来制作用于弹簧圈栓塞的最佳形状的微导管。共使用 48 根依据血管 3D 打印模型塑形的微导管,治疗 27 个动脉瘤。48 根导管中,9 根(19%)由于导管位置不当而需要修改

其初始形状,只有 14 根(29%)导管由于回弹需要重新调整位置。未发生手术相关的并发症,如动脉瘤破裂。关于该技术有效性的术后问卷调查结果较为积极。在另一项研究中,用 3D 打印模型进行模拟降低了动静脉畸形(AVM)和盖伦静脉畸形手术时长。因此,有理由相信,优化的导管塑形可能减少手术时长和辐射暴露。

3D 打印负性模型通常填充硅胶,也可用于制作动脉瘤模型。在日本的一项研究中,根据 3D 旋转血管造影图像制作个体化可扩张的血管硅胶模型,用此模型进行脑动脉瘤的血管内治疗术前模拟。研究展示了宽瘤颈、曲折的入路和发育不良的血管节段。模拟介入操作,包括尝试多种可能的弹簧圈栓塞方法,帮助确定最终的手术方案和选择适当的器械。通过模拟事先塑形导管,对于在真实手术中引导微导管非常有效。硅胶模型的局限性之一是插入导管或导丝时,不会出现血管变形。

与上述情况类似,3D 打印技术也被用于制造中空的神经血管模型。使用这些模型辅以临床器械(导管或支架)进行术前血流模拟。例如,脑动脉瘤 3D 打印模型可用于确定哪种分流装置最适用于治疗,并精确预测术后血流改变。Sullivan 等人的一份病例报道描述了一例 8 岁男童左颈内动脉(ICA)床突上段梭形动脉瘤,伴有囊性部分,治疗前在 3D 打印模型上进行模拟,并记录在影像序列上的变化。由于载瘤血管增大,使用 Pipeline 栓塞器(Medtronic,爱尔兰,都柏林)的尝试被中止。载瘤血管太大,没有适合的血流分流装置。并且,病变很可能是夹层动脉瘤,放置手术夹也不理想。该团队认为,患者可能从 SILK 血流分流装置(Balt Extrusion,法国,蒙莫朗西)中受

益。这个方案获得了 FDA 和当地机构审查委员会（IRB）的批准。根据最近的脑血管造影 3D 打印患者的脑血管系统。使用模型进行了两种方案的模拟,包括单独使用 SILK 装置从 ICA 末梢段延伸到眼段,或者联合使用 Leo+支架（Balt Extrusion,法国,蒙莫朗西）和 SILK 装置。模拟过程中,第二种方案失败了,Leo+装置在 ICA 末段扩张不理想。原因是 ICA 末段非常弯曲,并且其直径与近端颈内动脉不匹配。根据模拟结果,对该患者采用单一器械的方法,仅使用 SILK 血流分流装置,从近端开始直到扭曲段。器械放置顺利,完整封闭瘤颈。锥形束 CT 血管造影显示器械贴壁良好,无载瘤血管损伤,并且 6 个月随访良好。

3D 打印也可应用于 AVM。3D 打印模型可用于术前计划制订,可以缩短患者咨询时间、增加患者和家属对手术的接受度,以及缩短术中数字减影血管造影至血管内治疗开始的时间。由于卒中患者的治疗具有紧急性,3D 打印技术不常用于取栓术前规划。然而,血流 3D 打印模型已经被用于比较卒中模型中取栓术和支架回收的效能。

3D 打印在介入放射学培训中的应用

3D 打印技术在 IR 教育和培训中具有巨大潜力,适用于医学生、住院医师、专科医师和计划开展新手术的医生。3D 打印解剖模型和训练模型已被证实有助于教授与 IR 手术相关的解剖知识、技术,以及操作导丝和其他器械的技巧。

多项研究表明,与传统尸体模型相比,3D 打印解剖模型教学效果更好,成本、可重复性和可用性方面的限制更少。重复使用尸体还会破坏正常解剖结构。另外,目前传统的非尸体医学模型制造成本高,而且耗时长、工艺复杂。解剖结构模型可以实现高精度打印,且注重组织结构细节。一项针对兽医学生的前瞻性研究表明,使用实体 3D 打印模型学习的学生在下肢解剖学的测试中表现优于使用教科书或 3D 计算机模型的学生。在另一项研究中,29 名医学生使用基于 MRI 数据的高保真室间隔缺损 3D 打印模型后,相关的知识获取、知识汇报和结构概念方面均有显著提高。还有一项研究显示,实体肝脏 3D 打印模型在教授肝脏分段解剖方面比传统解剖图谱更有效。VR 技术在 IR 教育培训中也可能有效。适用于 IR 教育培训的每种教学方法的优缺点见表 11.1。

3D 打印在 IR 教育培训中的作用不仅限于解剖结构的展示,还为实践操作学习提供了新的机会。目前血管内介入技术的住院医师培训需在临床病例手术过程中进行,这可能会增加患者和医护人员的辐射暴露,并可能对患者的治疗效果产生负面影响。已经有充分证据表明,模型对学生和受训人员在接触真实患者之前练习手术操作技术和工具使用方法具有重要价值,可以帮助住院医师提高知识水平、增强信心和降低焦虑水平。

与外科手术的直视下操作不同,IR 手术通常需要在影像引导下进行,这为制作 3D 打印模型带来了独特的挑战。理想的 IR 体模不仅要与真实解剖结构相似,还应具有与组织类似的成像特征,以便进行影像引导下的介入操作,无论是通过 X 线透视、CT、超声还是 MRI。关于 3D 打印成像体模的注意事项见第 14 章。

Javan 等使用一个肝脏 3D 打印模型讲解肝胆介入手术中的关键解剖概念,如肝段和脉管系统。该模型包含一个动脉供血滋养的模拟肿块,一个带有经皮通道的脓肿(受训人员可以通过该通道练习放置猪尾导管),以及一个经肝延伸至胆囊的通道,用以展示胆囊造瘘的方法。Bundy 等为经皮胆道内镜培训制作了一个适用于荧光透视的 3D 打印模型。该团队的模型对于希望掌握这项新技能的 IR 医师具有教育价值。

Eisenmenger 等的研究表明,适用于血管造影的 3D 打印模型可以为提升血管内介入技术、操作练习和制订线透视方案提供安全、经济的方法,而无须担心患者辐射过量而导致的不良后果。在这项研究中,与患者脉管系统相关的 CTA 数据被转换为 3D 表面渲染,减少了表面多边形的数量,然后使用标准台式材料挤出打印机和可溶解的纤维材料打印血管模型。使用硅胶浇铸小直径血管模型,然后溶解打印材料,留下中空的硅胶脉管系统模型,可在 X 线透视下使用。对于较大直径的血管,如主动脉和相关分支血管,可以直接打印用于培训,无须进行硅胶浇铸。学员们使用经济实惠且易获取的血管造影模型来提高

表 11.1　介入放射学教育培训中不同类型解剖模型的优缺点		
模型类型	优点	缺点
虚拟现实	• 容纳多个模型的能力 • 个体化解剖结构 • 整合测量和其他反馈特征 • 长期存在平台 • 安全隐患最小 • 可将影像与 3D 可视化结合使用	• 可能限制模型的准确性和真实性 • 触觉反馈有限 • 需要更新和维护
3D 打印	• 个体化解剖结构 • 可实现触觉反馈 • 可能允许使用成像技术和设备 • 安全隐患最小	• 成本取决于材料 • 制造过程耗时较多 • 可重复性有限
人类尸体	• 真实的外观和触觉反馈 • 解剖结构的直接可视化 • 允许使用成像技术和设备	• 高成本 • 无法根据患者解剖结构/病理进行定制 • 重复使用受限
活体动物	• 逼真的外观和触觉反馈 • 生理反应(生命体征、出血、止血) • 允许使用真实的影像技术和介入放射学设备	• 高成本 • 无法根据患者解剖结构/病理进行定制 • 重复使用受限

Adapted from Table 1 Sullivan S, et al. Three-dimensional printing and neuroendovascular simulation for the treatment of a pediatric intracranial aneurysm: case report. J Neurosurg Pediatr. 2018;22(6):672–677.

血管造影技能。作者认为,这样的 3D 模型可以用于比较不同工作年限或不同机构住院医生的能力,例如,血管成形术、弹簧圈置入、支架置入、过滤器置入或血管内移植物放置的术前评估。纽芬兰纪念大学主持的一项前瞻性研究表明,医学生也可以通过使用与 X 线透视兼容的血管 3D 打印模型有效地学习血管解剖和基本操作技能。

3D 打印模型也可以用于模拟骨骼肌肉 X 线透视下手术。一项研究描述了一种制作肩关节 3D 打印模型的方法,该模型用于 X 线透视引导下肩关节造影的训练。通过使用市售软件,从正常肩关节 CT 造影图像中分离出骨结构、关节腔和皮肤表面并生成独立的 3D 网格模型。通过黏结喷射技术,使用不透 X 线的石膏 3D 打印骨骼。通过材料喷射技术,使用橡胶状材料打印关节囊。将关节囊固定在肱骨头和肩盂上,形成封闭的关节腔。使用选择性激光烧结技术打印皮肤的聚酰胺模具。将关节固定在模具内,并用不同密度的硅胶浇注周围软组织。用致密的皮质骨和密度较低的髓质松质骨复现体内骨皮质和髓质

的不同。肩盂唇被成功地整合到打印的关节囊中。使用该模型可以重复进行前、后和肩袖间隙路径的肩关节造影,并模拟体内的针引导阻力。还可用该模型进行关节 CT 造影成像。

除了 X 线,CT 是 IR 中用于影像引导的另一种非常重要的设备。根据头部 CT 创建 3D 打印模型的工作已经启动,证明了根据头部 CT 制作体模的可行性。这种方法使用 3 种不同放射密度的材料,以反映白质、灰质和脑脊液之间 CT 值的内在差异。将该模型放置于一个颅骨模型中,并在 192 层扫描仪(SOMATOM Force, Siemens Healthcare, 德国)上用常规方案扫描。尽管 CAD 模型涉及高度复杂的解剖结构,并使用了 200 多个 CAD 壳体,但成功打印出了模型。将模型扫描图像与患者原始图像进行比较时,组织的绝对 CT 值有所不同。然而,两组图像中的不同类型组织间 CT 值的差异是一致的。并且在相同的显示条件和不同的层面下观察时,模型和患者的图像显示出相似的灰度范围和对比度水平,其解剖结构和纹理也具有较高的相似性。该技术可以应用于

身体其他部位 CT 引导下手术的术前计划制订或教育培训,如引流、消融或经皮栓塞等。

超声兼容模型为 IR 教育培训提供了许多方向,包括引流、活检、注射和获得血管通路等方面。目前市售的超声兼容模型通常价格昂贵,解剖准确性较低,并且只适用于有限的手术。低成本的自制模型通常由明胶铸件构成(包含包埋体和动物组织碎片),因此,解剖准确性受到限制,缺乏稳定性,并且需要使用动物组织。一项随机研究比较了使用超声兼容血管 3D 打印模型和市售模型培训医学生进行股动脉入路。对增强 CT 数据进行分割、处理,并使用立体光固化技术打印。使用灰色柔性光固化树脂材料打印血管以模拟血管壁的顺应性。使用熔融沉积建模技术打印骨解剖结构。两组受训人员在训练前都表示对进行股动脉入路缺乏信心,但在培训后,3D 打印组表现出的信心提升与市售组相当。这表明定制的 3D 打印培训模型可以用于教授医学生操作技能。

3D 打印技术可以与传统的模具技术结合用于超声培训,以复现解剖结构和纹理细节,使超声表现更加逼真。一项研究旨在制作一个成本低廉、具有高度解剖逼真度的肩关节注射培训用超声模型。该研究使用开源的 STL 文件。这个文件中,骨骼/肌肉附件已获得验证,肌肉作了微小的调整,并制作了韧带。以材料喷射打印机打印文件。该模型由不同的材料组成,以区分骨骼与肌肉、肌腱和韧带。皮肤表面文件用于制作软组织的 3mm 厚壳模。插入物和模具被组装并填充了含有悬浮车前草壳的明胶混合物。该模型在超声上表现出高度解剖逼真度,适用于接受培训的住院医师,其材料成本约 280 美元。

也可以调整超声模型的功能以复现生理性血流动力学。一项研究尝试使用 3D 打印技术将主动脉瓣严重狭窄的高分辨率 CT 图像转换为等比例的物理模型。使用材料喷射 3D 打印技术制作双材料模型。刚性材料用于打印钙化区域,橡胶状材料用于模拟软组织结构,如流出道、主动脉根部和非钙化瓣叶。通过多普勒检查评估模型的瓣口面积、超声心动图表现和狭窄严重程度。模型的设计旨在通过戈林和多普勒方法,使多普勒测量的峰值和平均跨瓣梯度,与一系列血流情况下参考导管标准压力和主动脉瓣口面积之间取得强相关性。这些原理可以应用于制作多种材料高保真度模型,用于需要超声引导的手术,如活检和引流、假性动脉瘤栓塞、动静脉移植物除栓和肾脏介入等。

3D 打印在患者教育中的应用

为患者提供准确并且相关的知识,以使他们能够充分参与自己的医疗照护是至关重要的。通常通过口头交流向患者传递信息,有时候还会使用图表或患者的医学影像。虽然医生经过多年的培训来理解疾病过程,但患者并没有接受相同的培训。此外,医学影像可能涉及复杂的多模态,例如,多期相增强 CT、多序列 MRI 或超声中的病理变化对于非专业的观察者来说并不容易理解。因此,患者通常发现医学影像难以解读,可能会求助于互联网寻找补充信息。但互联网上的信息可能质量不佳,并且并非来自可靠的信息源。

个体化 3D 打印模型是简单但有效的工具,有助于患者更好地理解医学诊断、治疗选择和风险。这些模型有可能改进共同决策,并改善患者的体验。已经有几项研究显示,在儿科心脏病、腰椎后部融合、经皮碎石术、血管内主动脉瘤修复、脑血管动脉瘤治疗、可疑肾肿瘤的肾切除和前列腺癌治疗,以及肝肿瘤的肝切除等领域,3D 打印模型在患者宣教方面具有更好的价值。

介入放射学家非常适合担任患者教育者的角色,尤其是在门诊介入放射学和介入肿瘤学等不断发展的领域。例如,接受子宫肌瘤栓塞术的女性患者可以更好地了解子宫肌瘤的位置和体积,以及栓塞术原理,从而使患者做出同意手术的决策时更加容易,以及在术后处理疼痛时更加便利。有外周动脉疾病的患者可以通过观看 3D 打印模型的前后对比,更好地理解自己的疾病程度和血栓切除的效果。与恶性肿瘤作斗争的患者需要高质量的信息,以便在治疗范式中扮演积极的角色并保持士气。治疗癌症需要多学科的共同努力,介入肿瘤学通常是其中一部分,提供放射性栓塞、化疗栓塞和消融等治疗方法。由于影像学对于这些手术和 3D 打印模型的信息来源至关重要,介入肿瘤学为放射学提供了一个独特的机会,可以大幅提高患者对自身状况的理解,并积极影响患者的体验。

3D 打印在介入放射学中的未来

3D 打印在介入放射学领域开辟了令人兴奋的新方向,包括解剖学教育、技能培训、制订手术计划、术中引导、设备制作和患者教育。随着基础研究持续不断拓展 3D 打印的功能,其在介入放射学中的应用案例也在不断增加。

3D 打印的进一步发展将包括更广泛的材料,从而产生更耐用和逼真的产品。持续开发用于 3D 打印的原材料将扩展与超声、X 线透视、CT 和 MRI 兼容的模型应用。此外,3D 打印的成本和打印速度也有望得到改进,从而增加医院和门诊中心装备这些设备,以及机构拥有者打印产品的意愿。这些进步将使教育工作者、学生和受训人员、患者、放射科医师和其他医生受益。

虽然当前市售设备满足大多数患者的需求。但对于具有解剖变异或解剖结构大小超出传统范围的患者,使用现有设备时可能治疗效果不好甚至出现不良反应。例如,大小不合适的下腔静脉滤器可能会导致致命的并发症,如移位、栓子、穿透下腔静脉壁并导致肠穿孔或出血。根据 CT 影像制作的定制设备可以避免这个问题,且不会产生为了大量储备这些很少使用的设备带来的成本。同样,尽管介入放射学医师通常使用少数种类的导管来执行大多数血管内和非血管操作,但定制特定长度、直径和尖端配置的导管可以减少手术时间、辐射暴露和并发症的风险。随着 3D 打印在放射科的日常应用,它将为介入放射学医师提供多样的工具,以更安全、更高效地执行各种手术。

将生物可吸收材料挤制成纤维,可以制造短期器械,如下腔静脉过滤器、支架和导管,这些设备可以在一段时间后自动溶解,无须取出。随着 3D 打印技术的进步,介入放射学医师还可以定制生物活性结构,如导管、支架或微球,可在局部释放药物。一项体外可行性研究使用熔融沉积打印制作了含有抗生素和化疗药物的生物可吸收的 14 号导管。扫描电子

显微镜成像显示导管上持续存在添加的粉末。洗脱曲线和细菌培养显示持续药物释放和较大的抑菌区域。进一步的研究将实现这个设计的各种应用,可能与化疗、纤维蛋白溶解、抗生素或抗血小板药物相关。从理论上讲,这个创新将通过定制大小和结构、靶向药物传递、定制药物动力学和改善患者依从性,从而改善患者的治疗效果。

生物打印是指使用细胞包被材料进行 3D 打印的过程,它也可能为 IR 领域带来新的可能性,例如,组织线性覆盖支架一段时间后转变成肝血管,可用于透析移植物、外周动脉疾病的旁路手术和 TIPS 植入术。这项技术还可以改善弹簧圈栓塞术,正如 Sheth 等人所推理的那样。弹簧圈栓塞不完全可能导致出血再发,尤其是在凝血功能障碍或血流动力学改变的患者中。充满成纤维细胞的栓塞装置可能通过胶原基质沉积稳定血栓形成,从而改善止血效果。富含细胞的结构中还含有生长因子、免疫调节剂和抗菌药物,这些也将成为未来的研究方向,应用于改善伤口愈合。

3D 打印可以与 AR 和 VR 技术联合使用,彻底改变介入放射学医师的病例演练和实时术中引导的方式。使用与 MRI 兼容且 MRI 可见的 3D 打印模型,为 CT 和 MRI 引导的椎弓骨样骨瘤和椎板成骨细胞瘤的冷冻消融手术制订计划和模拟安全入路,比术中 3D 计算机模拟推测的消融区域更进一步。类似路线图,AR 演练或 CAD 模拟结合实时手术成像,可以快速而安全地治疗复杂病例。3D 打印与 AR 或 VR 的结合还可以为介入放射学教育培训打造独特的平台。2019 年,来自犹他大学的团队报告开发了一种针对患者的触觉模拟器,帮助受训医师练习 TIPS 手术的技能。他们打印了带有中空血管的肝脏 3D 模型,并制作了可重复使用的硅胶模具作为肝实质。使用 AR 和 VR,受训医师能够在打印模型上模拟 TIPS 手术,用于解剖学习和触觉反馈。

经过影像诊断和治疗干预的训练,介入放射学家在医学 3D 打印临床应用中具有独特的领导地位。3D 打印在 IR 领域的应用范围广泛。随着新的应用被引入临床实践,3D 打印的功能将持续演进。

参考文献

1. Chareancholvanich K, Narkbunnam R, Pornrattanamaneewong C. A prospective randomised controlled study of patient-specific cutting guides compared with conventional instrumentation in total knee replacement. *Bone Jt J.* 2013;95-B(3):354−359.

2. Lambrecht JT. *3-D Modeling Technology in Oral and Maxillofacial Surgery.* Quintessence Pub. Co; 1995.

3. Mankovich NJ, Cheeseman AM, Stoker NG. The display of three-dimensional anatomy with stereolithographic models. *J Digit Imag.* 1990;3(3):200−203.

4. Brown GA, Firoozbakhsh K, DeCoster TA, Reyna Jr JR, Moneim M. Rapid prototyping: the future of trauma surgery? *J Bone Jt Surg Am.* 2003;85-A(Suppl 4):49−55.

5. Ballard DH, Mills P, Duszak Jr R, Weisman JA, Rybicki FJ, Woodard PK. Medical 3D printing cost-savings in orthopedic and maxillofacial surgery: cost analysis of operating room time saved with 3D printed anatomic models and surgical guides. *Acad Radiol.* 2020;27(8):1103−1113.

6. Diment LE, Thompson MS, Bergmann JHM. Clinical efficacy and effectiveness of 3D printing: a systematic review. *BMJ Open.* 2017;7(12):e016891.

7. Tack P, Victor J, Gemmel P, Annemans L. 3D-printing techniques in a medical setting: a systematic literature review. *Biomed Eng Online.* 2016;15(1):115.

8. Aimar A, Palermo A, Innocenti B. The role of 3D printing in medical applications: a state of the art. *J Healthc Eng.* 2019;2019:5340616.

9. Martelli N, Serrano C, van den Brink H, et al. Advantages and disadvantages of 3-dimensional printing in surgery: a systematic review. *Surgery.* 2016;159(6):1485−1500.

10. George E, Liacouras P, Mitsouras FJ, Rybicki D. Measuring and establishing the accuracy and reproducibility of 3D printed medical models. *Radiographics.* 2017;37(5):1424−1450.

11. ISO/ASTM. *Additive Manufacturing — General Principles — Terminology.* 2018.

12. Ghodadra A, Varma R, Santos E, Pinter J, Amesur N. Inexpensive 3D printed models supplement interventional radiology procedure planning. *J Vasc Intervent Radiol.* 2017;28(2):S14−S15.

13. Weinstock P, Prabhu SP, Flynn K, Orbach DB, Smith E. Optimizing cerebrovascular surgical and endovascular procedures in children via personalized 3D printing. *J Neurosurg Pediatr.* 2015;16(5):584−589.

14. Nicol K,SJ, Borrello J, Swinburne N, et al. 3D printing of a cirrhotic liver with parenchymal translucency and highlighted portal and hepatic veins for pre-TIPS planning. *J Vasc Intervent Radiol.* 2017;28(2).

15. Takao H, Amemiya S, Shibata E, Ohtomo K. Three-dimensional printing of hollow portal vein stenosis models: a feasibility study. *J Vasc Intervent Radiol.* 2016;27(11):1755−1758.

16. Takao H, Amemiya S, Shibata E, Ohtomo K. 3D printing of preoperative simulation models of a splenic artery aneurysm: precision and accuracy. *Acad Radiol.* 2017;24(5):650−653.

17. Shibata E, Takao H, Amemiya S, Ohtomo K. 3D-Printed visceral aneurysm models based on CT data for simulations of endovascular embolization: evaluation of size and shape accuracy. *Am J Roentgenol.* 2017;209(2):243−247.

18. Itagaki M. Using 3D printed models for planning and guidance during endovascular intervention: a technical advance. *Diagn Interv Radiol.* 2015;21:338−341.

19. Meess KM, Izzo RL, Dryjski ML, et al. 3D printed abdom-inal aortic aneurysm phantom for image guided surgical planning with a patient specific fenestrated endovascular graft system. *Proc SPIE Int Soc Opt Eng.* 2017:10138.

20. Mitsuoka H, Terai Y, Miyano Y, et al. Preoperative planning for physician-modified endografts using a three-dimensional printer. *Ann Vasc Dis.* 2019;12(3):334−339.

21. Sulaiman A, Boussel L, Taconnet F, et al. In vitro non-rigid life-size model of aortic arch aneurysm for endovascular prosthesis assessment. *Eur J Cardio Thorac Surg.* 2008;33(1):53−57.

22. Meyer-Szary J, Wozniak-Mielczarek L, Sabiniewicz D, Sabiniewicz R. Feasibility of in-house rapid prototyping of cardiovascular three-dimensional models for planning and training non-standard interventional procedures. *Cardiol J.* 2019;26(6):790−792.

23. Sodian R, Schmauss D, Markert M, et al. Three-dimensional printing creates models for surgical planning of aortic valve replacement after previous coronary bypass grafting. *Ann Thorac Surg.* 2008;85(6):2105−2108.

24. Schmauss D, Schmitz C, Bigdeli AK. Three-dimensional printing of models for preoperative planning and simulation of transcatheter valve replacement. *Ann Thorac Surg.* 2012;93(2):e31−e33.

25. Maragiannis D, Jackson MS, Igo SR, et al. Replicating patient-specific severe aortic valve stenosis with functional 3D modeling. *Circ Cardiovasc Imaging.* 2015;8(10):e003626.

26. Ripley B, Kelil T, Cheezum MK, et al. 3D printing based on cardiac CT assists anatomic visualization prior to transcatheter aortic valve replacement. *J Cardiovasc Comput Tomogr.* 2016;10(1):28−36.

27. Qian Z, Wang K, Liu S, et al. Quantitative prediction of paravalvular leak in transcatheter aortic valve replacement based on tissue-mimicking 3D printing. *JACC Cardiovasc Imaging.* 2017;10(7):719−731.

28. Hosny A, Dilley JD, Kelil T, et al. Pre-procedural fit-testing of TAVR valves using parametric modeling and 3D printing. *J Cardiovasc Comput Tomogr.* 2019;13(1):21−30.

29. Rotman OM, Kovarovic B, Sadasivan C, et al. Realistic vascular replicator for TAVR procedures. *Cardiovasc Eng Technol.* 2018;9(3):339−350.

30. Izzo RL, O'Hara RP, Iyer V, et al. 3D printed cardiac phantom for procedural planning of a transcatheter native mitral valve replacement. *Proc SPIE Int Soc Opt Eng.* 2016:9789.

31. El Sabbagh A, Eleid MF, Matsumoto JM, et al. Three-dimensional prototyping for procedural simulation of transcatheter mitral valve replacement in patients with mitral annular calcification. *Cathet Cardiovasc Interv.* 2018;92(7):E537−E549.

32. Wang DD, Eng MH, Greenbaum AB, et al. Validating a prediction modeling tool for left ventricular outflow tract (LVOT) obstruction after transcatheter mitral valve replacement (TMVR). *Cathet Cardiovasc Interv.* 2018;92(2):379−387.

33. Schievano S, Migliavacca F, Coats L, et al. Percutaneous pulmonary valve implantation based on rapid prototyping of right ventricular outflow tract and pulmonary trunk from MR data. *Radiology.* 2007;242(2):490−497.

34. Armillotta A, Bonhoeffer P, Dubini G, et al. Use of rapid prototyping models in the planning of percutaneous pulmonary valved stent implantation. *Proc Inst Mech Eng H.* 2007;221(4):407−416.

35. Epelboym Y, Shyn PB, Hosny A, et al. Use of a 3D-printed abdominal compression device to facilitate CT fluoroscopy-guided percutaneous interventions. *Am J Roentgenol.* 2017;209(2):435−441.

36. Khan IS, Kelly PD, Singer RJ. Prototyping of cerebral vasculature physical models. *Surg Neurol Int.* 2014;5:11.

37. Kondo K, Nemoto M, Masuda H, et al. Anatomical repro-

ducibility of a head model molded by a three-dimensional printer. *Neurol Med Chir*. 2015;55(7):592−598.

38. Anderson JR, Thompson WL, Alkattan AK, et al. Three-dimensional printing of anatomically accurate, patient specific intracranial aneurysm models. *J Neurointerventional Surg*. 2016;8(5):517−520.

39. Frolich AM, Spallek J, Brehmer L, et al. 3D printing of intracranial aneurysms using fused deposition modeling offers highly accurate replications. *Am J Neuroradiol*. 2016;37(1):120−124.

40. Thawani JP, Pisapia JM, Singh N, et al. Three-dimensional printed modeling of an arteriovenous malformation including blood flow. *World Neurosurg*. 2016;90:675−683 e2.

41. Brisman JL, Niimi Y, Song JK, Berenstein A. Aneurysmal rupture during coiling: low incidence and good outcomes at a single large volume center. *Neurosurgery*. 2005;57(6):1103−1109. discussion 1103-9.

42. Pierot L, Spelle L, Vitry F, Investigators A. Immediate clinical outcome of patients harboring unruptured intracranial aneurysms treated by endovascular approach: results of the ATENA study. *Stroke*. 2008;39(9):2497−2504.

43. Elijovich L, Higashida RT, Lawton MT, et al. Predictors and outcomes of intraprocedural rupture in patients treated for ruptured intracranial aneurysms: the CARAT study. *Stroke*. 2008;39(5):1501−1506.

44. Mashiko T, Otani K, Kawano R, et al. Development of three-dimensional hollow elastic model for cerebral aneurysm clipping simulation enabling rapid and low cost prototyping. *World Neurosurg*. 2015;83(3):351−361.

45. Namba K, Higaki A, Kaneko N, et al. Microcatheter shaping for intracranial aneurysm coiling using the 3-dimensional printing rapid prototyping technology: preliminary result in the first 10 consecutive cases. *World Neurosurg*. 2015;84(1):178−186.

46. Xu Y, Tian W, Wei Z, et al. Microcatheter shaping using three-dimensional printed models for intracranial aneurysm coiling. *J Neurointerventional Surg*. 2020;12(3):308−310.

47. Ishibashi T, Takao H, Suzuki T, et al. Tailor-made shaping of microcatheters using three-dimensional printed vessel models for endovascular coil embolization. *Comput Biol Med*. 2016;77:59−63.

48. Knox K, Kerber CW, Singel SA, Bailey MJ, Imbesi SG. Stereolithographic vascular replicas from CT scans: choosing treatment strategies, teaching, and research from live patient scan data. *Am J Neuroradiol*. 2005;26(6):1428−1431.

49. Kono K, Shintani A, Okada H, Terada T. Preoperative simulations of endovascular treatment for a cerebral aneurysm using a patient-specific vascular silicone model. *Neurol Med Chir*. 2013;53(5):347−351.

50. Ionita CN, Mokin M, Varble N, et al. Challenges and limitations of patient-specific vascular phantom fabrication using 3D Polyjet printing. *Proc SPIE Int Soc Opt Eng*. 2014;9038:90380M.

51. Biglino G, Verschueren P, Zegels R, Taylor AM, Schievano S. Rapid prototyping compliant arterial phantoms for in-vitro studies and device testing. *J Cardiovasc Magn Reson*. 2013;15:2.

52. Nagesh SVS, Hinaman J, Sommer K, et al. A simulation platform using 3D printed neurovascular phantoms for clinical utility evaluation of new imaging technologies. *Proc SPIE Int Soc Opt Eng*. 2018:10578.

53. Sindeev S, Arnold PG, Frolov S, et al. Phase-contrast MRI versus numerical simulation to quantify hemodynamical changes in cerebral aneurysms after flow diverter treatment. *PLoS One*. 2018;13(1):e0190696.

54. Sullivan S, Aguilar-Salinas P, Santos R, Beier AD, Hanel RA. Three-dimensional printing and neuroendovascular simulation for the treatment of a pediatric intracranial aneurysm: case report. *J Neurosurg Pediatr*. 2018;22(6):672−677.

55. Dong M, Chen G, Li J, et al. Three-dimensional brain arteriovenous malformation models for clinical use and resident training. *Medicine*. 2018;97(3):e9516.

56. Mokin M, Ionita CN, Nagesh SV, et al. Primary stentriever versus combined stentriever plus aspiration thrombectomy approaches: in vitro stroke model comparison. *J Neurointerventional Surg*. 2015;7(6):453−457.

57. Mokin M, Nagesh SVS, Ionita CN, Levy EI, Siddiqui AH. Comparison of modern stroke thrombectomy approaches using an in vitro cerebrovascular occlusion model. *Am J Neuroradiol*. 2015;36(3):547−551.

58. Mokin M, Waqas M, Nagesh SVS, et al. Assessment of distal access catheter performance during neuroendovascular procedures: measuring force in three-dimensional patient specific phantoms. *J Neurointerventional Surg*. 2019;11(6):619−622.

59. Machi P, Jourdan F, Ambard D, et al. Experimental evaluation of stent retrievers' mechanical properties and effectiveness. *J Neurointerventional Surg*. 2017;9(3):257−263.

60. Waran V, Narayanan V, Karuppiah R, et al. Injecting realism in surgical training-initial simulation experience with custom 3D models. *J Surg Educ*. 2014;71(2):193−197.

61. AbouHashem Y, Dayal M, Savanah S, Strkalj G. The application of 3D printing in anatomy education. *Med Educ Online*. 2015;20:29847.

62. Lim KH, Loo ZY, Goldie SJ, Adams JW, McMenamin PG, et al. Use of 3D printed models in medical education: a randomized control trial comparing 3D prints versus cadaveric materials for learning external cardiac anatomy. *Anat Sci Educ*. 2016;9(3):213−221.

63. Triepels CPR, Smeets CFA, Notten KJB, et al. Does three-dimensional anatomy improve student understanding? *Clin Anat*. 2020;33(1):25−33.

64. Preece D, Williams SB, Lam R, Weller R. "Let's get physical": advantages of a physical model over 3D computer models and textbooks in learning imaging anatomy. *Anat Sci Educ*. 2013;6(4):216−224.

65. Costello JP, Olivieri LJ, Krieger A, et al. Utilizing three-dimensional printing technology to assess the feasibility of high-fidelity synthetic ventricular septal defect models for simulation in medical education. *World J Pediatr Congenit Heart Surg*. 2014;5(3):421−426.

66. Kong X, Nie L, Zhang H, et al. Do 3D printing models improve anatomical teaching about hepatic segments to medical students? A randomized controlled study. *World J Surg*. 2016;40(8):1969−1976.

67. Dankelman J, Wentink M, Grimbergen CA, Stassen HG, Reekers J. Does virtual reality training make sense in interventional radiology? Training skill-, rule- and knowledge-based behavior. *Cardiovasc Intervent Radiol*. 2004;27(5):417−421.

68. Johnson SJ, Guediri SM, Kilkenny C, Clough PJ. Development and validation of a virtual reality simulator: human factors input to interventional radiology training. *Hum Factors*. 2011;53(6):612−625.

69. Sekhar A, Sun MR, Siewert B. A tissue phantom model for training residents in ultrasound-guided liver biopsy. *Acad Radiol*. 2014;21(7):902−908.

70. Javan R, Zeman MN. A prototype educational model for hepatobiliary interventions: unveiling the role of graphic designers in medical 3D printing. *J Digit Imag*. 2018;31(1):133−143.

71. Bundy JJ, Weadock WJ, Chick JFB, et al. Three-dimensional printing facilitates creation of a biliary endoscopy phan-

tom for interventional radiology-operated endoscopy training. *Curr Probl Diagn Radiol.* 2019;48(5):456−461.

72. Eisenmenger L, Ghandehari H, Jensen M, Huo E. Abstract No. 481 − Novel creation of an angiographic training model for trainees from 3D printed patient data. *J Vasc Intervent Radiol.* 2016;27(3, Supplement):S214.

73. Goudie C, Kinnin J, Bartellas M, Gullipalli R, Dubrowski A. The use of 3D printed vasculature for simulation-based medical education within interventional radiology. *Cureus.* 2019;11(4):e4381.

74. Javan R, Ellenbogen AL, Greek N, Haji-Momenian S. A prototype assembled 3D-printed phantom of the glenohumeral joint for fluoroscopic-guided shoulder arthrography. *Skeletal Radiol.* 2019;48(5):791−802.

75. Chen B, Leng SP, Vrieze TJ, et al. Design and 3D printing of an anthropomorphic brain CT phantom based on patient images. In: *Radiological Society of North America 2016 Scientific Assembly and Annual Meeting.* Radiological Society of North America; 2016. Chicago, IL.

76. Sheu AY, Laidlaw GL, Fell JC, et al. Custom 3-dimensional printed ultrasound-compatible vascular access models: training medical students for vascular access. *J Vasc Intervent Radiol.* 2019;30(6):922−927.

77. Smith B, Liacouras P, Grant G. Utilization of 3D printing to create low-cost, high fidelity ultrasound phantoms. In: *World Congress on Ultrasound in Medical Education.* 2014. Portland, OR.

78. Biglino G, Capelli C, Wray J, et al. 3D-manufactured patient-specific models of congenital heart defects for communication in clinical practice: feasibility and acceptability. *BMJ Open.* 2015;5(4):e007165.

79. Pass JH, Patel AH, Stuart S, Barnacle AM, Patel PA. Quality and readability of online patient information regarding sclerotherapy for venous malformations. *Pediatr Radiol.* 2018;48(5):708−714.

80. Liew Y, Beveridge E, Demetriades AK, Hughes MA. 3D printing of patient-specific anatomy: a tool to improve patient consent and enhance imaging interpretation by trainees. *Br J Neurosurg.* 2015;29(5):712−714.

81. Atalay HA, Canat HL, Ulker V, et al. Impact of personalized three-dimensional -3D- printed pelvicalyceal system models on patient information in percutaneous nephrolithotripsy surgery: a pilot study. *Int Braz J Urol.* 2017;43(3): 470−475.

82. Eisenmenger L, Kumpati G, Huo E. 3D printed patient specific aortic models for patient education and preoperative planning. *J Vasc Intervent Radiol.* 2016;27(3):S236−S237.

83. Wurm G, Tomancok B, Pogady P, Holl K, Trenkler J. Cerebrovascular stereolithographic biomodeling for aneurysm surgery. Technical note. *J Neurosurg.* 2004;100(1): 139−145.

84. Silberstein JL, Maddox MM, Dorsey P, et al. Physical models of renal malignancies using standard cross-sectional imaging and 3-dimensional printers: a pilot study. *Urology.* 2014;84(2):268−272.

85. Wake N, Rosenkrantz AB, Huang R, et al. Patient-specific 3D printed and augmented reality kidney and prostate cancer models: impact on patient education. *3D Print Med.* 2019;5(1):4.

86. Yang T, Tan T, Yang J, et al. The impact of using three-dimensional printed liver models for patient education. *J Int Med Res.* 2018;46(4):1570−1578.

87. van de Belt TH, Nijmeijer H, Grim D, et al. Patient-specific actual-size three-dimensional printed models for patient education in glioma treatment: first experiences. *World Neurosurg.* 2018;117:e99−e105.

88. Sheth R, Balesh ER, Zhang YS, et al. Three-dimensional printing: an enabling technology for IR. *J Vasc Intervent Radiol.* 2016;27(6):859−865.

89. Weisman JA, Ballard DH, Jammalamadaka U, et al. 3D printed antibiotic and chemotherapeutic eluting catheters for potential use in interventional radiology: in vitro proof of concept study. *Acad Radiol.* 2019;26(2):270−274.

90. Brower J, Blumberg S, Carroll E, et al. Mesenchymal stem cell therapy and delivery systems in nonhealing wounds. *Adv Skin Wound Care.* 2011;24(11):524−532. quiz 533-4.

91. Guenette JP, Himes N, Giannopoulos AA, et al. Computer-based vertebral tumor cryoablation planning and procedure simulation involving two cases using MRI-visible 3D printing and advanced visualization. *Am J Roentgenol.* 2016;207(5):1128−1131.

92. Smith TA, Eastaway A, Fine GC, et al. *Creation of a Haptic 3D Printed Simulator for TIPS Training in Augmented and Virtual Reality.* Chicago, IL: Radiological Society of North America; 2019.

第 12 章
核医学和放射治疗中的 3D 打印

Alejandro Amor–Coarasa, Lee Goddard, Mphys Pamela Dupré, Nicole Wake

引言

医学影像与 3D 打印近年来越来越受到关注。在核医学和放射治疗领域，主要目标之一是在保持最低辐射暴露的同时获得高质量的影像，3D 打印是一种理想的技术，有助于定制个体化治疗方案。此外，3D 打印可以用于优化核医学应用中的放射性药物化学。本章将重点介绍 3D 打印在核医学和放射治疗中的关键应用。

核医学

核医学利用放射性物质（放射性示踪剂、放射性示踪剂、放射性核素或放射性药物）来诊断、治疗和监测各种疾病。放射性核素是一个包含不稳定原子核的原子。就像水向山下流动，木材燃烧一样，原子核在通向稳定状态或更低能量状态的过程中会进行重新排列。正如 Albert Einstein 在著名的 $E=mc^2$ 方程中提出的，其中 E 是能量，m 是质量，c 是光速，能量需要守恒；因此，这种核重新排列将产生纯能量、质量的释放，或者两者兼有。与普通化学反应不同，核重新排列不受温度、溶剂和压力的影响，并且无论周围条件如何，都会按照可预测的路径进行。事实上，这种重新排列因可预测性从而被用作原子钟的时间标准。这些持续的质量和（或）能量发射与周围物质相互作用，并可以通过适当的仪器进行检测。这些原理构成了本章所讨论的核医学应用

的基础。

核辐射可以根据其性质被用于不同的目的。以 γ 射线（或量子）形式排放的能量通常用于诊断、预后、治疗监测和成像（分子成像或 MI），以及内部、外部治疗的放射性粒子和束。以 α（∝，高能量 $^4He^{2+}$ 核素）和 β（β，高能量 e^-）形式排放的粒子用于内部放射治疗（通常称为靶向放射治疗或 TRT）。不同的核排放物见表 12.1。然而，这些发射体本身通常不适用于诊断或治疗任何疾病，因此，必须进行功能化处理，以增加其特异性，并且功能更像是放射标记制剂（或放射药物）而不仅仅是放射同位素。正如药剂学是制备、保存、配制和分发药物的专业，放射药剂学则同样也是，但放射标记药物用于核医学。

根据表 12.1，大多数诊断性放射性药物将使用同质异能跃迁放射性同位素来追踪化合物的行为并产生医学影像。随后，很容易推断出 α 衰变和 β 衰变将与周围物质产生最大的相互作用，因此，应该被用于靶向放射治疗（TRT）。尽管如此，人们仍难以想象"正电子"是什么或反物质是什么样子。这些反物

表 12.1　主要辐射衰变类型

衰变模式	发射类型	成分
α 衰变	α	氦核，$^4He^{2+}$
β 衰变	$β^-$	电子，e^-
正电子衰变	$β^+$	反物质电子，e^+
同位素转变	γ	纯能量，γ 射线，高能光线

质粒子持续时间极短且难以研究,因为它们会立即与常规物质相互湮灭产生能量。人们知道它们存在,因为这种湮灭的产物会以几乎 180°的角度发射出两条 γ 射线。这种同时各向同性发射的特点使这些放射性同位素特别适用于正电子发射断层扫描(PET),而 PET 也成为最新的核医学成像技术之一,能够无创测量人体组织中细胞的代谢活动。PET 能够最准确、最敏感地检测和量化这些发射物的来源。表 12.2 显示了常用于 PET 成像的放射性同位素。

核医学中使用的传统医学影像方法称为单光子发射计算机断层扫描(SPECT),其使用标记有纯 γ 放射源的放射性药物进行成像。该技术对特定预设空间定向下由衰变核发射出的单个 γ 光子进行累积检测。平面闪烁扫描是对单光子发射最简单的应用,通常会产生两个 2D 图像,分别是"前"和"后"姿态。这些姿态是通过围绕患者旋转的相机捕捉发射的 γ 射线获得的。相比之下,SPECT 是一种 3D 成像技术,使用旋转相机系统获取多个投影,并进行断层重建以产生体内的图像切片(类似于 CT)。

其他发射 γ 射线的放射性同位素[^{137}Cs($t_{1/2}$=30.2年)和 ^{60}Co($t_{1/2}$=5.27 年)]的高能量辐射可以抵达人体组织深处,因此,可以用于外部束放射治疗。经过适当地准直,这些 γ 射线可以精确地照射到治疗部位。然而,由于它们的半衰期较长,因此,不能用于制造放射性药物。相比之下,内放射治疗或靶向放射治疗是一种将放射源(通常是 α 或 β 粒子)放置在体内的治疗方法(见表 12.4)。放射源可以是固体(近距离放疗)或液体(全身放疗)。在近距离放疗中,将带有放射源的粒子、带状物或胶囊放置在肿瘤内部或附近,这些固体颗粒会释放射线(通常是 γ 射线)。在全身放疗中,治疗药物经口服或静脉注射,并通过血液或组织,寻找并杀灭癌细胞。

很少在没有化学修饰的情况下以离子形式注射放射性核素,它们通常需要作为放射性药物的一部分进行注射。由于衰变和电离辐射及辐解分界特性,这些药物无法被事先生产和储存以供给药。因

表 12.2　PET 成像常用同位素				
示踪同位素	半衰期	平均能量	最大能量	医学应用
^{11}C	20.4min	0.39	0.96	小分子,脑成像
^{13}N	10min	0.50	1.20	^{13}NH$_3$
^{15}O	2min	0.72	1.74	H$_2$^{15}O
^{18}F	109min	0.25	0.63	小分子,脑成像
^{64}Cu	12.7h	0.28	0.65	中等大小的分子标记
^{68}Ga	68min	0.89	1.92	小分子
^{89}Zr	78.4h	0.40	0.90	蛋白质和抗体标记
^{124}I	4.2 天	≈0.7	1.532(11%)和 2.435(11%)	蛋白质和抗体标记

表 12.3　SPECT 和平面闪烁成像常用同位素			
示踪同位素	半衰期	γ 能量	医学应用
^{67}Ga	3.26 天	93(40%),184(24%),296(22%),388(7%)	成像/血液流动,渗漏,感染。例如,[^{67}Ga]Ga-柠檬酸盐
^{99m}Tc	6.02h	140.5(89%),18.4(4.0%),18.3(2.1%)	90%核医学应用 例如,[^{99m}Tc]心肌灌注成像检查(MIBI)
^{111}In	2.8 天	171.3(91%),245.4(94%)	白细胞标记,奥曲肽类药物
^{201}TI	3.04 天	70.8(46.5%),68.9(27.4%),80.3(20.5%),167.4(10.0%)135.3(2.7%)	心脏

表 12.4　放射治疗中的常用同位素

示踪同位素	半衰期	能量(粒子)	医学应用
^{90}Y	2.7 天	2.28 MeV(β^-)	肝脏,神经内分泌
^{177}Lu	6.65 天	0.497 MeV(β^-)	前列腺,神经内分泌
^{188}Re	16.9h	2.12 MeV(β^-)	骨骼,放射免疫治疗
^{223}Ra	11.4 天	多个 α 和 β-衰变	骨骼,前列腺
^{225}Ac	10.0 天	多个 α 和 β-衰变	前列腺,脑

此,需要在每次给药前新鲜制备放射性药物,这使得该过程成本高昂,并对生产人员提出了严格要求。为了避免衰变和辐解,遵循良好的制药规范,降低成本,减少人员暴露在辐射中,并确保药物质量和可重复性,药物制备过程需要实现自动化。有一些市售的自动化装置,但它们的成本超过 10 万美元,并且没有针对特定合成进行优化。为了满足在降低成本的同时实现特定反应自动化,必须引入新的设计和制造技术,其中包括 3D 打印技术。

3D 打印技术优化放射性药物化学的方法

3D 打印技术具有易用性、经济性和多功能性。由于放射性药物的数量必然会随着新的分子靶点的发现、新型配体的开发、罕见的正电子放射性核素的可获得性,以及患者人数的增加而增加,因此,必须引入新的、可重复的合成技术来适应不同的合成过程。将放射性核素与相关配体结合的反应必须在放射性核素的一个物理半衰期内完成。同时,这些反应还需要高度准确,同时满足给患者注射放射性化合物的监管要求。3D 打印技术可以很容易地与最先进的机器人组件相结合,并可以降低成本。创建一个可靠的自动合成装置(ASU),其成本仅为市售 ASU 的 1/20。

通过 3D 打印实现的低成本 ASU 引入了放射药物化学中的一种新概念:"不要适应现有 ASU 的合成方式,而是创建适合优化合成的 ASU。"这种革命性的概念使药物生产真正具备了良好的制造规范,因为该过程是根据质量要求定制的,而不是试图适应现有过程。通过设计合成的方式来实现所产生药物的最大放射化学产量和最终放射化学纯度,而不是对不适合的自动化反应进行适应。

示例 1:$^{11}C-$ 脂肪酸 ASU

标记有 ^{11}C 的脂肪酸能够追踪临床相关的代谢过程。然而,^{11}C 同位素的半衰期仅为 20.2min,使用时具有挑战性。为了获得经过标记和质量控制的注射剂量化合物,需要起始时具有高活性(1~5Ci),但这是不可控的。因此,必须实现自动化。脂肪酸通常是由 N_2、He 或 Ar 流携带的微量 $^{11}CO_2$ 气泡产生的。这种方法在概念上不适合放射化学的原因不在本书中讨论。这种方法已经过改进,并实现了更高的产率、更高的纯度和更短的合成时间。对于这些替代方法来说,主要的挑战是从未实现自动化,也没有市售的系统能够容纳它们。

3D 打印技术与高扭矩伺服电机、直线电机及可存储和执行序列的控制芯片相结合,在放射性药物自动化生产方面取得了突破(图 12.1)。ASU 通过将合成时间从 12min 缩短至 8min,实现了对手动合成的改进,并产生了一致的衰变校正放射化学产率。此外,ASU 还能够在 8~10min 内以高于以往报道产率的水平制备出 3 种临床感兴趣的示踪剂,包括 $^{11}C-$乙酸、$^{11}C-$棕榈酸和 $^{11}C-$丙酸酯。

示例 2:^{18}F 标记双加热器 ASU

^{18}F 的半衰期($t_{1/2}$=109min)比 ^{11}C 的半衰期长 3 倍以上,可适应更长的合成时间和更复杂的多步反应。然而,仅有少数市售的 ASU 适用于复杂的反应,且成本超过 15 万美元。对于大多数研究人员来说,这样的成本在早期机构批准的化合物测试中过于高昂,因此,需要一种替代方案。3D 打印技术与机器人

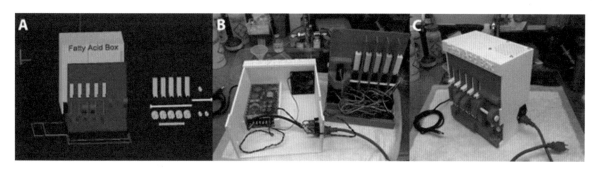

图 12.1 ¹¹C–脂肪酸 ASU。(A)CAD 设计。(B)装配。(C)最终产品。

技术相结合解决了这个问题，特别是针对临床前 PET 成像中涉及两个独立反应和一次蒸馏的前列腺特异性膜抗原（PSMA）¹⁸F–RPS–040 的多步放射合成方法。使用 3D 打印和机器人技术开发这个过程的总成本为 7000 美元，约为市售 ASU 成本的 5%。

为了实现首次自动合成 ¹⁸F–RPS–040，需要设计并组装一台 ASU。为了适应合成过程所需的高温，使用材料挤出技术将陶土打印成瓷反应器的外壳。通过优化陶土的 3D 打印过程以避免陶土在窑炉中收缩，得到一个误差<1mm 的 3D 打印瓷制件。在第二个反应器中使用穿孔元件，将其冷却至 0°C 以进行中间体的蒸馏，并将其加热至 100°C 用于随后反应步骤（图 12.2）。合成时间从人工合成的大约 2h 缩短到 65min，只需要对产品进行最后的高效液相色谱（HPLC）纯化和重新配制即可用于注射。这种 ASU 是前所未有的，对复杂的多步骤合成进行了自动化和优化，而且在 20 多次试验中没有发生任何机械故障。

示例 3：⁶⁸Ga 标记多药物 ASU

⁶⁸Ga 标记药物（$t_{1/2}$=68min）的临床意义不可否认。通常，⁶⁸Ga 通过 ⁶⁸Ge/⁶⁸Ga 发生器洗脱产生，并在缓冲条件下直接用于标记。与之前的示例不同的是，市场上已经存在用于执行这一任务的 ASU。然而，它们的价格从 4 万美元到 8 万美元不等，这对于临床前和临床试验应用来说过于高昂，尤其是对于已经设法购买了同样昂贵的 ⁶⁸Ge/⁶⁸Ga 发生器的第三世界国家。这种应用与其说是一种合成需求，不如说是一种财务需求，因此，一种价格低于 2000 美元的 ASU 被制作出来，而且优于通过将注射泵并入洗脱器从而作为存储序列一部分的市售产品。

⁶⁸Ga 标记多药物 ASU 包括 C₁₈ Sep–Pak Lite 净化和通过 0.2mm 过滤膜过滤，以提供无菌、无热原的可注射溶液（图 12.3A）。该 ASU 也可用于螯合许多药物与其他放射金属以用于成像和治疗。药物包括（但不限于）⁹⁰Y–DOTATOC、¹⁷⁷Lu–DOTA–

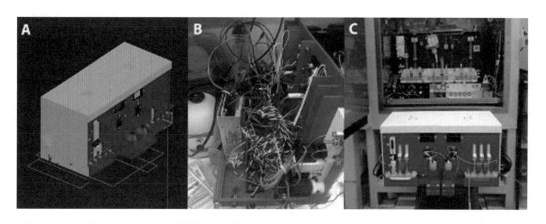

图 12.2 ¹⁸F 标记双加热器 ASU。(A)CAD 设计。(B)装配。(C)最终产品（底部）与 ORA Neptis 市售设备（Optimized Radio-chemical Applications，比利时，诺伊维尔）（顶部）进行比较。

TOC、²²⁵Ac–PSMA–617、²¹³Bi–DOTATOC 和 ²¹³Bi–PSMA–617 等。

示例 4：⁶⁸Ga 标记微流体 ASU

该 ASU 的设计旨在展示该技术的多功能性，并测试其应用范围。与使用缓慢的批处理过程进行 ⁶⁸Ga 标记不同，该 ASU 执行连续的标记过程，最终经过净化和重新配置用于注射。实验证明，在快速螯合反应，如 ⁶⁸Ga-PSMA-11 中，1/3 的时间内可获得与多药物 ASU 相同的产量，节省了 20% 因衰变而丢失的活性，并产生了类似质量的产品(图 12.3B)。该应用还展示了这些技术在初步测试突破性设计和评估其性能方面的重要性。由于这些装置的需求量较低(小型放射性药物社区)，3D 打印 ASU 不仅可用于原型设计，也可用于这些机器的常规生产。

放射治疗

放射治疗，也被称为放疗，是用于治疗癌症和非癌症疾病的治疗技术。高剂量的射线被用于杀死癌细胞，有时与化疗或手术结合使用。放射治疗主要有两种类型：射线从外部传递到肿瘤的外照射治疗，以及使用放置在患者体内或靠近肿瘤的放射源从内部向外部传递射线的近距放射治疗。

在外照射治疗中，放射源通常被封装在一个大的回旋式支架内，能够围绕患者旋转并形成放射束。高能光子是最常用的外照射模式，其能量约比诊断 X 线大 100 倍。其他治疗模式包括粒子束治疗，其中电子、质子、中子或其他轻核粒子被加速到非常高能量的状态。然后，将这些光子或粒子束聚焦在疾病区域或靶区上。使用各种技术以确保靶区获得规定的辐射剂量，同时尽可能地减少附近健康组织的辐射剂量。

近距离放射治疗技术使用放置于体内的放射源(或同位素)。这些放射性物质会发出 α、β、γ 射线或根据具体的放射性核素而发出组合射线。在近距离放射治疗中，放射源是一种固体材料，可以通过辅助装载器和敷贴临时放置于体内，或以放射性粒子的形式永久放置于体内。在全身或靶向治疗中，放射性药物或放射性药剂可以经口服或静脉注射，并通过血液或组织传播。这些药物可聚集在癌细胞或发生疾病的特定器官中并发出射线。

放射治疗中的 3D 打印技术

随着 3D 打印技术的发展，其应用领域也大幅增加。早期的材料挤出打印技术通常使用刚性材料，如丙烯腈丁二烯苯乙烯(ABS)或聚乳酸(PLA)，这些材料已经在各种外照射治疗中得到应用。随着技术的改进，更多的材料可以被应用，如聚对苯二甲酸乙二醇酯和柔性材料，即热塑性弹性体或热塑性聚氨酯(TPU)。其他的打印技术也变得更加普遍，如光固化和材料喷射。这些打印机通常使用液态树脂或光敏树脂，与材料挤出打印机相比具有更高的精度，但材料成本通常更高，打印时间更长。

3D 打印在放射治疗中有广泛的应用，包括打印敷料、组织补偿器、固定装置、近距离放疗装置，以及人体模型和质量保证模型等。3D 打印在放疗中的不同用途有着不同的目标，因此，需要仔细考虑为每个目标所选的材料，因其可能具有剂量学意义。对于敷

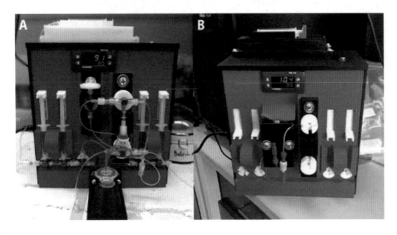

图 12.3　(A)⁶⁸Ga 标记多药物 ASU 和(B)⁶⁸Ga 标记微流控 ASU。

料和组织补偿器的应用，目标是在治疗射线与患者相互作用之前，在治疗束路径中增加更多材料，敷料的另一作用是增加患者体表（即皮肤）的剂量。对于这些应用，选择的材料应具有接近水或软组织的辐射性能。每种治疗方式在选择敷料材料时都有特定的考虑因素，包括物理密度、电子密度和化学成分。还必须考虑打印技术，包括填充密度等因素。

患者固定装置的目标是使患者在每次治疗中保持静止和处于相同的位置，同时对计划辐射剂量影响最小。因此，固定装置应尽可能靠近患者。对于近距离治疗装置，目标是尽可能减少装置和体表之间的气囊和间隙，以获得可重复的、均匀的解剖结构及水状材料。最后，需要单独考虑用于多种目的的质量保证模型，人体模型需要由不同材料组成，以模拟骨骼、脂肪、组织和肺部，以与人体相同的方式与辐射发生相互作用。

已有多项研究探讨 3D 打印在放射治疗中的不同应用，以及不同材料在用于患者治疗前与辐射相互作用的方式。每个机构在将材料用于患者治疗之前应收集足够的信息。

同样必须考虑辐射对 3D 打印材料的影响。Wady 等最近的研究表明，常见的 3D 打印材料在暴露于非常高水平的辐射下时，其柔韧性和力学强度可能会降低。值得注意的是，该研究中材料所受的辐射量为 10^6Gy 数量级，而通常用于治疗患者的辐射量为数十 Gy。因此，在大多数放射治疗应用中，材料特性在治疗过程中应该几乎没有退化。

3D 打印敷料

3D 打印在放疗中的大部分应用都集中在 3D 打印敷料上。敷料由人体组织等效材料制成，直接放置在患者的皮肤表面，以增加表面剂量或减少对目标周围健康组织的辐射。传统的敷料制作方法包括使用湿纱布或石蜡包裹的纸膜，手工塑形并放置在治疗区域周围。市售的敷料包括预制的合成凝胶油和凝胶片，但是由于与患者皮肤表面不贴合，在非平整区域的使用受限。这可能导致敷料与皮肤之间存在较大的气隙，影响皮肤保护效果，并导致部分区域剂量过高或过低。也可在市场上购买热塑性薄板，将其

加热至可塑状态，然后与患者体表接触成形。冷却固化后，它们将保持形状，直到再次加热。可根据治疗辐射的能量选择不同大小和厚度的凝胶和热塑性薄板。热塑性材料能够减少气隙，但可能导致敷料厚度不均匀，造成计划剂量与实际传递剂量之间存在差异。在患者的皮肤上进行敷料塑形过程可能会引发焦虑，特别是在头颈部或其他敏感区域。敷料需要手工塑形或将温热的热塑性材料压在敏感区域直至冷却，如果该区域较敏感，那么患者可能会感到疼痛。

3D 打印技术能够制造适合每个患者的定制敷料。使用 3D 打印技术可以制造复杂的个体化敷料，可以提高目标区域的辐射剂量均匀性，降低对周围组织的辐射剂量。可以根据术前计划的体积成像数据，如治疗计划 CT，设计个体化 3D 打印敷料，而无须在患者身上手工塑形。可以用各种刚性和柔性材料制作敷料，以确保与患者的良好顺应性，同时保持患者的舒适性。图 12.4 展示了一系列可用于治疗鼻部病变的敷料材料，包括切割的 Superflab 材料（图 12.4A），模制的 Aquaplast 材料（图 12.4B），以及柔性（图 12.4C）和刚性（图 12.4D）的 3D 打印敷料。3D 打印敷料还可以被设计成适应患者固定装置的形状，以改善定位的可重复性，如图 12.5 所示。辐射剂量治疗计划系统（TPS）通常具有敷料设计工具，可以创建辐射治疗结构文件，然后将其转换为可打印的文件类型。3D 打印敷料已被用于多种类型的癌症治疗，包括头颈部或面部癌症和乳腺癌。

3D 打印组织补偿器

一些外部射束被动散射粒子治疗技术由于治疗目标的能量固定而受到限制，这可能导致目标区域之外出现多余的辐射剂量沉积。在粒子束治疗中，组织补偿器被用来调节患者体内的剂量沉积。它们可以用来补偿不规则的患者体表形状和非均匀的远端靶区形状，以改善剂量沉积的几何形态。根据所使用的粒子束，组织补偿器可以被直接放置在患者体表或远离患者但仍放置在粒子束路径上。

图 12.6A 为用于电子束治疗的不规则表面补偿器的示例。一种铣削的组织等效塑料被直接放置在患者体表，这种理想化的病例展示了穿透靶区剂量

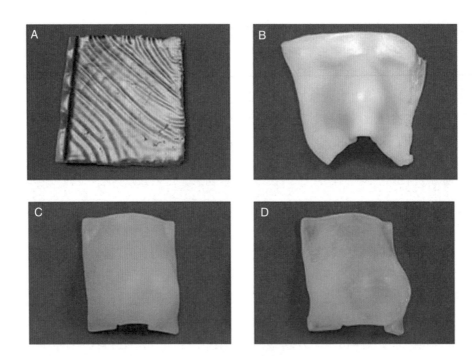

图 12.4　(A)Superflab™ 乙烯基凝胶敷料。(B)Aquaplast™ 热塑性凝胶敷料。(C)使用 VisiJet M2 ENT 材料打印的柔性 3D 打印敷料。(D)使用 VisiJet M2R–CL 材料打印的刚性 3D 打印敷料。两种 3D 打印敷料模型均使用材料喷射技术(MJP2500,3D Systems,南卡罗来纳州,罗克希尔)进行打印。

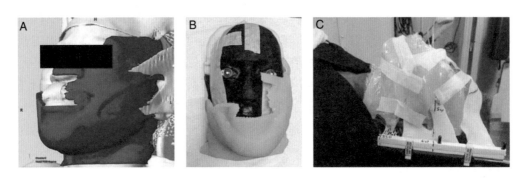

图 12.5　(A)在治疗计划系统(Aria Eclipse v15,Varian Medical Systems Inc.,加利福尼亚州,帕洛阿托)中创建的敷料结构。(B)头部仿真模型上展示的打印模型。(C)治疗前贴在患者身上的 3D 打印模型。

均匀性的改善和远离靶区的多余剂量沉积的最小化。图 12.6B 展示了被动散射质子治疗中使用的远端边缘补偿器的效果。这些补偿器被放置在远离患者体表的粒子束路径上。本例中,危及器官(OAR)位于靶区远端,补偿器可以用来减少对靶区远端的 OAR 的剂量,但增加了靶区近端的剂量。

　　组织补偿器可以由各种材料制作,例如黄铜、亚克力或其他塑料,但通常是使用计算机数控(CNC)铣床从固体材料块中铣削而成。与敷料材料类似,对于补偿器材料需要在 TPS 中进行特性描述。接受被动散射质子束治疗的患者的每个治疗区域都需要特制的补偿器和遮挡块。因此,质子设施通常备有现场设施来制造这些装置。并非每个患者都需要电子表面补偿,并且许多机构可能没有必要的设备来制造这些装置,因此,需要外部制造商参与。这可能会导致治疗延误,具体取决于制造和运输时间。与 CNC 机器相比,3D 打印机的成本较低,可以使用较小的设施现场制造组织补偿器。

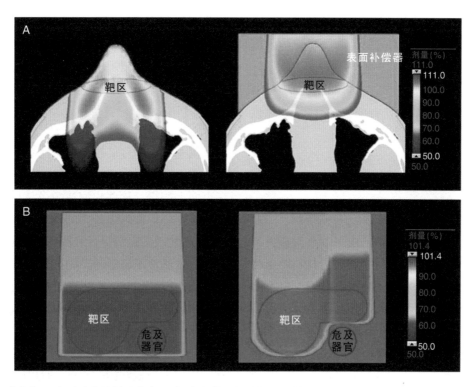

图 12.6　(A)鼻/鼻部靶区电子治疗的剂量分布,左侧为未使用规则表面补偿器,右侧为使用规则表面补偿器。(B)质子治疗水模体内的剂量分布,左侧为未使用远侧边缘补偿,右侧为使用远侧边缘补偿。

3D 打印固定装置

在放射治疗中,使用模具、石膏和头枕等固定装置,以确保患者在治疗过程中保持正确的姿势。如果患者的固定不正确,会导致治疗不当和意外的副作用风险。对于靠近脑干或脊髓的头颈部肿瘤,固定尤为重要。市售的固定装置,如 HeadSTEP iFRAME、BreastSTEP 和 WingSTEP 固定系统(Elekta,Stock-holm,Sweden)是可用的。此外,还可以使用传统的铸造或热成型的方法来创建个体化的固定装置。可以根据不同的治疗类型,从多个供应商处获得各种形式和刚性的装置。然而,这些方法可能会给患者带来很大的压力和不适,尤其是在面部周围进行固定时。

个体化 3D 打印固定装置可以简化生产过程并提高患者的舒适度。研究表明,个体化 3D 打印固定装置具有高度可重复的定位精度,并且能够减少对周围组织的损伤。3D 打印固定装置都应该包含在治疗计划的扫描中,以准确计算对靶区剂量沉积的影响。

3D 打印在近距离放疗中的应用

近距离放疗有两种类型:低剂量率(LDR)和高剂量率(HDR)。由于所有的 3D 打印技术都用于 HDR 近距离治疗,因此,不再讨论 LDR 治疗。

HDR 近距离放疗需要短时间内在患者体内临时放置高放射性源。一种称为后负载器的设备可以在封闭的装置内以不同的距离远程定位放射源。这些装置可以被放置在体腔中用于治疗妇科癌症,也可以放置在食管癌的腔内,或者放置在手术导管内。市售 HDR 近距离放疗装置适用于各种疾病部位。最近,制造商在控制患者体内剂量沉积方面取得了很大的进展。然而在可用装置的规格和装置与患者的适配程度方面仍然存在一定限制。

用于治疗阴道癌的圆柱形装置通常有一系列固定直径可供选择。正在尝试使用 3D 打印技术定制装置,以改善患者的舒适度和剂量沉积。这些装置通常具有一个中央通道和(或)一个周边通道环,供近距离放疗源在其内移动。除了可定制大小之外,通道的位置也可以定制,以优化剂量沉积。市售的装置寿命有限,对于治疗量较低的机构来说,3D 打印技术提供了一种具有性价比的替代方案。图 12.7 展示了一组 3D 打印的圆柱体,每个圆柱体都有一个中央通道,通过该通道可以放置针头导管,放疗源将通过该导管移动。

体表治疗

近距离放疗也可用于治疗体表/皮肤疾病。近距离放疗源的导管可以经手术植入皮下或放置在外部涂抹器中。可以采用热塑性材料或其他材料手工制作模具,或者采用柔性涂抹器,如弗莱堡瓣片(Elekta,Stockholm,Sweden)。涂抹器可以使导管与体表保持固定距离。尽管在曲率有限的区域中有优势,但在高度弯曲的表面上安装可能会很困难。3D 打印技术可以打印定制的表面涂抹器。这些涂抹器具有定制的通道间距或不同通道与患者体表的距离。它们还可以被设计得更贴合患者体表。制造这些设备面临的挑战包括但不限于准确的通道大小和曲率,以确保治疗源能够在涂抹器中移动。3D 打印支架也可以与涂抹器一起使用,以确保重复治疗时的位置一致性。

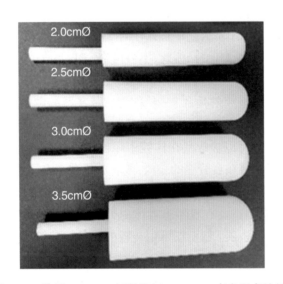

图 12.7 使用 MJP2500 打印机(3D Systems,南卡罗来纳州,罗克希尔)以 VisiJet M2R-WT 材料打印的直径范围 2.0~3.5cm 的 3D 打印圆柱套装。

在临床使用之前,应研究 3D 打印涂抹器材料,以确保其具有足够的水状特性,并且与市售的涂抹器没有不同的相互作用。

3D 打印人体模型

用于放射治疗的模型通常为单一材料的平板形式或由不同材料构成的复杂结构。人体模型同样可在市面上购得。这些模型通常设计用于特定的离子室或其他辐射测量设备,如放射敏感胶片、热释光剂量计、光刺激发光剂量计或固态探测器。人体模型成本高昂且通常不易定制。3D 打印技术可以用相对较低的成本设计和制造出用于特定目的的模型。

只要有合适的材料,3D 打印机就可以直接制作出人体模型。如果打印材料不满足需求,仍然可以使用 3D 打印机制作外壳结构,然后用合适的材料填充。图 12.8 为该结构的示例。使用厚度 2mm 的外壳制作了一个骨盆结构,然后用液体硅胶和白垩粉混合物填充,产生与骨骼相似放射密度的结构。

图 12.9 展示了使用相似方法创建的另一个结构。在这个模型中,根据肋骨和椎体制作了一个用可溶性材料打印的外壳结构。填充硅胶/白垩粉混合物并使其固化,外壳就会溶解,从而产生一个灵活的模型,可以放置在另一个根据肺形状制作的外壳周围。然后用 Aquaplast 组织等效材料覆盖。

结论

3D 打印为核医学和放射治疗提供了实用且经济的解决方案。通过优化放射性药物化学开发和个体化癌症治疗,3D 打印真正提升了患者护理水平。尽管该领域最近取得了重大进展,但仍需要具有更多特性的打印材料,以用于个体化治疗,以及能够测试不同设备的新模型。3D 打印技术可以制作新模型的原型,以快速满足临床和研究需求。关于 3D 打印人体模型的更多信息见第 14 章。随着治疗模式、打印技术和打印材料的不断发展,将会出现更个体化的治疗方法。

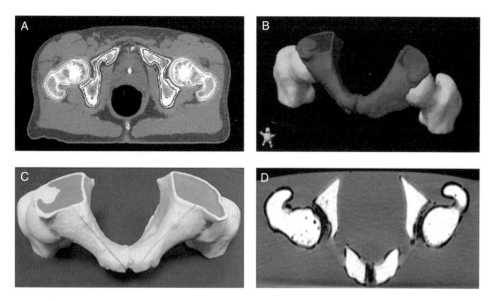

图 12.8　(A)CT 横断面显示打印制作的外壳结构。(B)骨盆结构的 3D 视图。(C)用硅橡胶填充的 3D 打印骨盆外壳的顶部视图。(D)在水浴中显示的骨盆模型的 CT 图像。

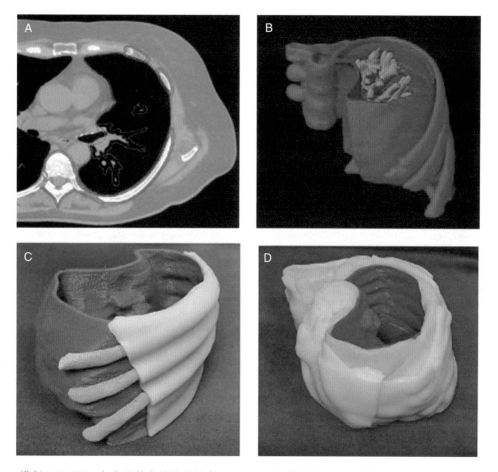

图 12.9　(A)CT 横断面显示用于打印的外壳结构的轮廓。(B)3D 可视化分割的肺部结构。(C)部分 3D 打印模型显示个别材料。(D)最终被 Aquaplast 材料覆盖的模型。

参考文献

1. Burleson S, Baker J, Hsia AT, Xu Z. Use of 3D printers to create a patient-specific 3D bolus for external beam therapy. *J Appl Clin Med Phys.* 2015;16(3):5247.

2. Su S, Moran K, Robar JL. Design and production of 3D printed bolus for electron radiation therapy. *J Appl Clin Med Phys.* 2014;15(4):194−211.

3. Michiels S, D'Hollander A, Lammens N, et al. Towards 3D printed multifunctional immobilization for proton therapy: initial materials characterization. *Med Phys.* 2016;43(10):5392.

4. Markovic A. 3D printed bolus with flexible materials: treatment planning accuracy and practical aspects. *Int J Radiat Oncol Biol Phys.* 2017;99(2):E696.

5. Kim SW, Shin HJ, Kay CS, Son SH. A customized bolus produced using a 3-dimensional printer for radiotherapy. *PLoS One.* 2014;9(10):e110746.

6. Su S, Moran K, Robar JL. Design and production of 3D printed bolus for electron radiation therapy. *J Appl Clin Med Phys.* 2014;15(4):4831.

7. Zou W, Fisher T, Zhang M, et al. Potential of 3D printing technologies for fabrication of electron bolus and proton compensators. *J Appl Clin Med Phys.* 2015;16(3):4959.

8. Canters RA, Lips IM, Wendling M, et al. Clinical implementation of 3D printing in the construction of patient specific bolus for electron beam radiotherapy for non-melanoma skin cancer. *Radiother Oncol.* 2016;121(1):148−153.

9. Park SY, Choi CH, Park JM, Chun M, Han JH, Kim JI. A patient-specific polylactic acid bolus made by a 3D printer for breast cancer radiation therapy. *PLoS One.* 2016;11(12):e0168063.

10. Lukowiak M, Jezierska K, Boehlke M, et al. Utilization of a 3D printer to fabricate boluses used for electron therapy of skin lesions of the eye canthi. *J Appl Clin Med Phys.* 2017;18(1):76−81.

11. Yang K, Park W, Ju SG, et al. Heart-sparing radiotherapy with three-dimensional printing technology after mastectomy for patients with left breast cancer. *Breast J.* 2019;25(4):682−686.

12. Craft DF, Balter P, Woodward WA, Kry S, Salehpour MR, Howell RM. Design and feasibility of 3D printed tissue compensators for postmastectomy radiation therapy. *Int J Radiat Oncol Biol Phys.* 2018;102(3):S184.

13. Brancaccio R, Bettuzzi M, Casali F, Cornacchia S, Morigi M, Pasini A. Real-time system for dosimetry in IORT (intra operative radiation therapy). In: *Paper presented at: 14th IEEE-NPSS Real Time Conference, 4−10 June 2005.* 2005.

14. Briggs M, Clements H, Wynne N, Rennie A, Kellett D. 3D printed facial laser scans for the production of localised radiotherapy treatment masks − a case study. *J Vis Commun Med.* 2016;39(3−4):99−104.

15. Laycock SDHM, Scrase CD, Tam MD, et al. Towards the production of radiotherapy treatment shells on 3D printers using data derived from DICOM CT and MRI: pre-clinical feasibility studies. *J Radiother Pract.* 2015;14(01):92−98.

16. Laan RC, Nout RA, Dankelman J, van de Berg NJ. MRI-driven design of customised 3D printed gynaecological brachytherapy applicators with curved needle channels. *3D Print Med.* 2019;5(1):8.

17. Cunha JAM, Mellis K, Sethi R, et al. Evaluation of PC-ISO for customized, 3D printed, gynecologic HDR brachytherapy applicators. *J Appl Clin Med Phys.* 2015;16(1):246−253.

18. Xu Y, Lin SC, Hamilton RJ, Watchman CJ, Dougherty ST. Improved dose distribution with 3D printed vaginal cylinder applicator for VariSource HDR afterloader. *Int J Radiat Oncol Biol Phys.* 2018;102(3):e480−e481.

19. Gear JI, Cummings C, Craig AJ, et al. Abdo-Man: a 3D-printed anthropomorphic phantom for validating quantitative SIRT. *EJNMMI Phys.* 2016;3(1):17.

20. Hernandez-Giron I, den Harder JM, Streekstra GJ, Geleijns J, Veldkamp WJH. Development of a 3D printed anthropomorphic lung phantom for image quality assessment in CT. *Phys Med.* 2019;57:47−57.

21. Zhang F, Zhang H, Zhao H, et al. Design and fabrication of a personalized anthropomorphic phantom using 3D printing and tissue equivalent materials. *Quant Imag Med Surg.* 2019;9(1):94−100.

22. O'Halloran J, Gilligan P, Cleary S, et al. A 3D printed phantom for image quality assessment in cone-beam CT. *Phys Med.* 2018;52:170.

23. Woods K, Ayan AS, Woollard J, Gupta N. Quality assurance for a six degrees-of-freedom table using a 3D printed phantom. *J Appl Clin Med Phys.* 2018;19(1):115−124.

24. Tino R, Yeo A, Leary M, Brandt M, Kron T. A systematic review on 3D-printed imaging and dosimetry phantoms in radiation therapy. *Technol Cancer Res Treat.* 2019;18, 1533033819870208.

25. Bassi S, Langan B, Malone C. Dosimetry assessment of patient-specific 3D printable materials for HDR surface brachytherapy. *Phys Med.* 2019;67:166−175.

26. Ju SG, Kim MK, Hong C-S, et al. New technique for developing a proton range compensator with use of a 3-dimensional printer. *Int J Radiat Oncol Biol Phys.* 2014;88(2):453−458.

27. Wady P, Wasilewski A, Brock L, et al. Effect of ionising radiation on the mechanical and structural properties of 3D printed plastics. *Addit Manuf.* 2020;31:100907.

28. Vyas V, Palmer L, Mudge R, et al. On bolus for megavoltage photon and electron radiation therapy. *Med Dosim.* 2013;38(3):268−273.

29. CNMC+. http://www.teambest.com/CNMC_docs/treatment/position/CNMC_TA_Superflab_Bolus_05292015.pdf. Accessed 13 June 2020.

30. Butson MJCT, Yu P, Metcalfe P. Effects on skin dose from unwanted air gaps under bolus in photon beam radiotherapy. *Radiat Meas.* 2000;32(3):201−204.

31. https://www.rpdinc.com/aquaplast-rt-custom-bolus-140. Accessed 15 June 2020.

32. Sharp L, Lewin F, Johansson H, Payne D, Gerhardsson A, Rutqvist LE. Randomized trial on two types of thermoplastic masks for patient immobilization during radiation therapy for head-and-neck cancer. *Int J Radiat Oncol Biol Phys.* 2005;61(1):250−256.

33. Zhao Y, Moran K, Yewondwossen M, et al. Clinical applications of 3-dimensional printing in radiation therapy. *Med Dosim.* 2017;42(2):150−155.

34. Cacicedo J, Perez JF, Ortiz de Zarate R, et al. A prospective analysis of inter- and intrafractional errors to calculate CTV to PTV margins in head and neck patients. *Clin Transl Oncol.* 2015;17(2):113−120.

35. Oultram SFN, Clover L, Ponman L, Adams C. A comparison between patient self-report and radiation therapists' ability to identify anxiety and distress in head and neck cancer patients requiring immobilization for radiation therapy. *J Radiother Pract.* 2012;11:74−82.

36. Goldsworthy SDTK, Latour JM. A focus group consultation round exploring patient experiences of comfort during radiotherapy for head and neck cancer. *J Radiother Pract.* 2016;15:143−149.

37. Haefner MF, Giesel FL, Mattke M, et al. 3D-Printed masks as a new approach for immobilization in radiotherapy - a study of positioning accuracy. *Oncotarget*. 2018;9(5): 6490−6498.

38. Sato KTK, Dobashi S, Kishi K, et al. Positional accuracy valuation of a three dimensional printed device for head and neck immobilisation. *Radiother Oncol*. 2016;119:S126−S127.

39. Chen THCM, Tien DC, Wang RY, et al. Personalized breast holder (PERSBRA): a new cardiac sparing technique for left-sided whole breast irradiation. *Int J Radiat Oncol Biol Phys*. 2017;99(2):E646.

40. Liebmann A, Pohlmann S, Heinicke F, Hildebrandt G. Helmet mold-based surface brachytherapy for homogeneous scalp treatment: a case report. *Strahlenther Onkol*. 2007; 183(4):211−214.

41. Boman EL, Paterson DB, Pearson S, Naidoo N, Johnson C. Dosimetric comparison of surface mould HDR brachytherapy with VMAT. *J Med Radiat Sci*. 2018; 65(4):311−318.

42. Abu Arrah A. An easily made, low-cost, bone equivalent material used in phantom construction of computed tomography. *Int J Appl Eng Res*. 2018;13:7604−7609.

第 **13** 章
法医放射学中的 3D 打印

Jonathan M. Morris, R. Ross Reichard, Kiaran P. Mcgee

引言

　　法医放射学的定义为在法医学目的下，在患者死前或死后利用医学影像技术来检测和记录各种病变。尽管相对于放射学的其他亚专业而言，法医放射学规模较小，但其起源可以追溯到约 120 年前，1896 年，美国首次报道了将 X 线作为说明/展示证据的案例。从那时起，放射影像学的进展，尤其是横断面成像技术的发展和广泛应用，以及多平面重建和表面渲染等先进后处理技术的应用，已经被整合到这个亚专业中。将横断面成像与先进的可视化技术相结合，使得法医放射学能够提供独特的额外信息，特别是在尸体解剖的环境下，传统的尸检可能并不实用，例如，在尸体严重腐烂的情况下。

　　2010 年，Jeffery 确定了法医放射学的 5 个主要应用领域，包括辨认其他方法无法辨认的尸体；需要确定位置（射入、射出伤口）和残留碎片的枪械死亡；非意外伤害和虐待儿童，在这种情况下需要根据放射学特征来区分近期和既往肌肉骨骼创伤；气压创伤，在这种情况下需要识别空气栓塞；识别创伤性蛛网膜下隙出血。

　　因此，应用和整合 3D 打印技术来创建准确和逼真的 3D 解剖模型适应法医放射学新技术的历史发展。此外，针对被害人的 3D 解剖建模还具有许多优势，这些优势既能补充死前和死后研究的不足，又能创造新的机会，包括但不限于对严重的人体损伤进行休整的能力，从而使以前不被采纳的证据能够被提交给陪审团；等比例复制人体损伤的能力；在遗体处理后长期保存和复制遗体的能力；解释复杂损伤模式的能力，尽管放射科专家对损伤模式很了解，但非医学专业人士仍会感到困惑。

　　本章的目的是对 3D 打印解剖模型在法医放射学中相对较新的应用进行概述；通过示例描述各种应用；并介绍该技术应用于法医放射学的优势和局限性。

历史概述

　　自 1895 年 Wilhelm Röntgen 发现 X 线以来，法医学早已认识到医学影像的重要性。Lichtenstein 描述了 X 线的首次法医学应用：1895 年圣诞节前夕，在加拿大，一张 X 线照片被用来确定一颗子弹的位置，这颗子弹位于一名男性枪伤受害者的腓骨和胫骨之间，随后在对袭击者的审判中作为证据出示。这一结果让袭击者被判有罪并判处 14 年监禁。由于金属异物与骨骼和软组织的对比度很高，X 线最初应用于枪伤和相关弹片的调查和定位。在接下来的 125 年中，传统的平面 X 线摄影被证明是一种非常有价值的法医工具，它的应用范围非常广泛，包括医疗事故调查，既作为文档记录的方法，也作为对其的保护手段；致命伤调查，通过法医牙科鉴定对受害者的身份进行确认；多名受害者的死亡；伤害调查，如虐待，以及非暴力犯罪。

　　最近，随着横断面成像技术的出现，特别是 CT 和 MRI，使法医能够在死前和死后对一系列损伤和犯罪进行无创诊断。事实上,世界各地的机构已经认识到这些成像技术的实用性,要求在传统尸检前进行全身影像学检查,其中大多数病例在死后接受 CT 检查。

法医放射学影像

截至 2020 年,尸检仍然是确定死因的黄金标准。其原因是多方面的,包括历史先例——尸检是教学和实践的主要方法,进行尸检的技术和成本相对较低,以及传统尸检室的普遍性。相比之下,医学影像技术,尤其是横断面成像(MRI、CT)仍是辅助工具,依赖于对其生成的影像数据的获取和解读。尤其是对于死后的患者,其所受损伤通常不会在门诊放射成像环境中遇到(如溺水),或者由于损伤的暴力性质或从死亡到成像的时间延迟(如溺水或腐烂),组织会发生严重改变。

尸检并不是确定死亡或进行死亡调查的必要程序。相反,尸检的主要用途是在对尸体和死亡现场进行物理检查后仍不清楚死亡原因的情况下明确真正的死因。此外,尸体解剖虽然有望确定死因,但也有其局限性。例如,尸检无法保留伤痕,外伤性骨折和(或)撕裂伤,以及穿透性创伤造成的软组织损伤会被去除,而且与影像学检查相比,某些病变(如早期脑缺血或颅内血管损伤)的可视性较差。在这种情况下,影像学不仅可以提供明确的死因证据,从而消除尸检的必要,而且还能帮助病理学家决定是否进行尸检,在这方面,影像学发挥着越来越重要的作用。

由于医学影像技术在法医学中的优势和应用,死后 CT 和 MR(PMCT,PMMR,有时也称为虚拟尸检或虚拟验尸)的使用显著增加。1994 年,以色列首次提出了 PMCT 的概念,作为侵入性尸检的替代方法。从那时起,PMCT 的应用有了进一步发展,建立了用于大规模伤亡现场评估的移动 CT 扫描仪,最近又开发了大规模伤亡成像系统,包括采集、报告、安全数据传输和存储,称为 Fimag。Weustink 等报道了将 PMMR 和 PMCT 结合超声引导活检作为微创尸检的一种方式,可替代或优化传统尸检。Hoey 等描述了 PMCT(称其为 CATopsy)在预测创伤患者死亡方面的应用,而 Rutty 等则描述了 PMCT 作为一种调查工具在新

生儿上气道阻塞病例中的应用。Jackowski 等报道了使用 PMCT 鉴别静脉空气栓塞。同样,在对潜水事故导致严重减压病后的大量气体栓塞进行尸检评估时,也使用了 PMCT 和 PMMR。PMCT 还被广泛应用于与金属异物有关的损伤。包括枪伤和多器官刀伤,如主动脉和脑干。在法医学背景下,PMCT 也被视为在医院进行医疗干预后确定治疗后死亡原因的方法。

如果 PM 成像,尤其是 PMCT 和 PMMR 要取代传统尸检,那么这种方法的诊断准确性如何?有几项研究表明,PM 成像并不能取代传统尸检,但能优化这两种方法所提供的信息,即用这两种方法获得的信息是互补的。例如,Donchin 等人报道,在一项涉及 25 名创伤受害者的盲法研究中,将尸检压痕与 PMCT 放射逻辑压痕进行比较,PMCT 发现了 70.5% 的病理状态, 而尸检发现的病理状态占 74.8%。Farkash 等人在致命的军事穿透性创伤中使用了 PMCT,发现 PMCT 很有效,但 CT 也有局限性,包括在检测四肢表皮损伤和碎片确切路径方面的局限性。Levy 等指出,在与枪击有关的死亡案例中,PMCT 低估了枪伤的数量(尸检发现 78 处,而 PMCT 发现 68 处)。同样,Cirielli 等描述了在 23 例尸检调查中使用 PMCT 的情况,其中 15 例(65%)的虚拟尸检结果与传统尸检结果相符,而其余 8 例(35%)需要进行传统尸检,但虚拟尸检对检测创伤性死亡的有效性最高。

从上述研究中可以看出,使用多种 PM 医学影像模式可以提高诊断的准确性。例如,Rutty 等报道,PMCT 与 PM 冠状动脉造影术(PMCTA)结合使用时,在所审查的 241 个病例中,有 92% 的病例能够通过尸检确定死因。使用多种 PM 医学影像模式能够更全面地评估可能发生的各种损伤,如蛛网膜下隙出血的鉴定,事实证明 PMMR 比 PMCT 更灵敏。在这份报告中,作者指出,从这两种医学影像技术中获得的数据确定了死亡原因是大脑缺氧,而不是悬吊骨折引起的脑干病变。同样,Oesterhelweg 等描述了 PMCT 和 PMMR 如何提供补充信息,从而提高喉异物死因诊断的准确性。最后,Durnhofer 等对 PMCT 和 PMMR 作为虚拟尸检工具在各种死因调查(包括自然原因、事故、自杀、他杀或非自然原因)中

的应用进行了出色的综述。

3D 解剖建模在法医放射学中的应用

随着 3D 打印和解剖建模技术的发展,它们在法医放射学中的应用也在不断增加。其中最明显的是在法庭上使用 3D 模型作为示范证据。在涉及暴力死亡、肢解或严重创伤的情况下,呈现真实证据是非法的或过于血腥,无法展示给陪审团,从而影响裁决公平和公正。此外,实际证据可能因为腐烂或腐败的程度过高而不被允许或不符合实际。传统上,图片证据通常被作为一种替代方案。然而,这种技术并非没有局限性,无论是照片还是 3D 虚拟模型,标的物都可能发生变形;照片会导致所有深度信息丢失;虚拟模型不一定能真实再现物体的大小。使用 3D 打印模型可以解决这些问题,因其提供了实际子对象/解剖信息的大小,可被视为可接受的证据,并经过充分修整,从而可为非专业陪审团所接受。此外,彩色打印技术可以精确呈现多种解剖结构和损伤,如骨折、血管、心肌梗死、血管破裂和咬伤。

一些案例研究证明了 3D 打印技术在法庭上的价值,并指出了该技术在司法程序中日益重要的作用。Baier 等描述了使用微型计算机断层扫描来确定导致受害者死亡的袭击事件。通过创建颅骨的 3D 打印模型,法医学家能够确定攻击武器和行凶者的数量。这一证据与实际 3D 打印模型一起被用作证据的

一部分,最终两名被告被判处终身监禁。另一个案例中,运河工人发现了一个被淹没的手提箱,对箱内的物品产生怀疑,于是报警,随后在当地医院进行了 CT 扫描,发现一个人的头部、左小腿和手臂被切断。随后对运河进行了搜查,发现了第二个手提箱,里面装有受害者的其余肢体部分。通过 3D 打印技术,可以将手提箱中的遗骸与犯罪现场的烧焦的遗骸进行虚拟连接,从而将两个地点连接起来。第三个案例涉及 3D 打印模型的展示,该模型与一名女性受试者因窒息和钝器伤致死有关。犯罪者是受害者的男友和受害者孩子的生父。图 13.1 为 3D 打印模型,这些模型在法庭案件中被用作示范证据,最终犯罪嫌疑人被定罪并被判处终身监禁。

在法庭之外,医学影像与 3D 打印技术也有各种应用,包括意外死亡和创伤性伤害。Eckhardt 等描述了 3D 表面扫描和打印在自体窒息意外死亡案例中的应用,这不仅是一种识别和说明死亡方式的方法,也是一种在组织学取样和尸检改变证据之前以数字方式保存证据的有效方法。3D 解剖模型也被用于死前环境,根据受试者手术前的 CT 成像可以确定最初的创伤。也有报道称可以 3D 打印头部外伤的颅骨,将重新组合的骨骼结构的 3D 打印版本贴在尸体上,从而通过面部识别协助死后识别受害者。最后,Barrera 等描述了在儿童的非意外性肋骨骨折中使用 3D 打印的情况。在向作者所在机构的儿童保护小组成员预发模型时,作者报道了对模型进行即时和自

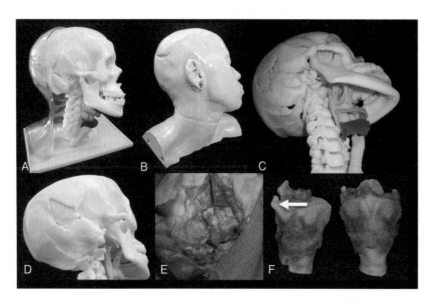

图 13.1 从死后 CT 扫描中提取的 3D 打印解剖模型图像。女性受害者被殴打、勒死,随后被丢弃在水槽中。(A)头骨、气管、舌骨和断裂喉部的 3D 打印模型是用材料喷射技术(Connex 500,明尼苏达州,伊登普雷利)制造的。皮肤表面以透明材料打印成切面,以显示各种关系。(B)3D 打印模型的不透明材料显示了后部头皮裂口和无领印模的压痕。(C)通过 3D 打印模型,可从多个角度观察骨创伤和软骨骨折的关系。(D)头骨骨折的磁性视图可在尸检前保留创伤。(E)头骨骨折的尸检照片。(F)喉软骨上角骨折的尸检照片(箭头所示)。

发物理操作的情况,说明了解实际模型大小的重要性。

在法医学中使用 3D 打印模型会产生数据空间精确度和损伤/解剖学精确度的问题。空间准确性在很大程度上取决于用于创建模型的数据的分辨率,以及 3D 建模过程中的各种流程,包括数据的分割、平滑和裁剪。虽然 CT 数据通常在空间精确度方面优于 MR,但最终模型的精确度也取决于所使用的采集参数,如在死后 CT 扫描的情况下,切片厚度和平面像素大小是决定内部模型空间精确度的最大限制因素。如果 CT 扫描的切片厚度>5mm,则模型无法准确再现更小的物体。鉴于这些局限性,一些关于法医学 3D 打印模型空间精确度的报告表明其精确度在-0.4mm 至 1.2mm 和 2mm 之间。

模型解剖结构的识别和分割也会影响打印对象的准确复制。这需要更多专业知识来识别因受伤或死后变化而扭曲或损坏的结构。因此,法医放射科医师具备执行这项任务所需的独特专业知识。作为模型创建过程的一部分,通常会进行平滑和插值等后期处理操作,这也会扭曲原始成像数据,进一步凸显法医放射科医师在确保最终产品真实性方面的重要作用。

法医学中 3D 打印应用案例

医学影像与 3D 打印在法医学中的应用与各种伤害和创伤的类型一样多样。以下内容仅为 3D 解剖模型在法医学中部分应用的示例。

钝性创伤

钝性创伤是指故意(车祸、爆炸伤害或与固体物体的撞击等)或意外使用钝力对人造成的伤害,分为挫伤、擦伤、撕裂伤和骨折四类,是法医实践中最常见的创伤。

事实证明,3D 打印模型对描述钝性创伤中经常遇到的复杂伤情特别有帮助,尤其是在儿科病例中,因为在儿科病例中还会有失去亲人造成的情感伤害。图 13.2 中的病例是一名 2 月龄婴儿,在一次车祸中颅骨颈椎骨折。图 13.2A、E 和 F 显示的是尸检

前进行的全身 CT 扫描所产生的 CAD 容积渲染图像,而图 13.2B、C 和 D 为 3D 打印模型的照片。请注意,与体积渲染图像不同的是,在图 13.2B 和 D 中,观察者接触模型后可以立即了解模型的比例。模型还显示了髂骨翼的额外骨折,如图 13.2D 和 F 所示。虽然这些伤痕是创伤性的,但由于潜在的心理伤害或陪审团的偏见,不太可能向公众展示实际的事故现场或尸检照片。因此,3D 打印模型提供了弥合这一差距的机会,减少情感伤害。

如图 13.3 所示,3D 建模不仅可用于小儿钝器创伤,还可用于其他创伤,与年龄无关。在本例中,模型是根据一名 83 岁女性的 CT 扫描结果制作的,该女性双侧股骨远端骨折,怀疑是虐待所致。虽然 CT 扫描(A)和容积渲染图像(B)显示了受伤的程度,但都没有为观察者提供实际检查骨骼解剖结构的机会。相比之下,如图(C)所示的 3D 打印模型提供了交互式检查损伤的能力,从而提供了数字手段无法传达的空间背景。

穿透性创伤

与钝性创伤相比,穿透性创伤并不常见,它是指外部物体撞击导致皮肤穿透,造成底层组织损伤和开放性伤口。

枪伤

根据美国国家生命统计系统公布的统计数据,美国每年有 32 000 人死于枪击,67 000 人受伤,其中自残造成的伤害最多,其次是与袭击有关的伤害。在故意伤害(即自我伤害)中,51.4%的非致命伤发生在头部或颈部。图 13.4 显示了头部枪伤的典型弹道。枪伤具有多样性和复杂性,以及极强的破坏性,3D 打印模型可以有效传达这些特征,同时对枪伤进行修整,使其能够呈现给不同的受众。

图 13.5 和图 13.6 展示了两个枪伤伤口及其相应的解剖模型。图 13.5 为头部自残式枪伤,枪伤导致被害人死亡。图 13.5A~C 显示了射入(A)和射出(B)伤口及子弹穿过大脑的轨迹(C),而(D)则显示了死前拍摄的冠状面 CT 图像。图 13.5E 显示了受检者骨骼解剖的分割 3D 图像,识别出蓝色杆所示的子弹轨

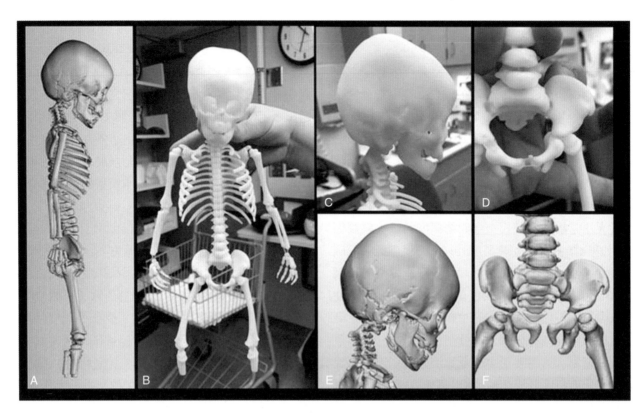

图 13.2　2 月龄婴儿因车祸导致颅颈分离。(A)死后 CT 扫描的 3D CAD 全身重建可在尸检前进行全身评估。(B)3D 打印的全身重建模型,等比例显示多处骨质损伤。(C)3D 打印和(E)CAD 颅颈分离放大视图。(D)3D 打印和(F)CAD 髂骨翼骨折放大视图。(CT data provided courtesy of the University of New Mexico.)。

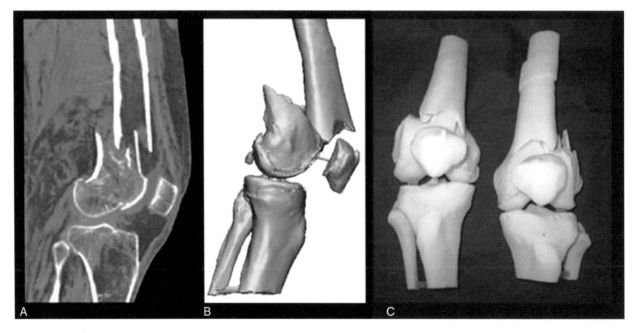

图 13.3　患者女,83 岁,双侧股骨远端骨折,经调查为虐待的受害者。(A)死前 CT 扫描的矢状面重建图。(B)3D CAD 重建显示左腿股骨远端粉碎性骨折。(C)双膝 3D 打印模型,可制作等比例模型。非专业调查人员可以通过这些模型来了解伤害力的方向,并与所报告的创伤相关联。

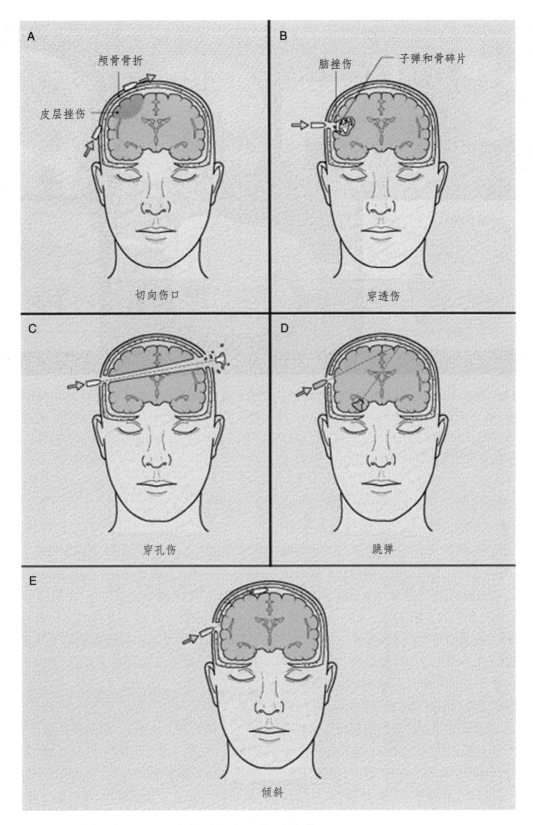

图 13.4 子弹击中头部的各种轨迹及由此造成的硬组织和软组织损伤。[Reproduced with permission from Blissitt PA. Care of the critically ill patient with penetrating head injury. Crit Care Nurs Clin 2006;18(3):321-332. doi: https://doi.org/10.1016/j.ccell. 2006.05.00648.]

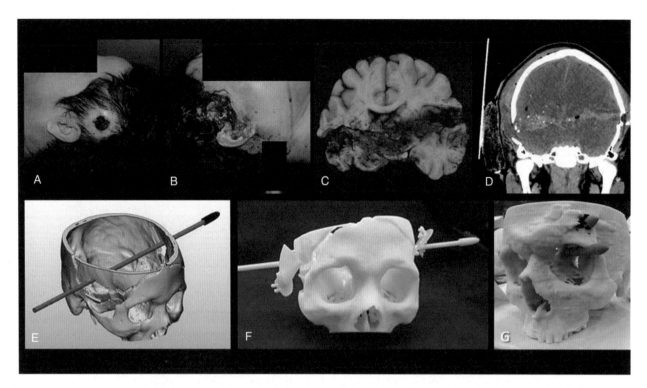

图 13.5　头部枪伤。(A,B)子弹射入和射出伤口的尸检照片。(C)受害者大脑冠状面切片的尸检照片,显示子弹弹道。(D)死后冠状 CT 扫描显示血性子弹弹道。右侧子弹入口处可见内斜面,左侧可见外斜面。(E)3D CAD 重建骨折的颅骨,并根据 CT 扫描的射入和射出伤口绘制出子弹轨迹。(F)3D 打印模型展示骨折斜面和子弹弹道。(G)枪击案的 3D 打印模型,展示了子弹碎片和从单一射入口通过颅骨的两条射出路径。

迹。在弹道顶端添加了一颗 9mm 子弹,以指示子弹的方向,并不代表真正的子弹。图 13.5F 显示了 3D 打印模型。请注意,该图展示了在存在未与其他骨骼结构物理连接的骨碎片的情况下,创建此类模型所面临的挑战。在这种情况下,添加几个薄盘来创建连接,从而显示碎片的位置。图 13.5G 为另一个病例,显示了子弹碎片及骨结构的斜角和骨折。

　　头部以外枪伤的 3D 打印模型提供了独特的价值,如图 13.6 所示,该图展示了胸部枪伤导致的气胸、肋骨骨折和实质内出血。心脏、肺部和肋骨的复杂解剖结构,以及子弹造成的软组织损伤意味着需要在创建 3D 解剖模型所需的分割和建模步骤上花费更多的时间和精力。从单个非对比 CT 扫描中分割和分离动脉、静脉、气道和肺实质难度较高,并凸显了由法医放射科医生提供意见和监督的价值。然而,(C)和(E)所示模型的创建说明了高端(即工业级)3D 打印机的价值,这些打印机具有打印大模型所需的足够大的构建体积,以及足够大的调色板,可提供识别和区分单个打印模型中的多个组织和物体所需

的色彩谱。

　　图 13.7 展示了 3D 打印模型在四肢枪伤中的应用。在这个案例中,一名 48 岁的男性左下肢中弹,子弹射入距骨下方的右足踝。虽然照片(图 13.7A)、X线(图 13.7B)和重新格式化的 CT 数据(图 13.7C)可以确定子弹的入口、出口和位置,但 3D 打印模型(图 13.7D 和 E)通过显示杆所指示的子弹方向,以及左右踝关节的损伤程度,同时提供了背景信息。

意外伤

　　下面的例子说明了 3D 建模在意外穿透性创伤中的应用,并强调了该技术的一些局限性和优势。受害者是一名业余枪械技师,当时正在安装一把自制的古董步枪。在开枪过程中,枪栓沿枪管轴线向后弹出,击中受害者的左脸颊。图 13.8 显示了受害者被送往急诊室时的情况,当时枪栓还在。请注意,枪栓从受试者左耳稍前方射出。向受害者或其家人展示此类损伤较为困难。对患者进行 CT 扫描,并用于重建受伤部位的容积渲染图像。请注意,在容积渲

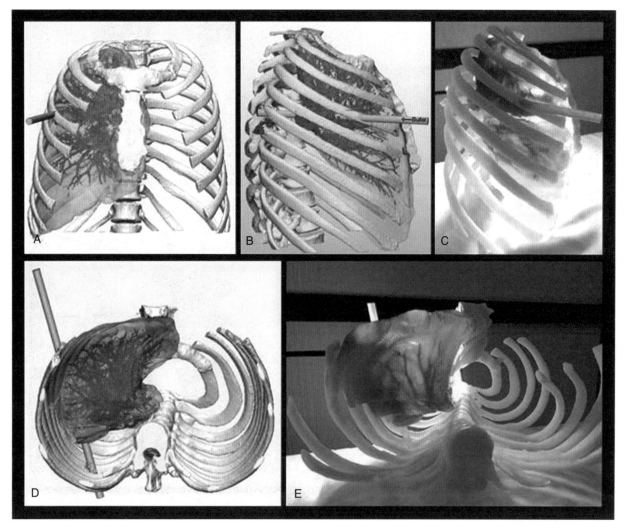

图 13.6　患者男，37 岁，胸部枪伤，导致气胸、肋骨骨折和实质内出血。(A)冠状切面、(B)矢状切面和(D)从受害者创伤后胸部 CT 中分割的 3D CAD 切面。子弹轨迹(蓝色杆)、肺部(透明浅粉色)、肺管(红色)和胸膜内出血(蓝色)(C)矢状切面和(E)俯视图，等比例多材料 3D 打印胸腔模型可清晰显示肺部，突出显示子弹轨迹、胸膜内出血和肋骨骨折。可从任何角度观察 3D 打印模型，简单易懂。

染图像中，铆钉的分辨率有所下降。这是由于在获取 CT 数据时使用了相对较大的切片厚度(3mm)，以及金属与周围骨骼和软组织之间巨大的豪氏单位差异造成的伪影。在有外来金属物体存在的情况下，CT 扫描中常见的"畸变"会导致金属物体和周围组织变形，从而影响 3D 解剖模型的准确性。最后，图中还显示了重建后的 3D 打印模型。请注意，在模型中可以看到与容积渲染图像相同的分辨率损失，特别是枪机周围部分(箭头)。模型的分辨率受到数据分辨率和用于创建最终模型的 3D 打印机的分辨率限制。

钝器多发伤

图 13.9 说明了 3D 打印模型在单个受害者受到多重创伤时的用途。52 岁男性受到挤压伤，造成多处肋骨和脊柱骨折，下腔静脉(IVC)撕裂导致心包积液和心脏压塞。由于伤势严重，几天后，受试者在医院死亡。模型展示了 3D 打印技术的多功能性，可以打印出同一损伤的多个模型。选择适当的打印技术[包括光固化(Form2，Formlabs，马萨诸塞州，剑桥)、黏结喷射(Projet660，3D Systems，南卡罗来纳州，罗克希尔)

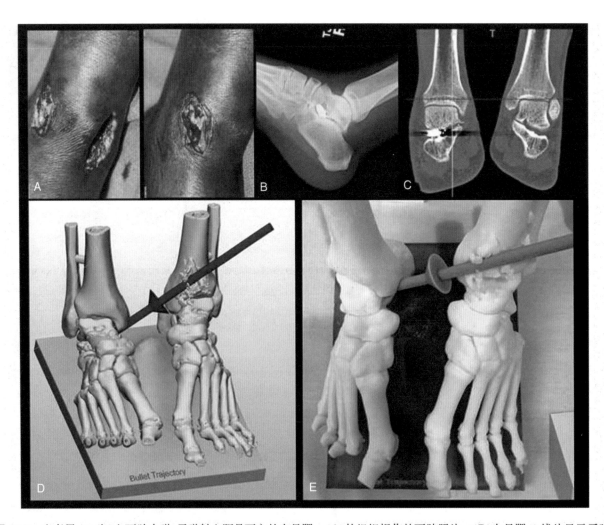

图 13.7　患者男,48 岁,左下肢中弹,子弹射入距骨下方的右足踝。(A)软组织损伤的下肢照片。(B)右足踝 X 线片显示子弹。(C)冠状 CT 扫描显示子弹位于足踝下。注意子弹产生的条纹伪影,遮挡了子弹的准确位置。(D)双下肢的 3D CAD 重建,添加了子弹轨迹(蓝色箭头)CAD 元素。CAD 可以创建自定义支架(浅蓝色支架),用于放置受害者的特定数据。(E)可以从任何角度查看模型。

和材料喷射(Objet Connex 500,Stratasys,明尼苏达州,伊登普雷利)]、解剖区域和颜色,可以突出显示个别损伤。例如,图 13.9A 和 B 显示了整个脊柱和骨盆,以及心脏、主动脉和腔静脉的骨骼解剖结构。使用不同的颜色来表示脊柱、肋骨和骨盆,可以引起人们对特定损伤的注意或远离特定损伤。较小的特定器官模型,在本例中是图 13.9D 和 E 所示的心脏,可以突出可能被整个模型掩盖的重要临床征象,在本例中是心包积液。

非意外性(穿透性和钝性)创伤

　　非意外创伤指故意造成的伤害,如杀人、故意车辆伤害、自杀和虐待。这些创伤包括穿透性创伤和钝性创伤。

　　如前所述,3D 打印模型可以在儿科创伤案件中发挥重要作用,因为真实场景不仅会对家庭成员,还会对公众造成二次精神创伤,可能会对司法程序产生重大影响。如图 13.10 所示,一名 25 月龄婴儿因姨妈将电视机摔在其头部而遭受钝性外伤,导致颅底钙质分离、脑疝和死亡。如图 13.10D~F 所示,受害人颅骨的 3D 打印模型可以让人们了解受伤的程度,而如果以其他形式(如照片)来展示这些信息,人们很可能无法忍受。在法律诉讼中引入这些模型有可能在不使陪审团产生不利于被告的偏见(程序正义)的情况下展示犯罪现场数据。同样,让陪审团成员接

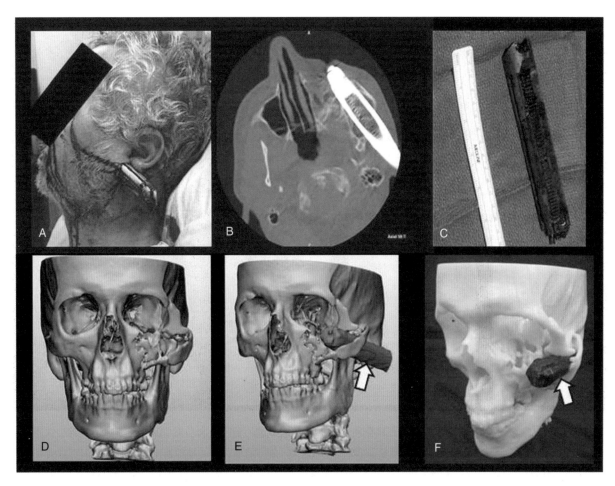

图 13.8　患者男,55 岁,意外穿透性创伤。步枪枪栓发生故障,从步枪后部射出,击中受害者左侧面颊,从左耳前部射出。(A)显示患者被送往急诊室时的情况。(B)轴向 CT 图像显示,由于异物金属的存在,束流出现硬化伪影。这些伪影在分割和勾勒受检者和异物的解剖结构时造成了严重的影响。这是未进行表面扫描的 3D 打印异物重建的一个限制。(C)取出的铆钉。(D)在减去螺栓后 3D CAD 重建骨骼损伤。(E)在原位引导重建。(F)3D 打印解剖模型不仅显示了子弹及其路径,还显示了初始模型分辨率和伪影方面的局限性。

触模型将使他们能够掌握伤害的真实程度,同时有可能在审议过程中将儿童死亡对情绪的影响降到最低。虽然没有展示受害者受伤前或受伤后的图像,但由于陪审团成员会产生强烈的情绪反应,因此,在法律程序中不太可能采纳这些照片。

谋杀

　　如前所述,3D 解剖模型在法医领域最常见的应用可能是用于复制与凶杀案有关的证据和受害者。为了说明模型的实用性和多功能性,请看下面的案例:一名 86 岁的男性遭到其 46 岁儿子的袭击,造成头部严重钝器伤。警察追捕袭击者,但袭击者因汽车失控而死亡,随后在进行传统尸检前对袭击者进行全身 CT 扫描。尸检照片(图 13.11A 和 E)说明了两点:第一,所受伤害的形象性(图 13.11A),以及尸检具有破坏性(图 13.11E)。这些照片不太可能作为法律诉讼的一部分或在陪审团审判过程中作为证据。相比之下,皮肤分割(图 13.11C)和骨骼分割(图 13.11F)可将受害者所受的巨大致命伤简化为可视化图像。3D 打印模型的多功能性体现在图 13.11D 和 G 中,说明了如何识别和突出显示特定特征,如与多处骨折相关的体表皮肤轮廓,以及隔离特定损伤(在本例中为颅骨多处大面积骨折)。尸检前进行轴向 CT 扫描(图 13.11B)。虽然在 CT 扫描中可以看到多处骨折,但这些损伤的真实程度需要法医放射科

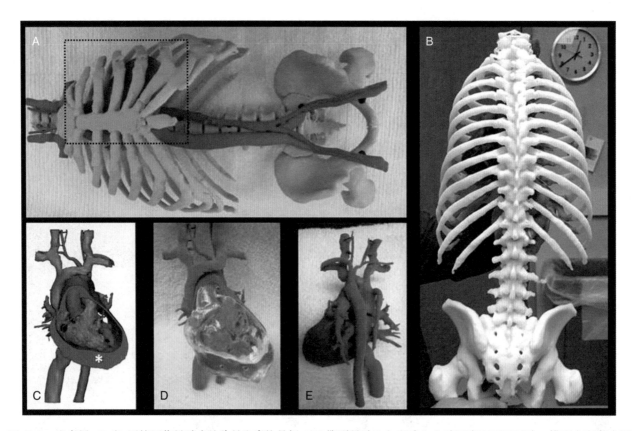

图 13.9　患者男,52 岁,因挤压伤导致多处肋骨和脊柱骨折,IVC 撕裂导致心包积液和心脏压塞而死于医院。模型在庭审中用作向陪审团展示的证据。(A)包括受害者骨质结构、胸部软骨、主动脉、静脉输液管和心脏的整个躯干和骨盆 3D 打印模型。黑色虚线框显示多处骨折。(B)后方整个躯干和骨盆视图,显示更多骨折。(C)3D CAD 心脏重建显示撕裂的 IVC 与心包的关系,心包因积液而增厚(星号所示)。(D)多材料 3D 打印模型,带有可拆卸的前部透明心包,以显示心室腔和积液。(E)3D 打印心脏后视图显示撕裂的 IVC 与心包的关系。

专家来判读。相比之下,在查看图 13.11D 或 G 中展示的 3D 模型时则不需要专业知识。

未来的方向和挑战

在法医放射学领域,3D 打印解剖模型的使用可能会继续增长。例如,在 8 年的时间里,梅奥诊所制作的 3D 打印解剖模型的数量从 2006 年的 1 个模型增长到 2014 年的 100 多个模型。在 PubMed 上搜索"3D 打印放射学"一词也可以看到类似的增长,从 1996 年的 1 篇文章增长到 2019 年的 420 篇文章。因此,法医放射学领域可能有类似增长趋势。这种增长很可能受到一系列因素的推动,包括但不限于模型在突出特定伤害或死因方面的准确性,在法律诉讼中引入模型作为示范证据的能力。此外,3D 打印技术还能将复杂的解剖结构和损伤快速传达给非专业人员,并最终能够快速、经济、高效地制作此类模型并广泛传播。这种增长的驱动力是通过在学术和同行评审期刊中增加对 3D 打印使用的报道来影响更多的法医界人士。随着越来越多的人开始认识到 3D 解剖模型在法医学中的优势,对这项服务的需求也将同样增长。

尽管可以预见 3D 解剖模型在法医学中的应用会越来越多,但仍存在几个难题。首先是生成精确 3D 打印模型所需的成本和专业知识。虽然可以用有限的成本购买小型桌面 3D 打印机,但建立可靠的大规模服务需要在设备和人员方面进行大量投资。建立和运行这样一个项目的费用必须以印刷模型的形式转嫁给客户。在法律方面,如果认为这种模型的成本过高,就不太可能使用。虽然高额诉讼案件会给受害人带来巨大的经济损失,但与大多数法律诉讼相比,这些案件并不多见。另一个限制因素是无法获得

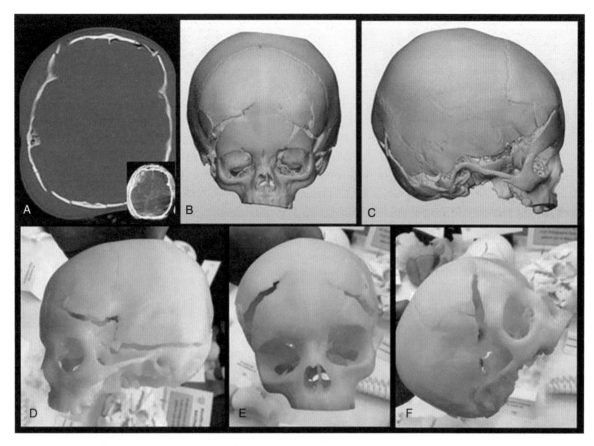

图 13.10　姨妈将电视机摔在 25 月龄婴儿头部，造成钝性外伤，导致颅骨骨折。基底颅骨分离、脑疝和死亡。(A)死前非对比轴向头部 CT 显示骨折、硬膜下和实质内出血，以及弥漫性缺氧(插图)。(B)前方和(C)侧方 3D 重建(3-matic，Materialise，比利时，鲁汶)导出为 STLile 用于打印。(D)3D 打印头骨的左外侧、(E)前部和(F)右外侧照片，这些照片可以让执法人员、社会工作者、法庭展览者和非专业陪审员以最直观的方式了解损伤情况。

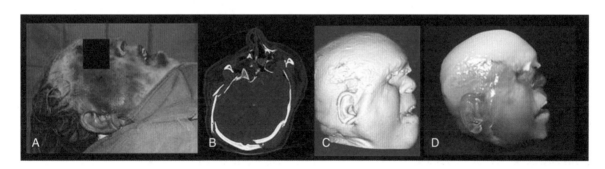

图 13.11　86 岁男性，面部骨骼明显外伤，脑疝继发于踩踏伤。(A)受害者头部尸检照片，显示明显瘀伤和面部不对称。(B)死后 CT 显示多处骨折。(C)3D 重建和(D)覆盖皮肤的多材料透明白色 3D 打印模型对尸检照片进行了修整，同时保留了骨骼创伤。（待续）

创建 3D 模型所需的死前和死后横断面成像。除非在尸检时能方便地获得这些成像模式，否则不太可能在常规情况下进行。虽然包括澳大利亚和英国在内的一些国家已经建立了 PMCT 服务，但这种做法并不普遍，因为至少在美国，这种做法很可能仅限于能够方便地使用尸检成像设备的学术医院，或在其停尸房内拥有专用成像设备的医院，如新墨西哥大学医学院的放射学–病理学法医成像中心(CFI)。除横

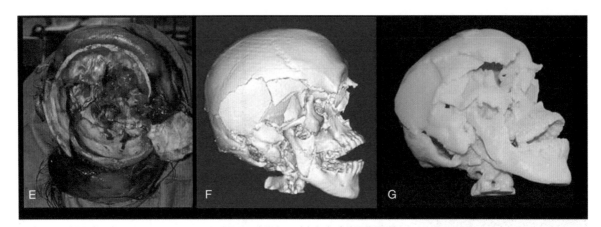

图 13.11(续)　(E)尸检照片显示了尸检的破坏性,因为软组织在尸检过程中会受到破坏。组织和骨骼被移除后,原本的创伤难以再现。(F)3D CAD 重建和(G)3D 打印模型显示了明显变形的颅骨和面部的关系。

断面成像外,法医放射科医生的专业性也是一个限制因素。法医放射学仍然是放射学中的一个小分支专业,鉴于对 3D 打印和建模方面专业知识的需求,专业的放射科医生数量仍然很少,因此,抑制了该领域的发展。最后,与所有发展中的领域一样,在法医放射学中适当应用 3D 打印仍然没有国家或国际公认的标准。程序和协议的标准化需要由某种类型的国家和(或)国际管理机构监督。预计随着该领域的发展,将会有关于适当使用的指南,以及创建 3D 打印解剖模型的标准协议。

参考文献

1. Decker SJ, Braileanu M, Dey C, et al. Forensic radiology: a primer. *Acad Radiol.* 2019;26(6):820−830. https://doi.org/10.1016/j.acra.2019.03.006.

2. Golan T. The authority of shadows: the legal embrace of the X-ray. *Hist Reflections-reflexions Historiques.* 1998;24:437−458.

3. Carew RM, Morgan RM, Rando C. A preliminary investigation into the accuracy of 3D modeling and 3D printing in forensic anthropology evidence reconstruction. *J Forensic Sci.* 2019;64(2):342−352. https://doi.org/10.1111/1556-4029.13917.

4. Jeffery AJ. The role of computed tomography in adult post-mortem examinations: an overview. *Diagn Histopathol.* 2010;16(12):546−551. https://doi.org/10.1016/j.mpdhp.2010.08.017.

5. JE L. Forensic radiology. In: RA G, ed. *A History of the Radiological Sciences.* Reston, VA: American College of Radiology Radiology Centennial; 1996:579−605.

6. Eckert WG, Garland N. The history of the forensic applications in radiology. *Am J Forensic Med Pathol.* 1984;5(1):53−56. https://doi.org/10.1097/00000433-198403000-00010.

7. DiPoce J, Guelfguat M, DiPoce J. Radiologic findings in cases of attempted suicide and other self-injurious behavior. *Radiographics.* 2012;32(7):2005−2024. https://doi.org/10.1148/rg.327125035.

8. Flach PM, Thali MJ, Germerott T. Times have changed! Forensic radiology—a new challenge for radiology and forensic pathology. *Am J Roentgenol.* 2014;202(4):W325−W334. https://doi.org/10.2214/AJR.12.10283.

9. Messmer JM, Fierro MF. Radiologic forensic investigation of fatal gunshot wounds. *Radiographics.* 1986;6(3):457−473. https://doi.org/10.1148/radiographics.6.3.3685503.

10. Ruder TD, Thali MJ, H GM. Essentials of forensic postmortem MR imaging in adults. *Br J Radiol.* 2014;87(1036):20130567. https://doi.org/10.1259/bjr.20130567.

11. Wilson AJ. Gunshot injuries: what does a radiologist need to know? *Radiographics.* 1999;19(5):1358−1368. https://doi.org/10.1148/radiographics.19.5.g99se171358.

12. Weustink AC, Hunink MG, van Dijke CF, Renken NS, Krestin GP, Oosterhuis JW. Minimally invasive autopsy: an alternative to conventional autopsy? *Radiology.* 2009;250(3):897−904. https://doi.org/10.1148/radiol.2503080421.

13. Nathoo N, Boodhoo H, Nadvi SS, Naidoo SR, Gouws E. Transcranial brainstem stab injuries: a retrospective analysis of 17 patients. *Neurosurgery.* 2000;47(5):1117−1122. https://doi.org/10.1097/00006123-200011000-00018. discussion 1123.

14. Lynch MJ, Woodford NW. The role of post-mortem imaging in preliminary examinations under the Coroners Act 2008 (Vic): a forensic pathologist's perspective. *J Law Med.* 2014;21(4):774−779.

15. Dirnhofer R, Jackowski C, Vock P, Potter K, Thali MJ. VIRTOPSY: minimally invasive, imaging-guided virtual autopsy. *Radiographics.* 2006;26(5):1305−1333. https://doi.org/10.1148/rg.265065001.

16. Donchin Y, Rivkind AI, Bar-Ziv J, Hiss J, Almog J, Drescher M. Utility of postmortem computed tomography in trauma victims. *J Trauma.* 1994;37(4):552−555. https://doi.org/10.1097/00005373-199410000-00006. discussion 555-556.

17. Bisset RA, Thomas NB, Turnbull IW, Lee S. Postmortem examinations using magnetic resonance imaging: four year review of a working service. *Br Med J.* 2002;324(7351):1423−1424. https://doi.org/10.1136/bmj.324.7351.1423.

18. Rutty GN, Robinson CE, BouHaidar R, Jeffery AJ, Morgan B. The role of mobile computed tomography in mass fatality incidents. *J Forensic Sci.* 2007;52(6):1343−1349. https://doi.org/10.1111/j.1556-4029.2007.00548.x.

19. Rutty GN, Robinson C, Morgan B, Black S, Adams C, Webster P. Fimag: the United Kingdom disaster victim/

forensic identification imaging system. *J Forensic Sci.* 2009;54(6):1438−1442. https://doi.org/10.1111/j.1556-4029.2009.01175.x.

20. Hoey BA, Cipolla J, Grossman MD, et al. Postmortem computed tomography, "CATopsy", predicts cause of death in trauma patients. *J Trauma.* 2007;63(5):979−985. https://doi.org/10.1097/TA.0b013e318154011f. discussion 985-976.

21. Rutty GN, Jeffery AJ, Raj V, Morgan B. The use of post-mortem computed tomography in the investigation of intentional neonatal upper airway obstruction: an illustrated case. *Int J Leg Med.* 2010;124(6):641−645. https://doi.org/10.1007/s00414-010-0438-4.

22. Jackowski C, Thali M, Sonnenschein M, et al. Visualization and quantification of air embolism structure by processing postmortem MSCT data. *J Forensic Sci.* 2004;49(6):1339−1342.

23. Ozdoba C, Weis J, Plattner T, Dirnhofer R, Yen K. Fatal scuba diving incident with massive gas embolism in cerebral and spinal arteries. *Neuroradiology.* 2005;47(6):411−416. https://doi.org/10.1007/s00234-004-1322-z.

24. Oehmichen M, Meissner C, König HG, Gehl HB. Gunshot injuries to the head and brain caused by low-velocity handguns and rifles. A review. *Forensic Sci Int.* 2004;146(2−3):111−120. https://doi.org/10.1016/j.forsciint.2004.06.023.

25. Thali MJ, Schwab CM, Tairi K, Dirnhofer R, Vock P. Forensic radiology with cross-section modalities: spiral CT evaluation of a knife wound to the aorta. *J Forensic Sci.* 2002;47(5):1041−1045.

26. Heinemann A, Vogel H, Heller M, Tzikas A, Püschel K. Investigation of medical intervention with fatal outcome: the impact of post-mortem CT and CT angiography. *Radiol Med.* 2015;120(9):835−845. https://doi.org/10.1007/s11547-015-0574-5.

27. Farkash U, Scope A, Lynn M, et al. Preliminary experience with postmortem computed tomography in military penetrating trauma. *J Trauma.* 2000;48(2):303−308. https://doi.org/10.1097/00005373-200002000-00018. discussion 308-309.

28. Levy AD, Abbott RM, Mallak CT, et al. Virtual autopsy: preliminary experience in high-velocity gunshot wound victims. *Radiology.* 2006;240(2):522−528. https://doi.org/10.1148/radiol.2402050972.

29. Cirielli V, Cima L, Bortolotti F, et al. Virtual autopsy as a screening test before traditional autopsy: the verona experience on 25 Cases. *J Pathol Inf.* 2018;9(1):28. https://doi.org/10.4103/jpi.jpi_23_18.

30. Rutty GN, Morgan B, Robinson C, et al. Diagnostic accuracy of post-mortem CT with targeted coronary angiography versus autopsy for coroner-requested post-mortem investigations: a prospective, masked, comparison study. *Lancet.* 2017;390(10090):145−154. https://doi.org/10.1016/s0140-6736(17)30333-1.

31. Añon J, Remonda L, Spreng A, et al. Traumatic extra-axial hemorrhage: correlation of postmortem MSCT, MRI, and forensic-pathological findings. *J Magn Reson Imag.* 2008;28(4):823−836. https://doi.org/10.1002/jmri.21495.

32. Bolliger S, Thali M, Jackowski C, Aghayev E, Dirnhofer R, Sonnenschein M. Postmortem non-invasive virtual autopsy: death by hanging in a car. *J Forensic Sci.* 2005;50(2):455−460.

33. Oesterhelweg L, Bolliger SA, Thali MJ, Ross S. Virtopsy: postmortem imaging of laryngeal foreign bodies. *Arch Pathol Lab Med.* 2009;133(5):806−810. https://doi.org/10.1043/1543-2165-133.5.806.

34. Errickson D, Thompson TJU, Rankin BWJ. The application of 3D visualization of osteological trauma for the courtroom: a critical review. *J Forensic Radiol Imag.* 2014;2(3):132−137. https://doi.org/10.1016/j.jofri.2014.04.002.

35. Ebert LC, Thali MJ, Ross S. Getting in touch—3D printing in forensic imaging. *Forensic Sci Int.* 2011;211(1):e1−e6. https://doi.org/10.1016/j.forsciint.2011.04.022.

36. Baier W, Warnett JM, Payne M, Williams MA. Introducing 3D printed models as demonstrative evidence at criminal trials. *J Forensic Sci.* 2018;63(4):1298−1302. https://doi.org/10.1111/1556-4029.13700.

37. Baier W, Norman DG, Warnett JM, et al. Novel application of three-dimensional technologies in a case of dismemberment. *Forensic Sci Int.* 2017;270:139−145. https://doi.org/10.1016/j.forsciint.2016.11.040.

38. Morris JM, McGee KP, Reichard RR, O'Laughlin JD, MacLean JD. Substantive admissibility of 3D forensic medical graphics and models. *Am J Trial Advocacy.* 2020;44(1).

39. Eckhardt M, Shah K, Bois M, Maleszewski J, Moore K, Lin P. Healed fracture of superior horn of thyroid cartilage in autoerotic asphyxia: an indication of prior activity? A case report utilizing 3D scanning and printing of the larynx. *Acad Forensic Pathol.* 2018;8(1):170−179. https://doi.org/10.23907/2018.012.

40. Woźniak K, Rzepecka-Woźniak E, Moskała A, Pohl J, Latacz K, Dybała B. Weapon identification using antemortem computed tomography with virtual 3D and rapid prototype modeling—a report in a case of blunt force head injury. *Forensic Sci Int.* 2012;222(1):e29−e32. https://doi.org/10.1016/j.forsciint.2012.06.012.

41. Urbanová P, Vojtíšek T, Frišhons J, Šandor O, Jurda M, Krajsa J. Applying 3D prints to reconstructing postmortem craniofacial features damaged by devastating head injuries. *Leg Med.* 2018;33:48−52. https://doi.org/10.1016/j.legalmed.2018.05.005.

42. Barrera CA, Silvestro E, Calle-Toro JS, et al. Three-dimensional printed models of the rib cage in children with non-accidental injury as an effective visual-aid tool. *Pediatr Radiol.* 2019;49(7):965−970. https://doi.org/10.1007/s00247-019-04368-7.

43. Edwards J, Rogers T. The accuracy and applicability of 3D modeling and printing blunt force cranial injuries. *J Forensic Sci.* 2018;63(3):683−691. https://doi.org/10.1111/1556-4029.13627.

44. Simon LV, Lopez RA, King KC. *Blunt Force Trauma.* Treasure Island (FL): StatPearls Publishing Copyright © 2020, StatPearls Publishing LLC.; 2020.

45. Blank-Reid C, Reid PC. Penetrating trauma to the head. *Crit Care Nurs Clin.* 2000;12(4):477−487.

46. Fowler KA, Dahlberg LL, Haileyesus T, Annest JL. Firearm injuries in the United States. *Prev Med.* 2015;79:5−14. https://doi.org/10.1016/j.ypmed.2015.06.002.

47. Gotsch KE, Annest JL, Mercy JA, Ryan GW. *Surveillance for Fatal and Nonfatal Firearm-Related Injuries − United States, 1993−1998*; 2001. https://www.cdc.gov/mmwr/preview/mmwrhtml/ss5002a1.htm.

48. Blissitt PA. Care of the critically ill patient with penetrating head injury. *Crit Care Nurs Clin.* 2006;18(3):321−332. https://doi.org/10.1016/j.ccell.2006.05.006.

49. Matsumoto JS, Morris JM, Foley TA, et al. Three-dimensional physical modeling: applications and experience at Mayo clinic. *Radiographics.* 2015;35(7):1989−2006. https://doi.org/10.1148/rg.2015140260.

第 **14** 章

3D 打印成像体模

Nicole Wake，Carlotta Ianniello，Ryan Brown，Christopher M. Collins

引言

为了能够重复且精确地评估医学影像系统安全生成准确图像的能力，使用具有与人体组织相似属性的成像对象，对于测试成像方法尤为重要。这些对象不仅需具有精确且已知的几何结构和成分，还需能在成像系统中长期保持固定位置。因此，对于每种医学成像方法（或模态）都需制备对应的成像体模。

当前，成像体模通常由多种不同类型的材料（如液体、凝胶、半固体或固体）构成，这取决于所模拟的组织类型和所评估的成像方式。这些材料具有预期的特性和特定的几何形状，一般存放在玻璃或塑料容器中，有时还包括具有特定大小的玻璃或塑料内含物。市面上有各种形状、功能和制作方式的成像体模可供选择，但这些体模通常价格不菲，且多采用简化的几何形状。许多应用场景需要能够定制且在解剖学上更为真实的模型，而这些通常难以通过传统制造技术来实现。作为参考，表 14.1 列出了多个供应商和相应的网站链接，这些网站上展示了为广泛应用而设计的医学成像体模。

3D 打印技术为医学成像体模的制作带来了新方法和机遇，它不仅能快速准确地进行设计，还能根据医学影像数据精确复制复杂的解剖形态。使用 3D 打印技术制作成像体模的研究正迅速增多。因此，全面综述变得颇具挑战，下面通过大量实例来介绍各种材料和方法的多样性。本章首先会简要讨论与每种主要医学成像模式相关的材料属性，然后根据 3D 打印材料在体模制作中的角色，介绍迄今为止使用的各种方法。

主要医学成像模式相关材料属性

在各种医学影像技术中，都涉及向人体施加某种形式的能量或物质。为了获取有医学价值的信息，人体组织必须对所施加的能量或物质产生不同的反应。

在平面 X 线、CT、MRI 和超声成像中，各种类型的能量被施加到 ROI 的所有组织上，经过与组织的互动，可以根据检测到的能量位置描绘组织特性。SPECT 和 PET 扫描时，会向体内注入放射性化学物（或称放射性示踪剂），这些化学物根据组织对其的亲和性，在不同区域以不同程度积累。由放射性衰变产生的高能光子（SPECT）或由发射的正电子与附近电子发生作用产生的高能光子（PET）会穿过身体，被外部探测器捕获，以生成示踪剂分布的图像。这些光子在离开体内时可能与组织发生相互作用，从而不利于数据采集并影响最终图像。通常，SPECT 和 PET 的体模并不用于模拟放射性示踪剂在不同组织的积累情况，而是用来评估在存在系统分辨率和准确度的限制（由系统限制和放射性衰变的随机性组合而成）和探测到的能量由于穿过物质时的相互作用而发生改变的情况下，精确定量空间中放射性示踪剂浓度的能力。

X 线、CT、PET 和 SPECT 都依赖于检测高能量

表 14.1 市售医学成像体模总览		
制造商	**网址**	**成像模式**
Biodex Medical Systems	https://www.biodex.com/nuclear-medicine/products/phantoms	– 核医学
		– PET/CT
Carville Limited	https://www.carvilleplastics.com/products/imaging-phantoms/	– X 线
		– CT
		– MRI
Computerized Imaging Reference Systems, Inc.（CIRS）	https://www.cirsinc.com/products/	– CT
		– 乳腺 X 线摄影
		– MRI
		– 放射治疗
		– 超声
		– X 线/荧光
Gold Standard Phantoms	https://www.goldstandardphantoms.com/	– MRI
		– MRS（磁共振波谱）
Kyoto Kagaku	https://www.kyotokagaku.com/	– X 线
		– CT
		– 超声
		– 核医学
		– 乳腺 X 线摄影
Leeds Test Objects	https://www.leedstestobjects.com/#	– 透视
		– X 线
		– 乳腺 X 线摄影
		– CT
		– MRI
		– 核医学
		– 放射治疗
		– 临床前研究
Modus Medical Devices	https://modusqa.com/	– MRI
		– 放射治疗
		– 光学 CT
PTW Freiburg	https://www.ptwdosimetry.com/en/	– 放射治疗
Radcal Corporation	https://radcal.com/	– CT
		– 透视
		– X 线
Radiology Support Devices, Inc.	http://rsdphantoms.com/	– X 线
		– CT
		– 核医学
		– 放射治疗

光子穿过全身或部分身体后的信号。这些光子在穿越物质时可能会因与其中的物体（主要是电子）发生各种相互作用而被散射或吸收，从而导致信号强度的衰减。因此，电子密度是模拟这些成像技术中组

织特性的材料的关键特征。然而,光子与给定电子的相互作用方式取决于光子的能量,以及给定电子与其关联核的亲和性。因此,旨在模拟乳腺成像(针对乳房的成像)中特定组织的材料,其光子能量较低(约 20keV),可能并不适合用于 CT 模拟,因为 CT 使用的光子能量通常超过 100keV,对于 PET 来说,这种材料的模拟效果可能更差,因为 PET 使用 511keV 的源光子。X 线(用于 X 线成像和 CT)和 γ 射线(用于 SPECT 和 PET)都由高能量光子组成,医学中的 X 线是通过 X 线管产生的,而 γ 射线则是不稳定核同位素的放射性衰变产物。组织的衰减率(μ)直接决定了其"放射不透明度",而这一不透明度通常是相对于空气和水的值来表征的,进而转化为"霍恩斯菲尔德单位"(HU),空气的 HU 为 -1000,纯水为 0,骨骼约 1000。

在超声成像中,通过多元素压电换能器产生的声波束被引导穿过组织,换能器检测到反射回的波,并根据在换能器的每个元素中检测到的反射时间转换成图像。对于超声成像,关键的材料特性包括:密度、刚度(与特定材料中的声速相关)、反向散射和衰减(μ_{us},与特定材料中的反向散射和吸收有关)。这些材料特性将共同影响声波在组织中的传播速度(例如,在骨骼等密度和刚度较高的组织中,声速会增加),以及组织在图像中的亮度(具有更强反向散射的组织在图像中表现得更亮)。除了给定组织的反向散射外,不同刚度的材料之间的界面也会产生反射。因此,大部分能量在软组织和骨骼之间的界面处反射,使得在这些界面之后的区域很难被观察到。在诊断性医学超声中,通常使用 3~10MHz 的频率,特

定材料模仿特定组织的能力在一定程度上取决于使用的具体频率。

在 MRI 中,通过在不同的时间序列中应用 3 个不同的磁场,可以探测组织的空间密度、返回静息态的速率(T1 弛豫或自旋–晶格弛豫率)和信号衰减的速率(T2 或自旋–自旋弛豫率)。目前,最常用的核是氢的原子核(一个质子),也可以对其他核进行探测。值得注意的是,人体自身可以改变应用磁场的分布并影响图像。具体来说,静态磁场(B_0)会因组织中磁敏感性(χ_m)的分布而改变,射频磁场(B_1)则受到组织的电容率和电导率的双重影响。B_1 场可以在体内引起电流,导致组织意外加热。虽然可以设计体模来表示人体引起的磁场扭曲,甚至是由此产生的热,但在 MRI 中,更直接关系到信号和组织间对比度的组织特性是质子密度(ρ)、T1 和 T2。除了 ρ 和 χ_m,所有属性都取决于 B_0。因此,为了适应不同的 B_0 磁场强度(在诊断系统中通常在 0.5~7T 之间),必须根据真实组织的特性调整和匹配体模的特性。

由于医学成像序列的时间依赖性质,也可以通过医学成像表征生理过程(包括血流、灌注、呼吸和代谢率的变化)和物理现象(如扩散),同时,体模也可以表示这些时间依赖特性。本章主要关注体模材料的特性,对于在体模中模拟生理过程的方法仅简要提及。另外,尽管此表格只描述上述的物理交互效应,但也有可能设计体模来模仿与医学影像相关的许多其他物理属性,如 MRI 的定向扩散。

表 14.2 总结了与每种成像方式相关的材料属性,以及光子能量、场强或频率的范围(取决于成像方式)。

表 14.2 各种常见成像方式相关材料属性总结

成像方式	检测能量	相关材料属性
平面 X 线成像	光子能量为 15~140keV	衰减 μ(散射、吸收)
CT	光子能量为 100~140keV	衰减 μ(散射、吸收)
SPECT	光子能量为 140~364keV	衰减 μ(散射、吸收)
PET	光子能量为 511keV	衰减 μ(散射、吸收)
超声	超声振动频率为 3~10MHz	刚度(声速)、反向散射和衰减系数
MRI	射频磁场频率为 20~300MHz(对应的 B_0 场强为 0.5~7T)	质子密度 ρ、T1 和 T2 弛豫时间、磁化率 χ_m、电容率、电导率

3D 打印容器内用常规材料制作的成像体模

经过几十年的研究,已经开发出了适用于各种不同目的成像体模的仿生组织材料。然而,目前可用于 3D 打印的材料种类相对有限。因此,在利用 3D 打印技术制造成像体模时,首要步骤是打印容器(及内部结构),用以容纳(和形成空间)能够在期望的构型中有效模拟组织的传统材料。文献中给出了两个不同的示例,分别见图 14.1 和图 14.2。

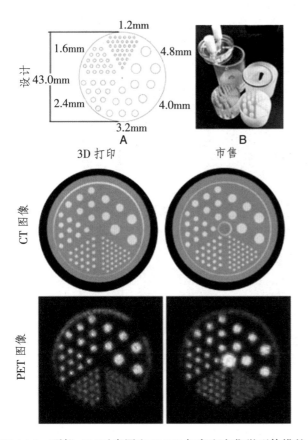

图 14.1　顶部:(A)示意图和(B)3D 打印和市售微型体模的照片。3D 打印微型体模位于照片右侧,而市售微型体模位于左侧。中部:填充碘造影剂的每个微型体模的 CT 横截面。底部:填充含有 333kBq/mL(9μCi/mL)F−18 溶液的每个微型体模的 PET 横截面。[Reproduced with permission, from reference Bieniosek MF, Lee BJ, Levin CS. Technical note: characterization of custom 3D printed multimodality imaging phantoms. Med Phys. 2015;42(10): 5913−5918.]

图 14.1 展示了一个用于评估 PET/CT 中分辨率、衰减和浓度的市售体模的 3D 打印版本。该 3D 打印圆柱形容器内有许多不同直径和间距的圆形孔洞。这些孔洞中填充有一种含有特定放射性同位素的放射性液体。该液体还可包含预定浓度的 CT 造影剂(本例中含碘),旨在增加 CT 光子束的衰减。体模的横截面图像显示,与 PET 图像中放射性液体源相对应的部分及 CT 图像中高衰减液体填充的圆柱部分都显示出高亮度。(需要注意,由于历史上使用胶片曝光进行诊断时所谓的"负片"曝光,骨骼等高衰减材料通过阻挡光子形成低信号的阴影,但在平面 X 线和 CT 图像中显示为高亮度。)

图 14.2 展示了一个 3D 打印头部体模,其设计有 4 个腔室用于容纳模拟组织的液体或凝胶。在此应用中,这 4 个腔室被填充了凝胶,其电学特性与不同组织类型相关,用于测量 MRI 期间射频诱导加热和随之而来的温度升高。空体模的 CT 显示了来自 3D 打印材料的相对高衰减(高图像强度),而空腔的衰减较低。腔室被填充后,MR 图像显示充满凝胶的腔室具有高信号强度,而 3D 打印材料具有低信号强度。由于含水量较低的组织(如脂肪和骨骼)也具有低电容率和电导率,因此,这些腔室仅用于模拟含水量较高的组织,包括大脑、肌肉和眼球内的玻璃体。通过将水与作为凝胶剂的琼脂、用于阻止细菌生长的硝酸钠、用于控制电导率的氯化钠和用于控制电容率的聚乙烯结合起来,模拟这些组织。

如上所述,利用 3D 打印方法制造用于容纳常规组织模拟材料的容器,可以充分利用几十年来对这些材料的研究。由于许多组织模拟材料是水基的(如许多真实组织一样),因此,确保 3D 打印的容器具有防水性非常重要。可能需要采取一些防水措施,包括应用丙酮将外层材料黏合成一个连续的防水表面,或者通过浸泡、喷涂或涂刷的方式,将防水物质涂覆在材料上。

传统组织模拟材料的组成高度取决于成像模式、应用和目标组织类型。表 14.3 总结了几种用传统材料模拟组织的代表性方法,适用于不同的成像方式和目的。该列表仅包括部分具有代表性的方法。

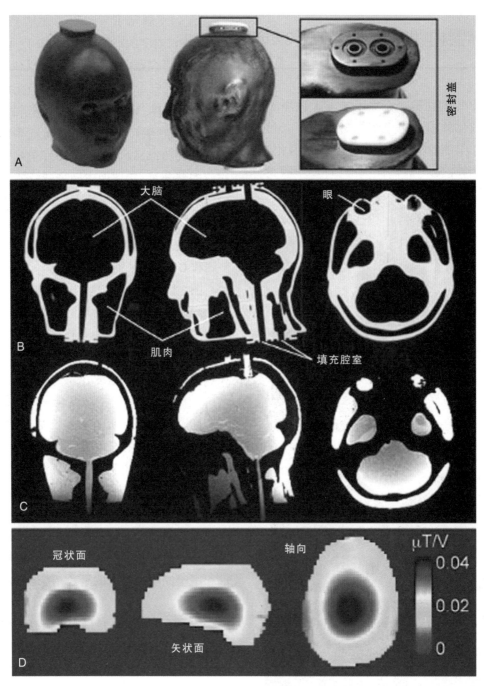

图 14.2　构建体模。(A)完成体模的照片。从左到右为前视图,侧视图,以及机械密封的细节:围绕填充通道的 O 形环凹槽和螺丝孔(顶部),以及拧紧的密封盖(底部)。(B)空体模的 CT 扫描图像。(C)填充凝胶的完成体模的 MRI。(D)7T 下填充凝胶的体模的 B1+图像。[Reproduced with permission, from reference Graedel NN, Polimeni JR, Guerin B, Gagoski B, Bonmassar G, Wald LL. An anatomically realistic temperature phantom for radiofrequency heating measurements. Magn Reson Med. 2015; 73(1):442–450.]

　　表 14.4 列出了文献中的一些示例,展示了 3D 打印容器和包含物被用来容纳、塑造或替代传统的模型材料,3D 打印材料是最终模型的一部分,但并不模拟组织本身。

表 14.3　模拟期望材料属性常规方法示例

期望材料属性	材料组成	参考文献
增加高能光子（X 线、CT、SPECT、PET）的散射和衰减	– 基于水、硅胶或蜡基液体、凝胶或半固体,其中含不同量的液体造影剂(通常含碘或钡)或含有矿物质或金属成分粉末(W、Ti、$CaCO_3$)	3,5,6
	– 由聚苯乙烯/聚丙烯混合物制成的固体基质,其中含有不同数量的金属和矿物质粉末(TiO_2、MgO、$CaCO_3$、石墨)	7
	– 用来模拟骨骼的石膏	8
增加超声波的反向散射	在液体、硅胶或基于蜡的凝胶中加入微小的玻璃球	9,10
调整超声波材料刚度和传播速度	调整聚乙烯醇(PVA-C,低温 PVA)的冻融循环次数	11,12
增加超声波材料的衰减	调整凝乳与水在凝胶中的浓度	10
降低 T1(MRI)	– 使用基于 Gd 的造影剂或 Cu-EDTA 与水基液体或凝胶	10,13,14
	– 增加甘油浓度	15
	– 增加镍浓度	16
	– 增加硫酸铜浓度	17
	– 使用油、蜡或脂质基的材料	18
降低 T2(MRI)	– 增加水基液体或凝胶中琼脂含量	9,14–17
	– 添加超顺磁性氧化铁(SPIO)	18
	– 使用油、蜡或脂质基材料	18
增加电导率	在液体或凝胶中增加氯化钠(NaCl)的浓度	4,21
降低电容率	– 增加糖、聚乙烯粉末或聚乙烯吡咯烷酮(PVP)的浓度	4,19,20
	– 使用油、蜡或脂质基材料	19

在 3D 打印模具中用传统材料制作的影像体模

在许多应用中，使用 3D 打印容器的一个挑战是，容器壁本身可能在相邻材料之间形成一个不真实的隔层，或者在体模周围形成一个不真实的边界。图 14.3 展示了一个双腔室的乳房 3D 打印体模，采用聚碳酸酯材料通过材料挤出法打印，使用防水漆密封，并填充以模拟人体乳房组织的介电特性。其中，脂肪腔室被填充了花生油，而纤维腺体组织（FGT）腔室则被填充了基于聚乙烯吡咯烷酮的体模材料。请注意，分隔腔室的 3D 打印材料在脂肪和 FGT 之间呈现为黑色。

上述列举的许多材料都能保持其形状。可以使用 3D 打印的模具来塑造传统材料的形状，模拟组织的材料凝胶化或硬化后，可以通过化学或物理方法将模具移除。图 14.4 展示了由 3 种不同材料制成的人形肾脏体模的超声图像，这些体模是通过将所需材料倒入外部 3D 打印光固化模具中制作的,而该模具已部分填充了之前 3D 打印的蜡模。当所需的材料凝固后,通过机械方式从外模中取出,然后用乙醇溶解内模。

表 14.5 列举了一些案例，使用 3D 打印技术创建模具，而在填充腔室后,3D 打印的组件被取出。

用于血管流体体模的 3D 打印

针对特定患者的血管 3D 打印模型可以用于精确且可重复的流动实验，以模拟生理血流条件。大多数情况下利用增强 CT 或 MRI 技术，可以创建任何血管解剖结构的血管流动模型。血管 3D 打印体模可用于模拟介入手术操作,确定流体引发的血管重塑,测试血栓取出设备和方法，以及协助制订心脏瓣膜

体模类型	打印技术和材料	填充材料	成像方式	参考文献
几何棒状模型	材料喷射 – VisitJet M3(3D Systems,南卡罗来纳州,罗克希尔)	– 碘造影剂(CT) – 含有 200μCi FDG 的溶液(MRI)	– PET/CT – PET/MR	3
带插入物的圆柱形体模	材料挤出 – 丙烯腈丁二烯苯乙烯(ABS)P430(Stratasys,明尼苏达州,伊登普雷利)	含有水和 ^{18}FDG 的放射性溶液	– 放射治疗	22
仿真多模态头部体模	立体光固化 – 环氧树脂(品牌信息未提供)	– 二硫磷酸二钾模拟骨骼 – 琼脂粉和蒸馏水模拟脑组织 – 蒸馏水模拟脑室 – BANG®3-pro™ 凝胶用于肿瘤替代物	– CT – MRI – 放射治疗 – 质子治疗	23
仿真 MRI 头部体模	材料挤出 – 聚碳酸酯(PC)和 ABS(Stratasys,明尼苏达州,伊登普雷利)	– 含聚乙烯粉末和氯化钠的琼脂凝胶以调整电学特性	MRI	4
Shepp–Logan 体模	材料挤出 – ABS(Stratasys,明尼苏达州,伊登普雷利)	– 溶液由不同浓度的常见脑代谢物质组成,包括 N-乙酰-L-天门冬氨酸、氯化胆碱、肌酸和 L-乳酸钠,这些溶液是在含有 0.02% 硝酸钠的磷酸盐缓冲溶液中制备的 – 玉米油	MRS	24
乳房	材料挤出 – ABS(Stratasys,明尼苏达州,伊登普雷利)	– 油,水 – 基于聚氯乙烯(PVC)且以 3D 打印方式制作的插件,用于质量评估	MRI	25 26

表 14.4　使用 3D 打印材料容纳和(或)替代传统组织模拟材料的体模示例

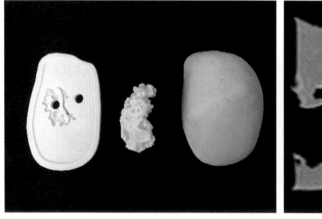
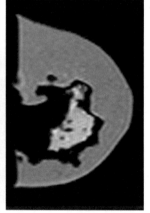

图 14.3　乳房 3D 打印体模。(A)使用材料挤出法打印的 3D 乳房模型的不同部分(Fortus 360mc,Stratasys),包括基座(左),纤维腺体(中)和乳房(右)。(B)在 7T MRI 上获得的乳房 3D 打印模型的矢状面图像。

置换手术计划。利用血管 3D 打印模型,外科医生可以在执行手术前更好地预测可能出现的问题。

图 14.5 为一个血管 3D 打印模型的示例。

用3D打印材料模拟组织

　　尽管目前可用的 3D 打印材料在成像属性方面的范围相对较窄,但有些 3D 打印材料能够有效地模拟组织的属性。例如,对于 X 线成像,Veneziani 等使用丙烯腈丁二烯苯乙烯(ABS)和聚乳酸(PLA)两种常用的材料挤出打印塑料材料,制造了不同厚度的几何板材, 发现 ABS 的衰减系数为 0.014~0.020/mm,PLA 的衰减系数为 0.017~0.024/mm, 这相当于软组织从脂肪到肌肉的范围。同时, 对 ABS、PLA, 以及 PLA 和不锈钢粉末的混合物也进行了 CT 成像评估,其 HU 值分别为−36、160 和 810, 分别类似于脂肪、肌肉和骨骼。对于 CT,已经评估了多种材料喷射技术的材料在不同管电压下的性能,HU 值范围为 40~130HU。这个 HU 值范围对应于某些软组织和脂肪的范围。

　　利用 3T 磁体对 RGD-525 喷射材料(Stratasys,以色列,雷霍沃特)的 MRI 性质进行评估,测得其 T1 和 T2 弛豫时间分别为(193.5±2.2)ms 和(32.8±0.2)ms。对于临床 MRI,要匹配真实组织的特性颇为困难, 因为这些材料必须富含氢元素且具有相对较长的弛豫时间,而大多数商用的 3D 打印材料常为塑料(尽管富含氢元素,但呈固体形态)、粉末或基于金属的材料,通常不具备这些特点。

　　在超声成像方面,3D 打印材料必须具备与人体组织相似的特性,使声波在其中穿过并被反射。虽然已经开发出了能模拟组织超声特性的传统材料(见表 14.3 和图 14.4),但目前市面上可获得的 3D 打印材料尚未展示出适当的波传播或波反射特性(图 14.6)。

　　由于使用 3D 打印材料来模拟人体组织特性的局限性,在很多情况下,3D 打印材料会与传统的组织模拟材料一起被包含在模型中, 甚至同时充当这些材料的容器。例如,在一个 3D 打印的头骨中,3D 打印材料可以代表骨组织,而同时该头骨还包含用于代表脑组织的传统材料。图 14.7 展示了一个模型,其中 3D 打印材料用于代表骨骼,3D 打印的骨骼中含有代表骨髓的材料,而软组织材料则是通过将其他材料填充到 3D 打印的模具中来创建的。表

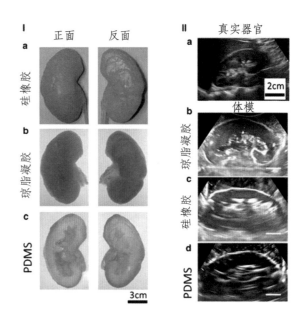

图 14.4　左图为由不同材料制成的肾脏体模(正反两面):(Ⅰa)硅橡胶,(Ⅰb)琼脂凝胶,(Ⅰc)PDMS。右图为人体肾脏的超声图像(Ⅱa)与由(Ⅱb)琼脂凝胶、(Ⅱc)硅橡胶和(Ⅱd)聚二甲基硅氧烷制成的 3 个模型的超声图像进行比较。与真实器官相比,琼脂凝胶模型在复制肾脏的外形和组织,特别是集合系统的外观方面, 表现优于其他类型的材料。[Reproduced with (open access)permission from reference Adams F,Qiu T,Mark A,et al.Soft 3D-printed phantom of the human kidney with collecting system.Ann Biomed Eng. 2017;45(4):963-972.]

14.6 列出了一些示例,其中 3D 打印材料直接代表图像中的组织。

总结

　　随着 3D 打印技术的快速发展和广泛应用,它也被越来越多地用于医学影像领域,包括用于制造影像体模。本章只介绍了目前应用最广泛的医学影像方法,但 3D 体模也可以用于未来可能更常见的新型医学影像方法,例如光学相干断层扫描(OCT)。希望本章内容可以作为初次接触这一概念者的入门指南,并为想了解当前各种 3D 打印医学影像体模的人提供参考。最后,尽管已有大量工作致力于了解 3D 打印材料的成像特性, 但仍存在着对真正适用于多模态成像的可打印材料的巨大需求。未来,通过在打印材料中添加特殊成分,可以更准确地模拟人体组织,比使用制造商提供的材料更接近真实组织的特性。

表 14.5 使用 3D 打印模具填充组织模拟材料并随后移除模具的体模示例

体模类型	打印技术和材料	填充材料	成像方式	参考文献
颈部模型	材料喷射 – VeroClear(Stratasys,明尼苏达州,伊登普雷利)	– 各种琼脂溶液	– 超声	28
脑部体模	材料喷射 – TangoPlus(Stratasys,明尼苏达州,伊登普雷利)	– 聚乙烯醇	– CT – 超声 – MRI	29
			– MRI	30
血管体模	材料挤出 – ABS	– 聚乙烯醇、二甲基硫醚和水	– 锥形束 CT – CT	31
颈部体模(包括气管、皮肤和血管)	黏结喷射 – 石膏 (3D Systems, 南卡罗来纳州,罗克希尔) 立体光固化 – Prime gray resin (iMaterialise, Materialise,比利时,鲁汶) 粉床熔合 – 聚酰胺(PA)(品牌信息未提供)	– 高浓度明胶	– 超声	
盆腔体模	材料喷射 – VeroClear(Stratasys, 明尼苏达州,伊登普雷利)	– 钆基造影剂和氟化钠(NaF) – 植物油 – 凡士林和磷酸氢二钾 – 琼脂 – 硅胶	– CT – MRI	32

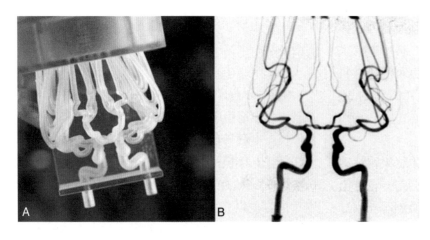

图 14.5 (A) 使用 J750 3D 打印机(Stratasys,明尼苏达州,伊登普雷利)打印的前部神经血管体模,采用 VeroClear 材料作为支撑,而 Agilus 用于构建血管结构。(B)血管造影图展示了利用 3D 打印模型进行的流动模拟,较小的动脉直径为 300μm。(Figures courtesy of Ciprian Ionita, PhD, University of Buffalo.)

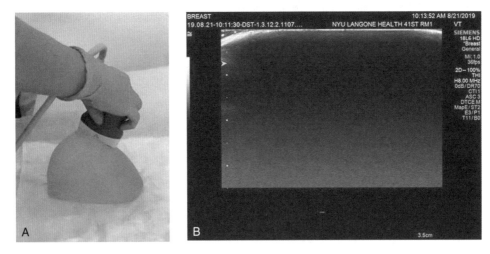

图 14.6 (A)使用 Stratasys J750 打印的结合组织基质和 VeroClear 材料的乳房 3D 打印体模的超声图像。(B)对应的超声图像显示 3D 打印模型中无信号。

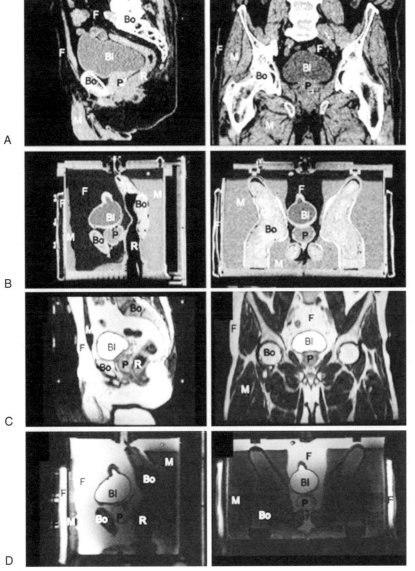

图 14.7 3D 打印的骨盆体模原型，包括用 VeroClear 材料 3D 打印的骨骼,填充了凡士林和 K2HPO4 以模拟骨髓;以及使用 3D 打印模具制造的基于琼脂凝胶的器官。(A)患者的 120kVp CT 图像。(B)体模的 120kVp CT 图像。(C)患者的 T2 加权 MRI。(D)体模的 T2 加权 MRI,所有的影像都展示了矢状切面（左）和冠状切面（右）。模拟肌肉的凝胶环绕着体模内的骨骼。在体模的中心有一个 3D 打印的占位器,用于在将凝胶倒入圆筒时为器官和油创建空腔。Bl,膀胱;Bo,骨骼;F,脂肪;M,肌肉;P, 前列腺;R, 直肠;S, 注射器。[Reproduced with permission, from reference Niebuhr NI, Johnen W, Güldaglar T, et al. Radiological properties of tissue surrogates used in a multimodality deformable pelvic phantom for MR-guided radiotherapy. Med Phys. 2016;43(2):908–916.]

表 14.6　3D 打印材料直接呈现图像中组织的示例

体模类型	打印技术和材料	填充材料	成像方式	参考文献
乳房	材料喷射 – VeroClear、TangoPlus、Tissue、Matrix（Stratasys，明尼苏达州，伊登普雷利）	无	超声	44
胸部（肺、肝脏），通过充气和放气使肺部可变形	材料挤出 – 柔性热塑性聚氨酯（浙江金华鑫科 3D 技术有限公司，中国）	聚有机硅凝胶用于制作带有柔性塑料结构的肝脏（模型）	CT，MRI	45
肺	材料喷射 – Visijet EX200（Projet HD 3000, 3D Systems，南卡罗来纳州，罗克希尔）	无	CT	46
头部	材料挤出 – PLA（Ninjabot NJB300 W）	石膏（用于骨骼）	CT	8
放射性球体	材料喷射 – Visijet FTX（3D Systems，南卡罗来纳州，罗克希尔）绿色，添加了 ^{99}Tc	无	SPECT	47
神经血管体模	材料喷射 – Vero White and Tango Black（Stratasys，明尼苏达州，伊登普雷利）	ICG 牛血混合物，含 3.2 µM 的 ICG（Pulsion Medical Inc., Powell, OH, USA），以及 IR800 牛血混合物，含 50 nM 的 IR800（IRDye800 800CW Carboxy-late,LI−COR,Lincoln,NE,USA）	近红外荧光成像	48
盆腔体模	材料喷射 – VeroClear（Stratasys，明尼苏达州，伊登普雷利）	– 钆基造影剂和氟化钠 – 植物油 – 凡士林和磷酸氢二钾 – 琼脂 – 硅胶	CT，MRI	32
乳房体模	材料喷射 – TangoPlus and Vero PureWhite（Stratasys，明尼苏达州，伊登普雷利） – Jf Flexible（Molecule Digital LLC，加利福尼亚州，康科德） – Jf Flexible with tungsten doping（US Research Nanomaterials Inc.，得克萨斯州，休斯敦）	无	X 线乳腺摄影	49
皮质骨	立体光固化 – 用于骨骼的光固化树脂（上海普利生机电科技有限公司）	使用掺杂钆的水来模拟软组织	MRI	50
3 种类型： 1.扭曲模型 2.实体肿瘤模型 3.用于纹理分析的测试对象	材料喷射 – 材料 1：RGD−525 – 材料 2：Objet Vero white plus（RGD−325） – 材料 3：Objet support（SUP−705）（Stratasys，明尼苏达州，伊登普雷利）	无	CT，MRI	51

参考文献

1. Filippou V, Tsoumpas C. Recent advances on the development of phantoms using 3D printing for imaging with CT, MRI, PET, SPECT, and ultrasound. *Med Phys.* 2018;45(9): e740−760.
2. Fieremans E, De Deene Y, Delputte S, Özdemir MS, Achten E, Lemahieu I. The design of anisotropic diffusion phantoms for the validation of diffusion weighted magnetic resonance imaging. *Phys Med Biol.* 2008;53(19):5405.
3. Bieniosek MF, Lee BJ, Levin CS. Technical note: characterization of custom 3D printed multimodality imaging phantoms. *Med Phys.* 2015;42(10):5913−5918.
4. Graedel NN, Polimeni JR, Guerin B, Gagoski B, Bonmassar G, Wald LL. An anatomically realistic temperature phantom for radiofrequency heating measurements. *Magn Reson Med.* 2015;73(1):442−450.
5. Lee M-Y, Han B, Jenkins C, Xing L, Suh T-S. A depth-sensing technique on 3D-printed compensator for total body irradiation patient measurement and treatment planning. *Med Phys.* 2016;43:6137−6144.
6. Hokamp NG, Obmann VC, Kessner R, et al. Improved visualization of hypodense liver lesions in virtual monoenergetic images from spectral detector CT: proof of concept in a 3D-printed phantom and evaluation in 74 patients. Eur J Radiol;109:114−123.
7. Homolka P, Gahleitner A, Prokop M, Nowotny R. Optimization of the composition of phantom materials for computed tomography. *Phys Med Biol.* 2002;47(16): 2907.
8. Kadoya N, Abe K, Nemoto H, et al. Evaluation of a 3D-printed heterogeneous anthropomorphic head and neck phantom for patient-specific quality assurance in intensity-modulated radiation therapy. *Radiol Phys Tech.* 2019;12(3):351−356.
9. Maneas E, Xia W, Nikitichev DI, et al. Anatomically realistic ultrasound phantoms using gel wax with 3D printed moulds. *Phys Med Biol.* 2018;63(1):015033.
10. D'Souza WD, Madsen EL, Unal O, Vigen KK, Frank GR, Thomadsen BR. Tissue mimicking materials for a multi-imaging modality prostate phantom. *Med Phys.* 2001; 28(4):688−700.
11. Morais P, Tavares JM, Queirós S, Veloso F, D'hooge J, Vilaça JL. Development of a patient-specific atrial phantom model for planning and training of inter-atrial interventions. *Med Phys.* 2017;44(11):5638−5649.
12. Laing J, Moore JT, Vassallo R, Bainbridge D, Drangova M, Peters TM. Patient-specific cardiac phantom for clinical training and preprocedure surgical planning. *J Med Imaging.* 2018;5(2):021222.
13. Sasaki M, Shibata E, Kanbara Y, Ehara S. Enhancement effects and relaxivities of gadolinium-DTPA at 1.5 versus 3 Tesla: a phantom study. *Magn Reson Med Sci.* 2005;4(3): 145−149.
14. Ikemoto Y, Takao W, Yoshitomi K, et al. Development of a human-tissue-like phantom for 3.0-T MRI. *Med Phys.* 2011;38:6336−6342.
15. Blechinger JC, Madsen EL, Frank GR. Tissue-mimicking gelatin-agar gels for use in magnetic resonance imaging phantoms. *Med Phys.* 1988;15:629−636.
16. Christoffersson JO, Olsson LE, Sjoberg S. Nickel-doped agarose-gel phantoms in MR imaging. *Acta Radiol.* 1991; 32:426−431.
17. Mitchell MD, Kundel HL, Axel L, Joseph PM. Agarose as a tissue equivalent phantom material for NMR imaging. *Magn Reson Imaging.* 1986;4:263−266.
18. Hines CD, Yu H, Shimakawa A, McKenzie CA, Brittain JH, Reeder SB. T1 independent, T2* corrected MRI with accurate spectral modeling for quantification of fat: validation in a fat-water-SPIO phantom. *J Magn Reson Imag.* 2009; 30(5):1215−1222.
19. Duan Q, Duyn JH, Gudino N, et al. Characterization of a dielectric phantom for high-field magnetic resonance imaging applications. *Med Phys.* 2014;41(10):102303.
20. Ianniello C, de Zwart JA, Duan Q, et al. Synthesized tissue-equivalent dielectric phantoms using salt and polyvinyl-pyrrolidone solutions. *Magn Reson Med.* 2018;80(1): 413−419.
21. Neves AL, Leroi L, Cochinaire N, Abdeddaim R, Sabouroux P, Vignaud A. Mimicking the electromagnetic distribution in the human brain: a multi-frequency MRI head phantom. *Appl Magn Reson.* 2017;48:213−226.
22. Cerviño L, Soultan D, Cornell M, et al. A novel 3D-printed phantom insert for 4D PET/CT imaging and simultaneous integrated boost radiotherapy. *Med Phys.* 2017;44(10): 5467−5474.
23. Gallas RR, Hünemohr N, Runz A, Niebuhr NI, Jäkel O, Greilich S. An anthropomorphic multimodality (CT/MRI) head phantom prototype for end-to-end tests in ion radiotherapy. *Zeitschrift fuer Medizinische Physik.* 2015;25(4):391−399.
24. Kasten JA, Vetterli T, Lazeyras F, Van De Ville D. 3D-printed shepp-logan phantom as a real-world benchmark for MRI. *Magn Reson Med.* 2016;75(1):287−294.
25. Wake N, Ianniello C, Brown R, et al. 3D printed patient-specific dual compartment breast phantom for validating MRI acquisition and analysis techniques. *Trans Addit Manuf Meets Med.* 2019;1(1).
26. He Y, Liu Y, Dyer BA, et al. 3D-printed breast phantom for multi-purpose and multi-modality imaging. *Quant Imaging Med Surg.* 2019;9(1):63−74. https://doi.org/10.21037/qims.2019.01.05.
27. Adams F, Qiu T, Mark A, et al. Soft 3D-printed phantom of the human kidney with collecting system. *Ann Biomed Eng.* 2017;45(4):963−972.
28. Baba M, Matsumoto K, Yamasaki N, et al. Development of a tailored thyroid gland phantom for fine-needle aspiration cytology by three-dimensional printing. *J Surg Educ.* 2017;74(6):1039−1046.
29. Chen SJ, Hellier P, Marchal M, et al. An anthropomorphic polyvinyl alcohol brain phantom based on Colin27 for use in multimodal imaging. *Med Phys.* 2012;39(1):554−561.
30. Chueh JY, Van Der Marel K, Gounis MJ, et al. Development of a high resolution MRI intracranial atherosclerosis imaging phantom. *J Neurointerventional Surg.* 2018;10(2):143−149.
31. Javan R, Cho AL. An assembled prototype multimaterial three-dimensional−printed model of the neck for computed tomography−and ultrasound-guided interventional procedures. *J Comput Assist Tomogr.* 2017;41(6):941−948.
32. Niebuhr NI, Johnen W, Güldaglar T, et al. Radiological properties of tissue surrogates used in a multimodality deformable pelvic phantom for MR-guided radiotherapy. *Med Phys.* 2016;43(2):908−916.
33. O'Hara RP, Chand A, Vidiyala S, et al. Advanced 3D mesh manipulation in stereolithographic files and post-print processing for the manufacturing of patient-specific vascular flow phantoms. *Proc SPIE Int Soc Opt Eng.* 2016:9789.
34. Sommer K, Izzo RL, Shepard L, et al. Design optimization for accurate flow simulations in 3D printed vascular phantoms derived from computed tomography angiography. *Proc SPIE Int Soc Opt Eng.* 2017:10138.
35. Kaschwich M, Dell A, Matysiak F, et al. Development of an

ultrasound-capable phantom with patient-specific 3D-printed vascular anatomy to simulate peripheral endovascular interventions. *Ann Anat.* 2020;232:151563.

36. Tutino VM, Rajabzadeh-Oghaz H, Chandra AR, et al. 9.4T magnetic resonance imaging of the mouse circle of Willis enables serial characterization of flow-induced vascular remodeling by computational fluid dynamics. *Curr Neurovasc Res.* 2018;15(4):312−325.

37. Mokin M, Ionita CN, Nagesh SV, Rudin S, Levy EI, Siddiqui AH. Primary stentriever versus combined stentriever plus aspiration thrombectomy approaches: in vitro stroke model comparison. *J Neurointerventional Surg.* 2015;7(6):453−457.

38. Mokin M, Setlur Nagesh SV, Ionita CN, Mocco J, Siddiqui AH. Stent retriever thrombectomy with the cover accessory device versus proximal protection with a balloon guide catheter: in vitro stroke model comparison. *J Neurointerventional Surg.* 2016;8(4):413−417.

39. Izzo RL, O'Hara RP, Iyer V, et al. 3D printed cardiac phantom for procedural planning of a transcatheter native mitral valve replacement. *Proc SPIE Int Soc Opt Eng.* 2016:9789.

40. Veneziani GR, Correa E, Potiens PA, Campos LL. Attenuation coefficient determination of printed ABS and PLA samples in diagnostic radiology standard beams. *J Phys: Conf Ser.* 2016:733.

41. Abdel-Magid BVD, Vrieze T, Leng S. Composite materials for 3D printing of medical phantoms. *Paper Presented at: 5th Annual Composites and Advanced Materials Expo, CAMX 20182018; Dallas.*

42. Leng S, Chen B, Vrieze T, et al. Construction of realistic phantoms from patient images and a commercial three-dimensional printer. *J Med Imaging.* 2016;3(3):033501.

43. Mitsouras D, Lee TC, Liacouras P, et al. Three-dimensional printing of MRI-visible phantoms and MR image-guided therapy simulation. *Magn Reson Med.* 2017;77(2): 613−622.

44. Ali A, Wahab R, Huynh J, Wake N, Mahoney M. Imaging properties of 3D printed breast phantoms for lesion localization and core needle biopsy training. *3D Print Med.* 2020;6(1):4.

45. Colvill E, Krieger M, Bosshard P, et al. Anthropomorphic phantom for deformable lung and liver CT and MR imaging for radiotherapy. *Phys Med Biol.* 2020;65(7):07NT02.

46. Hernandez-Giron I, den Harder JM, Streekstra GJ, Geleijns J, Veldkamp WJ. Development of a 3D printed anthropomorphic lung phantom for image quality assessment in CT. *Phys Med.* 2019;57:47−57.

47. Läppchen. *3D Printing of Radioactive Phantoms for Nuclear Medicine Imaging.* 2020.

48. Liu Y, Ghassemi P, Depkon A, et al. Biomimetic 3D-printed neurovascular phantoms for near-infrared fluorescence imaging. *Biomed Optic Express.* 2018;9(6):2810−2824.

49. Rossman AH, Catenacci M, Zhao C, et al. Three-dimensionally-printed anthropomorphic physical phantom for mammography and digital breast tomosynthesis with custom materials, lesions, and uniform quality control region. *J Med Imaging.* 2019;6(2):021604.

50. Rai R, Manton D, Jameson MG, et al. 3D printed phantoms mimicking cortical bone for the assessment of ultrashort echo time magnetic resonance imaging. *Med Phys.* 2018; 45(2):758−766. https://doi.org/10.1002/mp.12727.

51. Rai R, Wang YF, Manton D, Dong B, Deshpande S, Liney GP. Development of multi-purpose 3D printed phantoms for MRI. *Phys Med Biol.* March 29, 2019;64(7): 075010. https://doi.org/10.1088/1361-6560/ab0b49.

52. Dong E, Zhao Z, Wang M, et al. Three-dimensional fuse deposition modeling of tissue-simulating phantom for biomedical optical imaging. *J Biomed Optic.* 2015;20(12): 121311.

第 15 章

在放射科开设 3D 打印实验室的注意事项

Nicole Wake

引言

医学 3D 打印在现代医院系统中发挥了重要作用。临床上使用个体化 3D 打印解剖模型可以提供对解剖学的更好理解、更精确的病理评估和更精准的手术干预。3D 打印解剖模型有许多应用，包括术前计划、术中引导、实习生教育和患者咨询。此外，根据患者的影像数据创建的 3D 打印解剖导板可以通过提高操作的准确性对患者护理产生积极影响。通过改善解剖学理解、预先定制植入物，并在手术室中提供实时指导，3D 打印解剖模型和导板可以减少手术成本，缩短手术时间。

外科手术容错率很低，目标是在一次尝试中获得最佳结果，即使对于经验最丰富的外科医生来说，高复杂性的病例也可能具有挑战性。尽管放射科医生和外科医生都擅长解读 2D 图像，但解读错误仍可能发生。在手术环境中，外科医生常常在评估 2D 图像和解读 3D 图像时矛盾重重，错误理解真实解剖结构可能导致手术方法不当、手术时间延长，以及出现并发症。个体化的 3D 打印解剖模型使医生能够亲自观察真实的解剖结构，从而最大限度地减少解读错误，并对手术准备更加充分。

为了创建个体化 3D 打印解剖模型和导板，首先需要获取 DICOM 图像。由于 CT 数据后处理的便利性，CT 成像是最常用的方式，MRI 和超声成像也常被使用。利用 DICOM 图像，对感兴趣的解剖区域进行分割，并将分割后的 ROI 转换为 CAD 格式，以便进行打印（见第 3 章和第 4 章）。由于 3D 打印模型的源数据是放射学影像数据，因此，在放射科设立一个可直接管理的 3D 打印实验室是合理的。然而，跨专业的合作的，甚至与相关部门建立协同合作伙伴关系将是实验室成功的关键。

许多医院已经在其放射科内设立了 3D 影像实验室，用于生成解剖结构的 3D 体积渲染图，以辅助可视化和制订手术计划。然而，这种在 2D 显示器上的 3D 可视化有其局限性，无法模拟实际解剖结构。人类视觉系统高度依赖于在 3D 空间中观察物体的能力。与 2D 显示器相比，3D 显示器已被证明能够改善深度感知、减少手术时间，并降低腹腔镜手术中的工作量。

随着学术环境、影像处理和 3D 打印的技术进步，以及围绕 3D 打印技术的新兴法规和报销环境，将现有的 3D 影像实验室扩展为包括 3D 打印服务，或者开设一个以放射科为中心的 3D 打印实验室的时机非常理想。在医疗服务点内部加入 3D 打印技术将提高实践效果，使终端用户更容易接触到 3D 打印技术，最终将改善患者护理、提高患者满意度，并为医疗保健系统节约成本。

3D 打印技术在医学实践中产生了巨大影响。分离连体婴儿和面部移植等备受关注的案例已经引起了媒体的广泛关注。除了以上案例外,日常应用也在增加,如制订骨科肿瘤手术计划、面部重建和全膝关节置换手术等,这些应用影响了数以万计的美国患者。通过提供 3D 解剖模型,医生们获得了更强的洞察力。此外,许多专业领域的医学生和外科医生培训计划可以从使用最新的数字和物理培训工具中受益,在许多情况下可以替代或优化尸体解剖实践课程。

过去,正如第 6 章所述,3D 打印只能由外部供应商提供,导致成本昂贵(表 15.1)。最近的创新使得这项技术能够被许多医院采用。在集中的 3D 打印和先进可视化设施中进行这项工作可以缩短订购模型和获得模型之间的时间,从而提高患者护理水平。专门的 3D 打印实验室还能够提升学员的教育水平,支持前沿研究,并为机构带来更多的收入和补助资金。本章将讨论在放射科开设 3D 打印实验室的注意事项。

财务计划

建立专门的医院内 3D 打印实验室需要行政支持、医生领导和指导、生物医学工程师和技术人员的支持,以及打印技术人员。3D 打印实验室的财务计划必须包括人工成本,用于建设或翻新物理空间的费用,硬件和软件费用(包括维护费用),以及通过第三类 CPT 编码的临床收入和研究收入的潜在收入。

关于人员配置,全职员工的数量将取决于预期的案例量。大多数实验室可能会从小规模开始,并随着时间的推移逐渐扩大。初始阶段,一个实验室可以由一名医生担任医学主任,负责对复杂解剖结构进行图像分割并监督打印过程,还可以由一名技术人员负责基本图像分割、打印机操作及模型的后期处理。随着实验室需求的增加,将逐渐增加医生、技术人员和生物医学工程师的数量,特别是用于解剖导板的设计工作,并可能需要打印机技术人员负责运行和维护打印硬件。

在最初几年内,预计 3D 打印实验室不会产生重大收入。然而,随着时间的推移,情况预计会发

表 15.1　市售 3D 打印服务和 3D 打印模型类型列表

模型类型	供应商
解剖模型(重点在放射学)	– 3D Systems Healthcare(科罗拉多,利特尔顿) 　– 按需解剖模型 – Materialise(比利时,鲁汶) 　– HeartPrint 等 – TeraRecon(北卡罗来纳州,达勒姆) 　– 与 WhiteClouds 合作 – Vital Images(明尼苏达州,明纳汤卡) 　– 与 Stratasys(明尼苏达州,伊登普雷利)合作

解剖模型(用于手术)和导板/模板/虚拟手术计划

–颅颌面部	– DePuy Synthes(宾夕法尼亚州,西彻斯特)和 Materialise(比利时,鲁汶) – KLS Martin(德国,图特林根) – Osteomed(得克萨斯州,艾迪生)和 Med Cad(得克萨斯州,达拉斯) – Stryker(密歇根州,卡拉马祖)和 3D Systems Healthcare(科罗拉多州,利特尔顿) – Zimmer-Biomet(印第安纳州,华沙)
–脊柱	– K2M(弗吉尼亚州,利斯堡) – Medtronic(明尼苏达州,明尼阿波利斯) – Mighty Oak Medical(科罗拉多州,丹佛)
–骨科	– Zimmer-Biomet(印第安纳州,华沙)

个体化植入物

– 颅颌面部	– DePuy Synthes(宾夕法尼亚州,西彻斯特)和 Materialise(比利时,鲁汶) – KLS Martin(德国,图特林根) – Osteomed(得克萨斯州,艾迪生)和 Med Cad(得克萨斯州,达拉斯) – Stryker(密歇根州,卡拉马祖)和 3D Sys tems Healthcare(科罗拉多州,利特尔顿) – Zimmer-Biomet(印第安纳州,华沙)
–骨科/其他	– 4Web(得克萨斯州,弗里斯科) – K2M(弗吉尼亚州,利斯堡) – Onkos(新泽西州,帕西帕尼) – Ossis(新西兰,基督城)

生变化,特别是为 3D 打印解剖模型和解剖导板建立了一类 CPT 编码后。在 3D 打印模型获得全额报销之前,为了覆盖实验室运营的一部分成本,可能会要求申请 3D 打印模型的外科部门根据请求的模型数量为图像后处理和材料出资。还可以利用拨款或捐助资金作为维持实验室的运营成本。

截至本书完成时,3D 打印解剖模型的价格为 1000~5000 美元,具体取决于使用的打印技术和材料;而 3D 打印导板的价格为 1500~10 000 美元/例。虽然购买软件和硬件存在一定的前期成本,但随着时间推移,点对点的 3D 打印成本预计会比外包给供应商更低。3D 打印对医院的间接益处包括缩短手术时间、减少并发症、改善患者预后,以及提高患者和医生的满意度。未来的研究将评估哪些病例的模型可以在医院内制作,定量衡量这些模型如何对患者护理产生积极影响,并确定实际的成本。

培训

目前还没有针对想学习医学 3D 打印的医生的正式培训项目,因此,医生必须自我训练以熟练掌握 3D 打印的流程。对于对医学 3D 打印感兴趣的技术人员,现在有一个克拉克森学院的证书项目,可以使影像专业人员在医学 3D 打印的过程中掌握知识和技能。然而,大多数在专门的 3D 成像实验室进行 3D 影像后处理的技术人员很可能不愿意回到学校。精通 3D 影像后处理的技术人员可以学习执行图像分割和 CAD 工作,作为当前 3D 可视化方法的延伸。生物医学工程师也可能有兴趣进行部分相关工作,具体的培训将取决于对医学影像模态和解剖学的知识。

雇用一名 3D 打印技术人员或生物医学工程师后,学习曲线通常是陡峭的。有组织的培训计划中每个步骤都有明确和可衡量的目标,有助于设定清晰的期望。为了构建优化的工作流程并将其整合到医院基础设施中,员工将熟练掌握以下内容:①理解诊断医学图像获取技术,用于高级可视化技术和 3D 建模;②掌握 3D 图像后处理方法,包括分割、配准和创建 3D 表面网格;③正确记录和存储设计文件;④打印工艺和材料;⑤与临床团队合作交付和查看模型;

⑥对 3D 模型进行质量保证(QA)。

软件注意事项

许多医院和医院系统可能拥有全院范围的 3D 图像后处理许可证,这些软件包可能具有将分割的 ROI 导出为 CAD 文件格式的功能。具有这些功能的常用 3D 图像后处理平台包括 Intellispace Portal(Philips,荷兰,阿姆斯特丹)、Aquarius(Terarecon,北卡罗来纳州,达勒姆)、Advanced Workstation(GE Healthcare,威斯康星州,沃基肖)和 Vitrea(Vital Images,明尼苏达州,明纳汤卡)。如果可能的话,这些技术人员已经熟悉的平台可以用于创建 3D 打印解剖模型。平台还提供了特定的 3D 打印软件包,可能在分割过程后的分割易用性和 CAD 建模方面提供额外的帮助。值得注意的是,对于在医疗中使用的 3D 打印医学模型,建议使用 FDA 认可的软件。此类软件的成本为每个许可证 10 000~20 000 美元,包括永久或年度许可证。还可能提供浮动许可证,但费用会增加。请注意,对于某些软件,有最低硬件要求。

立体光刻(STL)文件格式和其他用于创建 3D 打印模型的文件格式并不包含 DICOM 信息,而这些信息对于正确存储在患者的医疗记录中非常重要。目前,DICOM 工作组已经努力建立了 DICOM 2018b 标准,该标准将 STL 格式中的 3D 文件信息包含在 DICOM 信息对象内。截至目前,有一家供应商已经将新的 DICOM 封装的 STL 标准纳入图像分割平台中。将 DICOM 格式整合进来将使得 STL 文件能够被追踪并正确地整合到患者的医疗记录中。预计将来会有更多的图像后处理平台和影像存档与通信系统(PACS)供应商支持这些文件类型。为了正确归档这些文件,应将它们存储在一个安全的、备份的网络上,并可以将分割和模型的有限代表图像发送到 PACS 系统,以存储在患者的医疗记录中。

3D 打印操作注意事项

在医学 3D 打印实验室中,引入了五种主要的 3D 打印技术:材料挤出、聚合物粉床熔合、黏结喷射、材料喷射和光固化。对于不同的工艺类型,制订操作需求和规范非常重要。为了帮助理解这些技术，介绍五种具有特定特性和要求的代表性打印机(表15.2)。

空间规划

3D 打印实验室必须具备足够的空间来容纳打印机、储物柜、后处理设备和工作台。每台打印机必须具备操作通道，并具足够的空间以便进行维护。地面必须平整且无振动，并且能够承受机器的负载。此外，一些较大的打印机可能需要扩大的门和电梯开口，以便将设备移入 3D 打印实验室。如果要安装多台打印机，要确保每台打印机的排气口不会将空气直接吹向相邻的打印机。在实验室中安置打印机时，应考虑操作效率。用于清洁模型的湿台或水槽不应被安装在打印机的附近。中型 3D 打印实验室的样本布局，包括一台先进打印机和几台台式系统，如图 15.1 所示。这个实验室所需的面积大约为 900 平方英尺(约 83.6m²)。在规划空间时，还必须考虑与临床同事和手术室设施的距离。

环境

对于大多数 3D 打印机，可以使用标准的 110V 或 240V 单相电源供电，而较大的系统可能需要专用的 20A–110V 或等效电路。一些更复杂的系统，如高容量 HP Jet Fusion 4200，需要专用的 220V 三相电源供应。建议使用不间断电源，以确保持续稳定的电压供应和高质量的打印过程。虽然许多可用的系统具有可以在停电发生时重新启动打印点的软件，但这些类型的软件并非绝对安全，不能保证在停电后能成功完成长时间运行的打印任务。

3D 打印机的共同特点是使用热能来固化所堆积的材料。挤出器喷嘴、热建筑板、激光、紫外线

(UV)和红外线光都是大量产生热能的设备，这些热能必须从机器中散发出去。所产生的热量取决于机器的大小和技术类型。常见的热量评级如表 15.3 所示。

实验室内必须提供足够的空调设备来排出热量，并保持在 20~25℃的恒定温度范围内，相对湿度为 30%~70%，无凝结。房间通风系统还应定期净化室内空气，通常为每小时 4 次。

现代 3D 打印机可能需要云连接来监控操作、执行软件/硬件更新、下载打印数据并开始打印。因此，3D 打印机需要使用以太网或 Wi-Fi 的互联网接入。

辅助设备

大多数 3D 打印机不需要辅助设备来运作，但较大型的工业机器通常需要。例如，HP Jet Fusion 4200 和 Stratasys J750 大型系统需要连接外部排气系统来排出热量和废气。此外，4200 系统需要压缩空气来运行，并且压缩空气还需要用于清理完成的粉床熔合模型所需的磨料喷砂系统。这类机器的另一个需求是防爆吸尘器，用于清理模型和机器上的粉末残留物。一些系统，如 Projet CLP 660Pro 的构建室内部设置了集成吸尘器，以便在生成模型之间进行清洁。标准吸尘器对于所有 3D 打印实验室来说都是有用的工具，可以清除打印机封闭空间内的灰尘或残留物。

3D 打印材料

材料类型和成本取决于打印技术和打印机类型(表 15.4)。对于在手术室中使用的 3D 打印解剖模型和导板，应使用生物相容性和可灭菌的材料进行打印。尽管制造商可以提供可灭菌材料，并附有使用建议，但每家医院都需要验证灭菌过程的有效性。关于

表 15.2 医院 3D 打印实验室选择的代表性打印机			
技术	打印机型号	打印机品牌	大致成本(美元$)
材料挤出	S5	Ultimaker (荷兰,乌特勒支)	$5000
粉床熔合	Jet Fusion 4200	HP (加利福尼亚州,帕洛阿托)	$20 000
黏结喷射	Projet CJP 660Pro	3D Systems (南卡罗来纳州,罗克希尔)	$70 000
材料喷射	J750	Stratasys (明尼苏达州,伊登普雷利)	$300 000
光固化	Form 3 (SLA)	Formlabs (马萨诸塞州,剑桥)	$5000

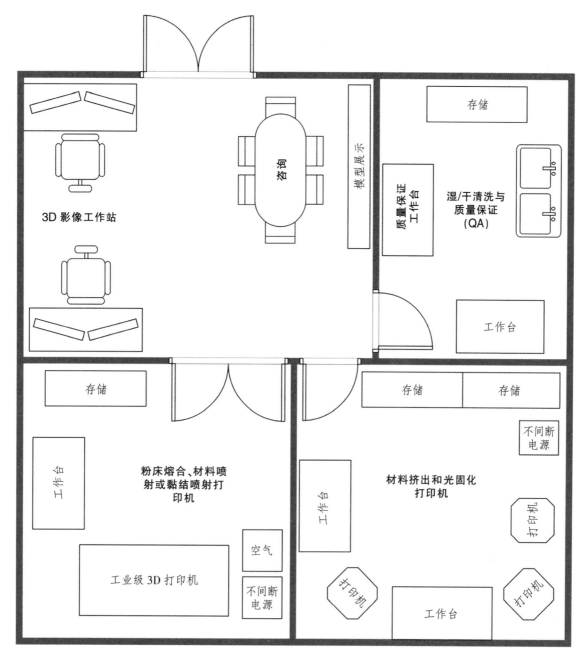

图 15.1　面积约 900 平方英尺(约 83.6m²)的 3D 打印实验室的示例布局,包括 3D 影像工作站、咨询区域、工业级 3D 打印机和桌面打印机的空间。

表 15.3　特定的 3D 打印技术热量输出

过程	打印机型号	大致热量输出(W)
材料挤出	Ultimaker S5	500
粉床熔合	HP Jet Fusion 4200	2600
黏结喷射	3D Systems ProJet CJP 660Pro	1650
材料喷射	Stratasys J750	1485
光固化	Formlabs Form 3	220

灭菌设备,在医院中常用的技术包括高压灭菌器(也称为蒸汽灭菌或湿热灭菌)、乙烯氧化气体和 γ 射线电离辐射。由于医院通常配备了靠近手术室的灭菌设施,建议利用这些资源,而无须为 3D 打印实验室购买灭菌设备。

材料挤出的丝材广泛采用各种热塑性聚合物,如聚乳酸(PLA)、丙烯腈丁二烯苯乙烯共聚物(ABS)、尼龙等,这些丝材易于获取并且通常不是专有的。丝

表 15.4　特定打印机的常见材料类型和成本

打印机型号	材料类型	专有的	每升/每千克的大致成本
Ultimaker S5	聚乳酸(PLA)、丙烯腈丁二烯苯乙烯共聚物(ABS)	N	$20+/kg
HP Jet Fusion 4200	尼龙	Y	$150/kg
3D Systems ProJet CJP 660Pro	核心粉末	Y	核心$100/kg
	透明、黑色和彩色的黏合剂		黏结剂$250/kg
	墨盒		黑色$250/kg
			彩色$300/kg
Stratasys J750	光固化材料	Y	$350/kg
Formlabs Form 3	树脂	Y	$150/L

材对湿气敏感,需要存放在凉爽、干燥、黑暗的环境中。真空密封有助于保持丝材的干燥状态以获得最佳使用效果。真空密封的容器内通常使用干燥剂(吸湿性的硅胶),并且可以在丝材存储区域使用除湿机来保持低湿度水平,并延长丝材的使用寿命。经过正确存储和密封的丝材至少可以保存 1 年,可能更长。

粉床熔合打印机,如 HP Jet Fusion 4200 标准型号具有 3~5L 的融合剂和细节剂容量。在处理药剂时建议戴手套,并在剂量耗尽时遵循适当的处理指南。该系统还有 3 个打印头,应在必要时更换。打印头清洁卷是另一种耗材,需要在达到一定建模量或打印层时进行补充。

黏结喷射系统使用核心粉末材料和黏结剂进行打印。Projet CJP 660Pro 采用封闭式材料盒,方便取出和回收这些材料。可以使用食盐喷雾清洁零件,减少对切割工具或有毒化学物质的需求。核心粉末通常被装在 14kg 容量的容器中出售,而透明和黑色黏结剂以 1L 容量的盒装,CMY(青色、洋红色、黄色)彩色黏结剂则以 300mL 容量的盒装。核心材料和黏结剂需要储存在凉爽、干燥、通风良好的环境中,并且自生产之日起保质期为 1 年。

材料喷射打印机使用光敏聚合物或聚合物,聚合物通常在暴露于紫外光下时改变特性。Stratasys J750 打印机可以支持最多 12 个 3.6kg 的模型材料墨盒和 4 个支撑材料墨盒。这些墨盒不应与金属或紫外线辐射接触。应将其存放在干燥的区域,并具备充足的通风和温湿度控制。墨盒的保质期有限,并在容器上有标注。

光固化打印采用紫外激光聚焦在光敏树脂表面上,通过光化学反应使其固化形成 3D 物体。Formlabs Form 3 打印机使用专有的树脂,包括透明、白色、黑色和灰色等多种标准树脂。此外,还提供坚韧型、弹性型、生物兼容的牙科树脂等,装在容量为 1L 的墨盒中。树脂可分别储存在每种树脂的树脂槽中。长期存储时,应将树脂倒入一个独立的、不透明的容器中,远离阳光直射,在干燥、凉爽且通风良好的区域存放。应每 2 周摇动一次储存的树脂,以保持树脂的完全混合。

健康与安全

一般建议将 3D 打印机放置在与员工工作区域分隔开的独立隔间内,该隔间应具备负压空气流和专用通风系统,远离其他工作区域。专用通风系统有助于防止 3D 打印机排放物扩散到其他区域。

材料挤出通常使用 PLA 和 ABS 热塑性塑料来构建模型,在挤出喷嘴中加热这些材料可能释放对人体有害的超细颗粒物(UFP)和挥发性有机化合物。将 3D 打印机置于适当的密封外壳中(例如,带有烟罩),确保该区域通风良好,并使用 HEPA 过滤器进行空气净化,将有助于减轻这种暴露(图 15.2)。Ultimaker S5 可以配备一个 Air Manager,完全封闭构建室,并通过过滤器创造从内到外的空气流动,可以去除 95% 的 UFP。Air Manager 还可以作为屏障阻止人触摸热部件或移动部件并干扰打印过程,同时为打印提供更加稳定的内部环境。

Jet Fusion 4200 等粉末喷射熔融打印机在构建

室内会产生可燃性粉尘,必须定期使用防爆吸尘器进行清洁。同样,在清洁过程中应使用适当的手部和眼部防护措施。

使用紫外线固化的 3D 打印机,如 Stratasys J750 和 Formlabs Form 3,需要使用未固化的材料,这些材料在未固化状态下被认为是危险的,必须小心处理,应佩戴氯丁橡胶或丁腈手套。如果材料可能溅入眼睛,还可能需要安全眼镜。佩戴常见的乳胶手套即可处理紫外线固化模型。未固化材料的处理也必须遵循危险废物管理规定,与 J750 打印机的液体废物相同。

3D 打印机包含有热表面,如挤出喷嘴、加热块和紫外线灯,这些表面也可能导致皮肤受伤,必须小心处理。用于固化的紫外线灯和激光是潜在的危险。对模型进行摩擦清洁时可能会释放出颗粒物,而用于清洁的尖锐物体可能会导致擦伤和切割伤。氢氧化钠等化学物质用于清洁模型上的支撑材料,这些物质可能具有腐蚀性,会导致皮肤刺激。在进行此类清洁工作时需要小心,并使用适当的保护措施。

大多数 3D 打印机不会产生明显的噪音,但高音量设备可能会产生超过 70dB 的噪音,如果长时间使用会损害听力。打印机外壳可以减轻生产噪音,建议在噪音水平超过 70dB 时采取听力保护措施,如在去除细小核心和真空喷墨打印机清洁时。

将 3D 打印纳入标准工作场所安全计划、制订 3D 打印机标准操作程序,并对工作人员进行安全使

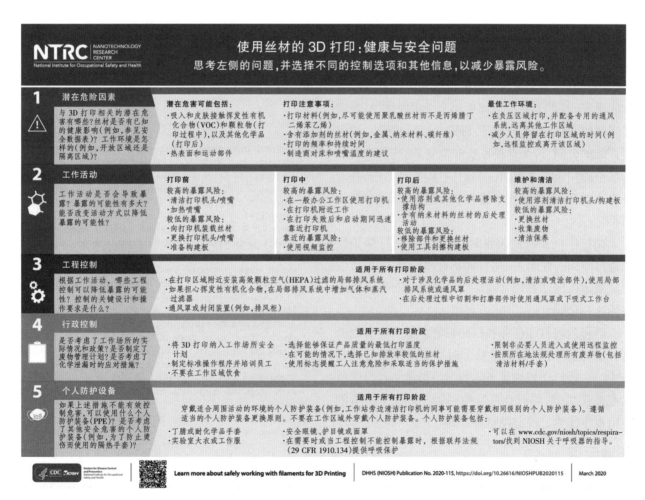

图 15.2 材料挤出过程中可能出现的健康和安全问题。[Reproduced with permission from Reference Glassford EDK, Dunn KH, Hammond D, Tyrawski J. 3D Printing with Filaments: Health and Safety Questions to Ask. U.S, DHHS (NIOSH) Publication No. 2020–115: Department of Health and Human Services, Centers for Disease Control and Prevention, National Institute for Occupational Safety and Health; 2020. https://www.cdc.gov/niosh/docs/2020–115/pdfs/2020–115.pdf?id?10. 26616/NIOSHPUB2020115. Accessed 4 September 2020.]

用和维护培训是非常重要的。

维护

所有 3D 打印技术都需要沉积和固化材料,因此,必然会产生废料和工艺残留物。为了确保生产模型的质量和效率,需要定期进行彻底清洁。

部分打印机在模型构建过程中使用和堆积支撑材料。支撑材料可以与模型材料相同,也可以根据打印机类型而异。在进行下一次构建之前必须从构建平台上清除这些材料,并且必须清理构建平台上的碎屑和在构建过程中使用的多余黏合剂。打印头喷嘴随着时间的推移也可能被堵塞,可能需要按照打印机制造商的建议进行拆卸和清洁。必须定期使用吸尘器和超细纤维布清洁打印机内部。按照制造商的建议,还需要定期检查和润滑其他机械组件。

将粉末放置在建造室内的打印机,例如,HP Jet Fusion 4200 和 3D Systems Projet CJP 660Pro,在每次打印完成后需要进行大量的清洁和吸尘来清除多余的粉末。这些系统通常需要多个级别的维护,要求逐渐增加,包括每次打印后、每周、每月和每年。建议签订维护合同,因为这些系统非常复杂,通常需要较高水平的知识和能力。需要备用打印头和灯泡,并准备清洁材料,如酒精棉球、刷子、检查镜、异丙醇和清洁手套。

在打印机长时间闲置时,需要定期进行维护以保持打印头的健康。一些打印机有离线模式,可以设置定期运行清洁和恢复循环。手动清洁和检查可以替代这一功能。

远程监控打印任务和打印机状态是一种有效的选择,特别是在只有少量员工时和长时间的打印任务中。一些打印机内置了远程网络摄像头和打印机状态监控功能,同时也可以使用第三方基于网络的应用程序作为远程监控辅助工具。

质量保证

医院的放射科部门应建立质量保证计划,以确保医学影像设备正常运行并正确解读影像。同样的质量保证级别也被应用于医院内部的现场打印的 3D 医学模型。关于质量保证的详细内容见第 7 章;质量保证的要点包括确保影像获取的适当性和图像不受重大伪影的影响,准确的图像分割,精确的打印零件,以及后处理不会影响模型的质量。在这个过程中,错误可能发生在任何环节,因此,应仔细检查每个步骤。

结论

个体化患者诊疗技术正在通过 3D 打印等技术进步逐渐成为现实。对于医院而言,拥有内部的 3D 打印实验室可以促进患者诊疗的个性化,通过使 3D 打印更易于使用,为最终用户提供更多创造性的问题解决方案和更快的模型制作速度。此外,将 3D 打印与 AR 和 VR 等其他高级影像可视化方法相结合,将进一步增强该技术的实用性。最终,在医疗系统内部应用 3D 打印将增强实践效果,从而提高患者护理质量,增加患者满意度,并减少医疗保健系统的成本。

参考文献

1. Roser SM, Ramachandra S, Blair H, et al. The accuracy of virtual surgical planning in free fibula mandibular reconstruction: comparison of planned and final results. *J Oral Maxillofac Surg.* 2010;68(11):2824-2832.
2. Helguero CG, Kao I, Komatsu DE, et al. Improving the accuracy of wide resection of bone tumors and enhancing implant fit: a cadaveric study. *J Orthop.* 2015;12(Suppl 2):S188-S194.
3. Sieira Gil R, Roig AM, Obispo CA, Morla A, Pages CM, Perez JL. Surgical planning and microvascular reconstruction of the mandible with a fibular flap using computer-aided design, rapid prototype modelling, and precontoured titanium reconstruction plates: a prospective study. *Br J Oral Maxillofac Surg.* 2015;53(1):49-53.
4. Hanasono MM, Skoracki RJ. Computer-assisted design and rapid prototype modeling in microvascular mandible reconstruction. *Laryngoscope.* 2013;123(3):597-604.
5. Zhang YZ, Chen B, Lu S, et al. Preliminary application of computer-assisted patient-specific acetabular navigational template for total hip arthroplasty in adult single development dysplasia of the hip. *Int J Med Robot.* 2011;7(4):469-474.
6. Toto JM, Chang EI, Agag R, Devarajan K, Patel SA, Topham NS. Improved operative efficiency of free fibula flap mandible reconstruction with patient-specific, computer-guided preoperative planning. *Head Neck.* 2015;37(11):1660-1664.
7. Ferrara F, Cipriani A, Magarelli N, et al. Implant positioning in TKA: comparison between conventional and patient-specific instrumentation. *Orthopedics.* 2015;38(4):e271-280.
8. Itri JN, Tappouni RR, McEachern RO, Pesch AJ, Patel SH. Fundamentals of diagnostic error in imaging. *Radiographics.* 2018;38(6):1845-1865.
9. Wake N, Wysock JS, Bjurlin MA, Chandarana H,

Huang WC. "Pin the tumor on the kidney:" an evaluation of how surgeons translate CT and MRI data to 3D models. *Urology*. 2019;131:255−261.

10. Parag P, Hardcastle TC. Interpretation of emergency CT scans in polytrauma: trauma surgeon vs radiologist. *Afr J Emerg Med*. 2020;10(2):90−94.

11. Sakata S, Grove PM, Hill A, Watson MO, Stevenson ARL. Impact of simulated three-dimensional perception on precision of depth judgements, technical performance and perceived workload in laparoscopy. *Br J Surg*. 2017; 104(8):1097−1106.

12. Wake N, Rosenkrantz AB, Huang R, et al. Patient-specific 3D printed and augmented reality kidney and prostate cancer models: impact on patient education. *3D Print Med*. 2019;5(1):4.

13. Ballard DH, Mills P, Duszak Jr R, Weisman JA, Rybicki FJ, Woodard PK. Medical 3D printing cost-savings in orthopedic and maxillofacial surgery: cost analysis of operating room time saved with 3D printed anatomic models and surgical guides. *Acad Radiol*. 2020;27(8):1103−1113.

14. Wood BC, Sher SR, Mitchell BJ, Oh AK, Rogers GF, Boyajian MJ. Conjoined twin separation: integration of three-dimensional modeling for optimization of surgical planning. *J Craniofac Surg*. 2017;28(1):4−10.

15. Villarreal JA, Yoeli D, Masand PM, Galvan NTN, Olutoye OO, Goss JA. Hepatic separation of conjoined twins: operative technique and review of three-dimensional model utilization. *J Pediatr Surg*. 2020;55(12): 2828−2835.

16. Makitie AA, Salmi M, Lindford A, Tuomi J, Lassus P. Three-dimensional printing for restoration of the donor face: a new digital technique tested and used in the first facial allotransplantation patient in Finland. *J Plast Reconstr Aesthetic Surg*. 2016;69(12):1648−1652.

17. Cammarata MJ, Wake N, Kantar RS, et al. Three-dimensional analysis of donor masks for facial transplantation. *Plast Reconstr Surg*. 2019;143(6):1290e−1297e.

18. Clarkson College. *Medical 3D Printing Specialist Certificate*; 2020. https://www.clarksoncollege.edu/radiography-medical-imaging/degree-options/medical-3d-printing-specialist-certificate/index. Accessed August 15, 2020.

19. Chepelev L, Wake N, Ryan J, et al. Radiological Society of North America (RSNA) 3D printing Special Interest Group (SIG): guidelines for medical 3D printing and appropriateness for clinical scenarios. *3D Print Med*. 2018;4(1):11.

20. DICOM. *WG-17 3D*. https://www.dicomstandard.org/wgs/wg-17. Accessed 18 August 2020.

21. Materialise. *Mimics Innovation Suite 23*; 2020. https://www.materialise.com/en/medical/mimics-innovation-suite/23. Accessed September 4, 2020.

22. ISO. *ISO 17665-1:2006 Sterilization of Health Care Products - Moist Heat - Part 1: Requirements for the Development, Validation and Routine Control of a Sterilization Process for Medical Devices*; 2006. https://www.iso.org/standard/43187.html. Accessed August 14, 2020.

23. ISO. *ISO 11135:2014 Sterilization of Health Care Products - Ethylene Oxide -Requirements for the Development, Validation and Routine Control of a Sterilization Process for Medical Devices*; 2014. https://www.iso.org/standard/56137.html. Accessed August 14, 2020.

24. ISO. *ISO 11137-2:2013 Sterilization of Health Care Products - Radiation - Part 2: Establishing the Sterilization Dose*; 2013. https://www.iso.org/standard/62442.html. Accessed August 14, 2020.

25. Glassford EDK, Dunn KH, Hammond D, Tyrawski J. *3D Printing with Filaments: Health and Safety Questions to Ask*. DHHS (NIOSH) Publication No. 2020-115. U.S. Department of Health and Human Services, Centers for Disease Control and Prevention, National Institute for Occupational Safety and Health; 2020. https://www.cdc.gov/niosh/docs/2020-115/pdfs/2020-115.pdf?id=10.26616/NIOSHPUB2020115. Accessed September 4, 2020.

第 **16** 章

医学影像学中 3D 打印的未来

Adam E. Jakus, Yu-hui Huang, Nicole Wake

引言

回顾医学 3D 打印在过去 30 年的进展,可见领域已经取得了极大的进步,其中医学放射学发挥了至关重要的作用。尽管医学影像学和 3D 打印技术在 20 世纪 80 年代末和 90 年代初仍处于初期发展阶段,但一些先驱者和组织努力将这两种不同的技术结合起来,整合了多样的专业知识,以及新的硬件、软件和材料。从用于医学培训和手术计划制订的解剖模型,到直接辅助手术的导板,再到与患者匹配的永久性植入物,这些越来越广泛的应用,结合了新的报销策略、监管参与和支持,以及在医学、工程和技术支持领域的新的人力资源开发和教育计划,都源于 30 年前播下的种子(图 16.1)。

未来 30 年会怎样?通过以历史为指导,可以对医学影像与 3D 打印在放射学领域的技术、临床和人力资源发展轨迹进行合理预测。本章重点介绍未来 30 年医学 3D 打印可能的形态,以及放射学和相关学科可能发挥的作用。通过持续改进 3D 打印技术用于解剖模型和手术导板、永久性植入物、生物再生材料,甚至是活体生物打印组织和器官,可以预期在未来 30 年内医学领域将发生的转型,其中放射学起到核心作用。鉴于过去 10 年中技术的快速发展和采用率的提高,将本讨论分为几个阶段:近期(未来 5 年)、中近期(5~10 年)、中期(10~20 年)和长期(20~

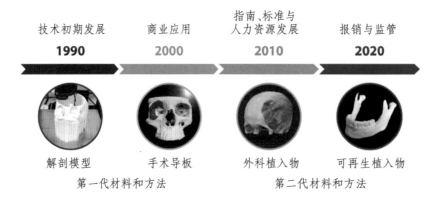

图 16.1 医学 3D 打印的 30 年发展历程,从解剖模型、手术导板和个体化植入物的引入和广泛应用,到组织再生结构的出现。(Surgical Implant photograph from Huang M-T, Juan P-K, Chen S-Y, et al. The potential of the threedimensional printed titanium mesh implant for cranioplasty surgery applications: biomechanical behaviors and surface properties. Mater Sci Eng C. 2019;97:412–419.)

30 年）。

新兴医学 3D 打印技术

在深入探讨医学 3D 打印和放射学的未来之前，建立对新兴医学 3D 打印技术的基本理解，并创建一个用于分类和讨论这些技术及其应用的参考系统是有益的。一般而言，医学 3D 打印可以分为 5 个主要类别（图 16.2）：教育用解剖模型和手术导板；静态、永久性植入物；无细胞的再生生物材料；含有细胞的生物/组织结构，用于组织和器官修复、再生和替代，通常称为"生物打印"；生物机器接口装置。这些类别之间存在许多中间分类，包括在静态植入物上涂覆或修改生物活性成分；将活细胞添加到原本无细胞的再生生物材料中。区分医学 3D 打印的各种类别很重要，因为它们在以下方面有所不同：①所使用的硬件、软件和材料类型，以及所需的专业知识；②必要的制造条件和环境；③现有或仍在发展中的标准，监管和报销途径；④使用方式和预期应用。值得注意的是，无细胞再生生物材料和生物打印本身都是新兴技术，尚未应用于临床。

作为医学 3D 打印的 5 个类别中历史最悠久且不受与植入相关的标准和要求限制的类别，3D 打印解剖模型和手术导板最为常用。这在一定程度上可以通过与其使用相关的最新活动来证明，如建立其使用的报销途径。2019 年 7 月，AMA 发布了用于 3D 打印解剖模型和导板的第三类 CPT 代码（见第 8 章）；RSNA 联合 ACR 创建了 3D 打印注册表，用于跟踪临床 3D 打印的使用情况。该注册表收集匿名的 3D 打印案例信息、临床适应证、模型类型，包括解剖部位、分割和 CAD 处理工具，以及所使用的打印技术和模型的预期用途。该注册表的信息将用于确定 3D 打印作为可视化的另一种模态的适用性标准。目前，这种报销途径仅适用于医学 3D 打印的某些子类别，但最终需要扩展到所有 5 个 3D 打印类别，并可能与 AR 和 VR 技术整合。

目前，静态、永久性植入物主要用于替代骨骼和硬组织，提供结构支持而非特定的生物活性或功能。这包括传统植入物的 3D 打印替代品，此类产品由已知的相对生物惰性但生物相容性良好的刚性塑料[如聚醚醚酮（PEEK）、聚醚酮酮（PEKK）和聚甲基丙烯酸甲酯（PMMA）]及钛、不锈钢或钴等金属合金制成。主要通过依赖热能的 3D 打印方法生产此类产品，例如，SLS/SLM、EBM，以及最近的材料挤出技术，包括 FDM/FFF 和直接墨水写入（DIW）。虽然在医院中制造 3D 打印的静态植入装置还不常见，但已经有越来

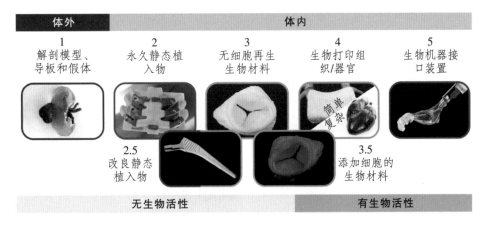

图 16.2 医学 3D 打印的 5 个主要类别。[Panel 2 photo from Kamel MK, Cheng A, Vaughan B, et al. Sternal reconstruction using customized 3D-printed titanium implants. Ann Thorac Surg. 2020;109（6）:e411-e414; Panel 2.5 photo from Rivera F, Leonardi F, Maniscalco P, et al. Uncemented fully hydroxyapatite-coated hip stem for intracapsular femoral neck fractures in osteoporotic elderly patients: a multicenter study. Arthroplast Today. 2015;1（3）:81-84; Panel 5 photo from Jank BJ, Xiong L, Moser PT, et al. Engineered composite tissue as a bioartificial limb graft. Biomaterials. 2015;61:246-256.]

越多的此类设备通过监管审批。除了标准的库存量单位(SKU)外,金属和硬塑料零件越来越多地被打印成与患者匹配的植入物,用于治疗骨盆、脊柱、肋骨和颅骨的复杂大范围组织切除。这些植入物虽然被设计用于与周围组织融合,但在植入后数年甚至数十年内,它们的目的是保持相对惰性和不变性(静态)。为了完整讨论,可以通过涂覆或注入更多生物活性/仿生材料(如磷酸钙)来增强静态永久性植入物的生物活性和融合潜力。

无细胞再生生物材料医学 3D 打印是前 4 类中最少见的。这种认识缺乏源于对现有医学材料及其在体内主要目的的理解——为了对生物活性成分、活细胞和组织进行物理和机械支撑。然而,新兴材料具有强大的生物活性,不仅具有物理或机械支撑的作用,甚至无须添加细胞。通常通过材料挤出(如 FDM 和 DIW)3D 打印这些物体。这些生物材料可以是合成的聚合物、陶瓷和复合材料;也可以是天然的材料,如胶原蛋白、糖胺聚糖(GAG)、脱细胞组织外细胞基质(ECM);或者是它们的混合物。包括非细胞封装的水凝胶,以及用于硬组织修复和再生的高弹性骨(基于生物陶瓷),用于软组织修复和再生的 Fluffy-X(高级聚合物),用于靶向组织修复和再生的组织纸(基于器官 ECM),用于电依赖组织修复的 3D-Graphene(基于合成),以及其混合物。这些材料不仅具有独特的宏观结构,还具有独特的纳米/微结构,这些结构与周围的组织和细胞相互作用,诱导新的目标组织形成,同时植入物本身会降解并转化为自然健康的组织。因此,无细胞再生生物材料与静态植入物不同,具有动态特性,并在植入后发生改变和转化。虽然不一定需要,但在植入再生生物材料前添加细胞并没有技术上的障碍。例如,在植入之前,可以将与患者相匹配的软骨细胞或干细胞种植到 3D 打印的半月板结构中,或者在植入之前将含有卵母细胞的来自卵巢的卵泡种植到明胶基 3D 打印水凝胶中,以恢复激素和生殖功能。

细胞医学 3D 打印,通常称为"生物打印",特指使用活细胞或组织片段进行 3D 打印,以创建预期植入结构,或在植入前经进一步处理和成熟。由无细胞再生生物材料构成的生物打印对象旨在修复和再生受损或缺失的组织,有可能还包括部分或完整的器官。与树脂、粉末、丝线或颗粒悬浮液不同,生物打印材料是悬浮在细胞和生物相容性介质中的活细胞,通常是一种水凝胶。与无细胞生物材料类似,生物打印过程主要使用材料挤出(变种的直接写入和材料喷射),尽管新的细胞相容性桶式光聚合材料和工艺正在出现。虽然基于合成和(或)非哺乳动物天然聚合物的水凝胶,如聚乙二醇、海藻酸盐、几丁质、纤维素等在学术研究中很常见,因为它们成本低且相对容易进行 3D 打印,但除非进行了大量修改,否则它们不适合植入,因为它们会引起负面的免疫反应。基于哺乳动物的水凝胶,如由胶原蛋白、明胶(变性胶原蛋白)或去细胞化组织细胞外基质组成的水凝胶,虽然比基于非哺乳动物的水凝胶更昂贵且更不容易进行 3D 打印,但更适合植入,其目前是更广泛、更具转化性的生物制造研究的主题。

无论使用何种材料介质或工艺,细胞的存活和健康都是至关重要的,而细胞可受到各种环境因素(温度、压力、湿度)、加工过程(挤压产生的剪切应力),以及 3D 打印后的处理、运输和储存的负面影响。在 3D 打印活细胞时,所有因素都必须考虑在内。另外,由于这些结构包含活细胞而没有免疫系统,无法进行终端灭菌或抵御病原污染物。因此,用于植入的生物打印结构应使用无菌的原材料,在无菌环境中操作。关于细胞来源,学术界、政府和工业研究实验室正在进行研究,以确定其来源、质量、一致性和生物活性,无论是患者自体原始细胞、成体干细胞、诱导多能干细胞还是诱导多能干细胞衍生的细胞。

生物机器接口医学 3D 打印广泛涵盖了除静态设备或活体组织和器官 3D 打印之外的应用。包括整合生物机器结构的 3D 打印,以及先进工程和增强组织和器官的 3D 打印。尽管目前只是一系列的设想,还没有充分的概念证明,但生物机器接口医学 3D 打印是多组织 3D 打印与非医学 3D 打印技术(包括先进电子、能源生成和储存设备)结合的技术进步。该领域代表了医学与工业制造的交叉,尽管至少还需要 30 年才能实现可靠的概念证明,而广泛应用需要更长时间,但这是当前放射学家和医学专业人士应该了解的领域。

尽管这 5 个类别之间存在明显的差异,但在医院内部的 3D 打印领域中,它们有许多相似之处。无论应用场景如何,这 5 种方法都需要精确的输入数据,通常来自对患者影像的获取、解释和分割,如前几章所述。无论这些影像数据来自 CT、MRI、超声、表面扫描、核医学还是其他影像模式,它们都是解剖模型、导板、永久性植入物甚至未来的组织再生、生物打印和生物机器接口的数字输入的基础。数字输入的形式在为手术计划创建的对象与包含各种活细胞和组织类型的生物打印对象之间可能存在很大差异。例如,解剖模型和导板的主要特点是基于影像数据模拟目标组织/器官的形态和结构。生物打印结构也是如此,需要模拟患者组织/器官的形态和结构,甚至可能达到血管水平,生物打印结构还必须模拟目标组织/器官的成分和性质。这不仅需要来自现有影像技术的数字输入,还需要额外的与空间相关的数字输入。因此,生物打印技术的临床应用依赖于能够用于确定生物体成分和性质的影像技术的发展。

同时,每个类别所需的独特专业知识和技能是非常重要的。从解剖模型到生物打印和生物机器接口,存在着从单纯可视化和图像处理逐渐过渡到机械工程、材料工程、组织工程和电气/系统工程的转变。这些领域目前都是独立的学科,但它们之间存在重叠,可能在未来发展为新的工程领域。

医院 3D 打印案例

截至 2020 年,世界各地的许多医疗机构都在利用医学 3D 打印技术,在内部创建解剖模型和手术导板,用于各种临床应用。然而,对于很少使用 3D 打印并且没有所需内部设备或专业知识的组织,与第三方机构合作是合理的,因为第三方机构具有硬件、软件和专业知识(结合临床医生的意见)。尽管如此,在医院内进行解剖模型和手术导板的 3D 打印变得更加普遍,原因在之前的章节中已经详细讨论过,但没有考虑到将医疗 3D 打印的其他类别,如植入物 3D 打印,内部化所带来的复杂性。考虑到不同的硬件、软件和材料要求,以及技术知识的差异、增加的风险和法规复杂性,为什么仍需要在医院内部生产 3D 打印模型,而不是依赖外部的第三方机构呢?答案归结为 4 个因素:时间/成本、可用性、物流实用性和患者需求。

在医院内部制作 3D 打印解剖模型和导板的最直接优势是时间。如果患者的影像数据可以在两天内转化为实体模型,并且可以立即使用,而不是等待第三方的安排、制造和运输,则可以显著提高效率和治疗效果。对于 3D 打印的静态、永久和无细胞再生生物材料植入物而言,时间优势进一步增加,因为无法使用市售的成品,并且从第三方获得与患者匹配的可植入设备可能需要几天甚至几周。对于有急需的患者来说,这段时间可能是至关重要的,而对医院来说,将导致医疗护理时间和运营成本增加。然而,制作生物打印的物体不一定具有时间优势,因为生物打印的物体需要大量的细胞,并可能需要一定的培养和成熟时间。获取和扩增足够数量的细胞用于3D 打印可能需要几周时间,并且在打印后对该结构进行调节和成熟可能需要更长时间。此外,由于生物打印的物体具有生物活性,并且目前还没有找到存储或运输生物活性物体的方法,因此,它们的生产后寿命与移植组织和器官一样是有限的。

植入物的可用性也是推动医院内植入物医学3D 打印的另一个因素。截至 2020 年,无论使用或生产方式如何,大多数可植入产品都是大规模生产的,并且有各种不同大小的SKU 可供选择。这些大规模生产的特定大小的植入物有足够的需求,证明从商业角度来看它们的开发是合理的。然而,标准大小的植入物并不适用于所有患者群体。当没有合适的植入物时,患者有 3 个选择:无论是否合适,使用可用的最适合的植入物;放弃植入物并寻找其他治疗方法;或者设计和制造与患者匹配的植入物。如上所述,尽管第三方制造静态植入物来越普遍,但仍需要在时间和患者需求之间取得平衡。例如,可能需要一个非关键性的下颌植入物用于即将进行的手术,此时第三方制造和运送植入物是可行的。在另一种情况下,可能需要一个关键性的、专门的气管与支气管植入物来治疗一个预期存活时间仅 1 周的新生儿。后者也许可以代表医院内医学3D 打印的真正价值。这种逻辑也可以扩展到无细胞再生生物材料 3D 打印和生物打印,尽管目前这些类型的植入物不一定可以从第三方处购买。大规模制造并销售与所有患者群体兼容的植入物可能难以实现。因此,就像之前给出的气管与支气管植入物的例子一样,应根据需要制造,而时间是影响其使用的主要因素。

无论医院的经济状况和管理能力如何,存储和管理大量不同 SKU 的可植入产品是不现实的,其中很多可能最终都不会被使用。这是推动医院内部制作静态 3D 打印植入物的主要原因之一——减少库存和浪费。这个论点同样适用于无细胞再生和生物打印的植入物,与之相关的物流问题更为广泛。目前,运送活体组织和器官并非易事,必须迅速、谨慎地进行,并且仍然受到距离和时间的限制。对于生物打印组织和器官,同样存在这些挑战,而且更加复杂,即很可能需要来自患者的特定细胞作为原材料,因此,需要额外的运输和处理步骤。正如之前提到的,除非有效解决组织和器官运输与保存的问题,否则需要在目标患者附近生产这些植入物。

最后,如果人们不相信医学技术的进步可以改善患者护理,那么在医院内制造植入物的重要性将最终不存在。虽然从第三方制造商获取与患者匹配的植入物仍然是个体化医疗的重要组成部分,但在许多情况下,通过在医院内制造植入物可以显著改善患者护理,放射科医师将成为医院内制造植入物的主要推动者。

医院中的灭菌和质量问题简述

3D 打印医学植入物,无论其由合金、塑料、再生生物材料和(或)活体细胞构成,必须不含有病原体,并且必须按照可验证和生物相容性要求进行制造。静态植入物的质量和灭菌问题在前面的章节中已经详细讨论过,应确保与患者接触或进入无菌手术区域的 3D 打印物体的无菌性。目前正在制订医院内制造的静态植入物设备的消毒方案和标准,这些方案和标准与现有的化学或热消毒方法没有明显差异,但在引入消毒程序之前必须考虑材料的相容性。还必须了解消毒过程是否会影响物体的大小或机械性能,因为这些变化可能会对手术导板和解剖模型的性能产生不利影响。

静态植入物具有植入后相对不变的特性,因此,能够使用已经确立的方法对其进行灭菌,如干热法(高压灭菌器)、γ 射线照射、乙烯氧化物(EtO)、过氧化氢(H_2O_2)等。这些方法已被长期使用,大多数医院和诊所都具备一定的灭菌能力。然而,这些方法不太适用于无细胞再生生物材料。例如,过热或自由基化学灭菌,如 EtO 和 H_2O_2,会改变甚至破坏基础材料。通过采用新型灭菌技术,如过氧乙酸液体/蒸汽暴露和超临界 CO_2,可以解决与新兴先进生物材料的不兼容问题。这些新兴的技术和设备类似于当前的 EtO 和高压灭菌设备和处理过程,可以被纳入医院环境中,以便在医院内部对无细胞再生植入物进行现场消毒。然而,截至 2020 年,FDA 仍然将这些技术视为新兴技术,并且它们只应用于少数经过批准的产品。FDA 也认识到减少对 EtO 等方法的依赖的需求日益增长,并于 2019 年发起了一个创新灭菌挑战,与行业伙伴合作,探索新型灭菌技术。理想情况下,通过这些努力可以找到新的灭菌方法,不仅与无细胞再生生物材料兼容,而且也可以被轻松地纳入现有的医院灭菌基础设施中。

生物打印结构的无菌性要求更加复杂,因为根据其本质,生物打印结构包含微生物(人体细胞),这些微生物需要保持活力和功能,以使植入物能够生存并发挥作用。因此,传统或新兴的消毒方法在本质上都与生物打印结构不兼容。无论其复杂性如何,必须在完全无菌环境中制造和处理用于植入的生物打印结构。此外,对于生物打印过程中使用的原材料和组件,包括细胞、培养基、水、凝胶材料、塑料器皿、玻璃器皿、金属器皿等,都必须在使用之前进行消毒。这些无菌性要求给医院内部的生物打印带来了巨大的负担,因此,这种医疗 3D 打印形式短期内无法在医院内部应用。

未来 5 年

在未来 5 年中,可以预见到医学 3D 打印的发展会延续当前趋势,包括解剖模型和手术导板的打印,以及使用 3D 打印技术创建静态永久植入物的初步应用。与以往不同的是,采用这些技术的主要驱动力和支持者不再仅限于独立的医生活动,医疗机构很可能开始为这些活动提供内部支持。这种不断增加的支持将受到 4 个因素的推动:①尽管前期成本高昂,但医学 3D 打印对医疗机构的长期盈利能力产生了正面影响,因此,医疗机构开始予以认可;②为了保持竞争力,医疗机构将开始使用 3D 打印作为保持市场优势的手段;③越来越多的医生、护士、工程师和技术人员在教育和培训过程中接触到医学 3D 打印,他们正在进入医疗工作队伍;④与 3D 打印的解剖模型和导板相关的报销途径将被建立起来。此外,SLA、FDM 和某些材料喷射 3D 打印硬件和材料的相对成本正在降低,易用性和可获得性正在增加,降低了 3D 打印所需的初始技术门槛。

除了使用医学 3D 打印技术制造模型和导板外,未来 5 年还将看到医院内制造静态永久性植入物的增加,此类植入物由聚合物(如 PEEK 和 PEKK)和金属合金(如 Ti64)制成。这些材料虽然比许多用于光固化、FDM 和材料喷射 3D 打印的聚合物和树脂更为成熟,但传统上只与粉床激光烧结/熔融 3D 打印技术兼容。这些形式的 3D 打印不仅成本显著高于光固化、FDM 和材料喷射 3D 打印,而且难以安全实施和管理,因为大量散粉如果处理不当会危害健康,并且有易燃风险。除了安全和基础设施问题之外,粉床熔合技术通常对用户的专业知识和技能要求更高。这些成本、技术、安全和用户因素,以及与监管和风险管理相关的其他因素,阻碍了医院内 3D 打印植入物的广泛应用。

然而,最近出现了两个有利于医院内部 3D 打印静态植入物应用的因素。首先,医院开始与私人医疗 3D 打印公司合作,作为私人公司的合作伙伴将植入物的增材制造带入医院。LimaCorporate 与纽约市特殊外科医院的合作是这种方法的一个典型例子,LimaCorporate 将在特殊外科医院内设立一个植入物 3D 打印设施,提供设备、专业知识和技术,以进行患者匹配的植入物生产,并共同分担风险。这种合作模式将在未来 5 年甚至更长时间内越来越普遍,以满足对患者匹配植入物的需求,并利用医疗专业人员日益增长的 3D 打印专业知识,以及已经建立和发展的 3D 打印公司。然而,这种方法的一个问题是,被引入医疗环境的技术和流程将受到私人合作伙伴的限制,最终限制了医院内部能够完成的工作。尽管存在这些担忧,但这种合作伙伴关系不仅将向医院和医疗系统引入更多患者匹配的 3D 打印植入物,还将进一步推动 3D 打印相关的法律、风险和监管框架的发展。

未来 5 年内可能出现的第二个明显发展是采用基于挤出的刚性聚合物和金属 3D 打印技术的增加。与粉床烧结/熔融 3D 打印过程不同,材料挤出技术,包括 FDM 和 DIW 的变体,如 3D 绘画,基于相对简单的硬件技术,并采用新的材料组成,不使用松散的粉末、高能激光或电子束。这些特性显著降低了打印机械刚性和稳定性聚合物(如 PEEK 和 PEKK),以及金属(如钛合金)所需的前期成本、安全性和操作基础设施要求。用于制作刚性永久性植入物的聚合物,如 PEEK,具有相对较高的熔点,传统上需要使用粉床技术进行 3D 打印。然而,随着 FDM 硬件的进步,能够在较高温度下操作和挤出,并且出现新的 PEEK 配方,可以生产出用于植入的 PEEK 丝材料,并进行 FDM 3D 打印,用于制作植入物。

FDM 金属技术采用金属粉末负载的聚合物丝材,类似于标准聚合物 FDM,将丝材熔融挤出,形成“生坯”金属-聚合物零件。同样,DIW 技术可以使用金属颗粒液体悬浮液,将其挤出成 3D “生坯”金属-聚合物零件。无论采用何种方法,必须在适当的气体环境中高温烧结生坯,需要气体控制炉并供应所需气体。这将燃烧掉聚合物黏结剂,并将金属粉末熔合在一起,形成金属零件。这种方法导致最终的金属零件比原始打印的生坯零件更小,因此,在设计和创建生坯时必须考虑到体积缩小,以及可能的翘曲和(或)开裂。尽管最终的零件是金属的,但其纯度和微观结构最终决定了其性能。经过大约 30 年的研究、开发、工业化和标准化,粉床金属 3D 打印技术目前更适合生产具有适当微观结构和性能的金属零件。然而,FDM 和 DIW 技术、硬件和材料正在迅速发展。这些进展与其可用性提高、相对较低的成本、操作便利、占地面积小,以及对与患者匹配的永久性静态植入物日益增长的需求相结合,不仅将推动医院内部的 FDM 和 DIW 刚性聚合物和金属 3D 打印的应用,还将为医院内部生产更先进的组织再生植入物奠定基础。

未来 5~10 年

从 2025—2030 年,预期在医院内部会进行与目前(2020 年)相似的静态永久性植入物的 3D 打印。

可以看到前一节讨论的两种模式中哪一种将主导医院内部的永久性植入物的生产：与医院合作的植入物制造商，或者使用新兴的 FDM 和 DIW 3D 打印技术，由医院主导制造。这两种方法都将越来越常见，从而实现更灵活和快速地设计和生产刚性聚合物和金属植入物。然而，制造静态植入物的成本基本不可能低于大规模生产成品同类材料（如果存在）。因此，应开始在医院内部进行静态植入物打印的成本效益分析，类似于目前在解剖模型和导板 3D 打印领域的情况。正如医院利用光固化和材料喷射 3D 打印技术来创建模型和手术导板一样，通过非粉床融合技术创建刚性塑料和金属植入物的机会将推动医院采用先进 FDM 和 DIW 硬件和材料。这将为在医院内部生产无细胞再生生物材料植入物奠定基础，通常使用相同的技术 3D 打印这些植入物。

预计 2020—2025 年医院内部将出现主要用于硬组织（骨科和颅颌面骨）疾病的永久植入物的 3D 打印，2025 年之后将出现医院内部首例用于组织再生的无细胞再生生物材料的 3D 打印。在 2025 年之前，首批成品无细胞生物材料 3D 打印产品很可能会被批准并商业化，用于修复各种组织，包括骨骼、软骨、肌肉、韧带、肌腱和神经，以及气管、肺和肝等均质软组织。这些产品的初步监管审批和临床数据，以及 FDM 和 DIW 硬件及专业知识的日益增多，将为医院内部首次生产无细胞再生医用 3D 打印植入物创造条件。此类植入物将由新的合成聚合物、凝胶、生物陶瓷、复合材料和（或）生物衍生的细胞外基质蛋白和糖胺聚糖（如胶原蛋白和透明质酸）组成。此外，由于自体原代和干细胞的分离和培养程序变得更加普遍，以及快速发展的诱导多能干细胞技术，预计 2025—2030 年还将见证医院内部首次生产细胞种植的再生生物材料植入物，即在植入之前，3D 打印的先进生物材料首先与患者自身的细胞结合。这将为医院内部生产与患者匹配的生物 3D 打印简单组织，甚至可能是器官奠定基础。

2025—2030 年，预计全球将建立数个初级医学 3D 打印研究生工程和技术项目，一些医学院的课程，以及住院医师和研究生培训中将定期融入医学 3D 打印。随着教育的增加，医院将能够获得越来越多的医学 3D 打印专业人员，显著加快模型、导板和静态

植入物的 3D 打印应用。关于医院内部静态和无细胞再生植入物的 3D 打印，一个重要问题是 2025 年或 2030 年的监管框架和指导将会是什么样子。这可能是最难预测的方面。然而，以历史为指导，至少会确立指导文件，用于医院内部静态植入物的 3D 打印，其中一部分基于当前为医院内部模型和导板 3D 打印确立的指导文件。可能会参考现有的 FDA 关于增材制造医疗器械技术因素和可再生医学产品监管框架的指导文件。

未来 10~20 年

随着医学、工程和技术领域 3D 打印从业者的增加，商业化的、成品的组织修复和再生产品出现，医院内部首次成功使用 3D 打印的无细胞和细胞种植再生生物材料，以及监管和报销框架的建立，2030—2040 年，3D 打印在医学领域的潜力将会得以实现。在医院内部，解剖模型、手术导板和静态植入物的医学 3D 打印已经得到很好的应用，并且将更多地利用 3D 打印的再生生物材料来进行个体化组织和器官修复。同时，首批临床应用的 3D 打印合成生物机器接口设备也将开始商业销售。

无细胞再生生物材料的 3D 打印所需的基础设施与静态植入物的 3D 打印（如 FDM 和 DIW）相似，因此，个体化无细胞再生生物材料的生产路径很可能与静态植入物相似。私营公司可以与医院合作，以平行共同管理和指导植入物的生产，共同建设基础设施，共同承担必要的责任和风险。虽然两种情况都会出现，但大型的制造商在涉及风险不确定的新技术领域时，通常较为谨慎。此外，无细胞再生生物材料的 3D 打印不依赖于基础设施密集的粉床技术，很容易适应现有的医院基础设施。因此，预计由医院主导的无细胞再生生物材料 3D 打印活动可能会比与私人公司合作的方式更为普遍。

届时，可能已经开始使用生物打印的组织和器官，特别是简单的肌肉骨骼组织，如有血管的骨骼、软骨、脂肪、韧带、肌腱、肌肉、神经、皮肤及其复合组织。此外，生物打印的肺、支气管、膀胱、肝脏和其他组织可能已经在临床上得到证实，尽管可能还不是标准的护理方法，但在部分医院中已经被用于特

定的患者群体。然而,目前仍有许多难以评估的问题:由谁生产这些组织?在哪里生产?如何将其运送给患者? 由谁支付组织和器官的制造费用? 如何监管生物组织和器官的制造和使用?以上问题目前尚无明确答案。由于生物组织的制造和成熟需要高度无菌和受控条件下的基础设施,因此,到 2040 年,医院可能不会广泛独立生产生物打印组织和器官。相反,由制造商领导的组织和器官生产面临着巨大的物流挑战,更难以建立一个适用于生物打印器官制造的商业模式。考虑到这些因素,生物打印很可能在区域设施中进行, 这些设施是由政府与公私合作伙伴共同运营的, 并且与周边医院系统合作。采用这种方法,不仅可以由多方共同分担建立和维护此类设施所需的成本,还可以将安全监管集中在几个特定的场所,而不是几十个或几百个不同的医院。这种方法可以充分解决组织和器官运输和处理的物流问题,并且可以使资源有限的医院系统和人口稀少的地区获得先进的生物打印技术。然而,这种方法需要政府、私营企业和医院系统能够紧密合作,为改善人民健康而努力。

目前,与患者匹配的植入物主要以其结构为特点,通常根据特定的医疗目的选择材料,如用于骨结构植入物的钛合金, 或者用于骨再生的高弹性骨等再生生物材料,基本上都是"现成的材料",无论其他特性如何,都被用于创建植入物。然而,到2040 年,医学 3D 打印植入物不仅在解剖结构上与患者匹配,而且材料组成和微观结构也将与患者匹配。如上文的骨组织示例中,骨的组成和性质不仅在不同性别和不同年龄群体之间存在显著差异,而且在同质群体的不同个体之间也可能存在较大差异,这取决于广泛的外在和内在生物因素,包括年龄、健康状况、性别和基因构成。因此,由现成材料构成的患者匹配植入物,被用于不同患者时可能效果不同。由于 3D 打印和成像技术的不断发展,以及材料设计的不断进步,可以实现将患者匹配的结构和材料组合, 产生不仅在宏观上与患者匹配,而且微观上也与患者匹配的植入物。值得注意的是,患者匹配的结构和患者匹配的材料的结合在很大程度上取决于医学成像能力的进步, 以及数据解释、处理和数字建模在各种尺度(纳米/微米至厘米)上的应用,这是与放射学专业知识相适应的技能组合。

未来 20~30 年

2040—2050 年,不仅静态植入物、无细胞再生生物材料和生物打印成为行业和医院中常见的事物,而且医学 3D 打印和生物制造可能已经成为独立的学科,拥有自己的教育和培训项目、标准组织、保险报销途径和监管计划。可以说,在 2040 年或 2050 年之前,通过 3D 打印结合其他制造和生物调节技术,可以制造出复杂的大规模组织,如完整的肢体,以及多组分的器官(如心脏和肾脏)。然而,随着生物机器接口 3D 打印的发展,创建生物电子机械界面设备来替代完整的肢体或完整的器官,可能比制造生物组织或器官更有效且更具有成本效益。2050 年,患者匹配的组织和器官制造技术可能已非常成熟,为能够承担和获得生物制造结构的患者改变了医疗保健的可能性。

未来的影像学

医院中 3D 打印解剖模型和手术导板的应用促进了新型工程师和技术人员的出现,这些专业在 20 年前还不存在。类似地,放射科医生现在开始接受 3D 打印教育和培训。然而,要实现从解剖模型和手术导板向生物打印植入物的转变,需要掌握新的知识和技能。放射科医生、转诊医生、工程师和各个学科的支持人员需要合作和共同努力,才能够创建安全、功能良好的个体化植入物。

尽管放射科医生可能在医院的 3D 打印团队中起着主导作用,但提交打印请求给放射科医生和 3D 打印团队的主要是与患者进行接触的转诊医生。因此,医生必须对 3D 打印技术有足够的了解。目前,在一些设有集中式 3D 打印实验室的机构,医生能够通过常规渠道申请 3D 打印模型,并使用内置的成像方案进行优化。医生需要明确表达对 3D 打印物体的需求,以证明申请的适当性。申请包括成像请求、制造请求,还需要考虑植入物材料组成,或者至少就特定材料需求进行说明。就成像而言,ACR 适用性标准提出了循证的指南，帮助医生和其他医务工作根据特定临床情况做出最佳决策。例如，对于急性中度、重度或穿透性头部创伤的患者，最适宜的初始检查是不使用静脉造影剂的头部 CT，因为常规 CT 对于显示急性颅内出血、颅内占位效应、脑室大小和骨折等方面具有较高的敏感性。类似的适用性标准还需要围绕植入物特征和需求进行制订，并且应与医生充分交流沟通，以使这些标准产生合理的作用。

从影像分割和解读、数字模型的设计、材料的选择到 3D 打印和后期处理，整个医学 3D 打印过程十分复杂，并且非常依赖各种工程专业的技能，没有任何一个专业能够涵盖所有的技能。但这种情况需要改变，以使医院内部的植入物 3D 打印成为常态。传统上，医学影像分割和解读是放射技师和生物医学工程师的专长；数字模型设计是机械工程师的专长；材料选择、设计和处理是材料工程师的专长。从经济或管理的角度来看，如果每个需要 3D 打印的医院都要组建一支工程团队，每个工程师都拥有与医学影像和 3D 打印相关的专业知识是不现实的。因此，最有效的做法是开发专门针对生物制造的工程项目，该项目将涵盖与静态植入物、无细胞再生生物材料和生物打印植入物相关的知识和技能，从其他工程学科中选取课程，并创造与 3D 打印技术、影像和图像处理、生物材料设计和选择、组织和器官设计、细胞和组织培养、质量管理等相关的课程和知识体系。通过掌握这些具体的技能，有可能培养出一支能够与优秀的放射学家合作的生物制造工程师队伍，这些放射学家也将接受 3D 打印培训，以管理和运营未来医院内部的 3D 打印中心。

深度学习技术是一种新兴的技术，有可能取代传统的图像分割方法，如阈值法、边缘检测和基于区域的方法，这些方法通常由专家执行，且非常耗时。深度学习算法可以从数据中自动发现复杂特征，用于对象识别和分割。这些算法将不断改进和演变，最终发展为能够在几秒钟内以近乎完美的准确率识别研究中的模态内容，从而实现自动 3D 打印分割。机器学习和人工智能可以改善诊疗效果、创建可行的报告和产品，并使所有提供者和患者都能够理解，同时使患者了解医学影像和 3D 打印在护理中的作用，改变了放射学实践，改善了患者体验。与人类相比，

机器可以更快、更准确地完成在胸部 CT 扫描中识别和分割每个肺结节等琐碎任务。这将使放射科医师能够投入更高级的任务，如根据大量的影像结果、病史和体格检查结果进行诊断，并协助转诊医生制订治疗计划，如 3D 打印无细胞生物材料和生物打印，以及通过持续的影像监测确保组织整合和再生，类似于目前用于癌症治疗的影像监测。

如第 10 章所述，3D 打印将继续被纳入放射科住院医师培训，并将出现更多的 3D 打印奖励政策，以推动 3D 打印在临床应用中的发展，如制造个体化解剖模型、手术导板和植入物，以提供个性化诊疗和改善患者预后。已被开发和实施的针对各种成像模式和设备的成像方案将优化 3D 打印。梅奥医疗中心和 Montefiore 医疗中心等机构已经将 3D 打印订单集成到电子病历中，并将虚拟的 3D 模型存储在图像存档和通信系统中，以确保符合《健康保险可携性与责任法案》的规定。此外，DICOM 工作组正在积极努力推广 DICOM，用于在医疗环境中创建、存储和管理立体光刻和混合现实模型等 3D 打印文件类型。这将使得 3D 打印模型能够被存储，可以直接与患者信息和源影像相关联。此外，随着未来生物制造在医院中变得更加可行和易于实施，放射学将需要进一步发展，以确保宏观水平及细胞和分子结构水平上的解剖学准确性。熟悉组织工程和分子生物学原理的放射科医生将在解读新兴的高分辨率成像检查结果并将其应用于生物制造方面处于领先地位。通过开发选择性对比剂和细胞分子成像探针，可以实现对血管新生和组织形成的监测，以确保植入物的安全整合和改善预后。

未来的影像学家

类似于 20 世纪初 X 线放射成像的引入和临床应用，医学 3D 打印同样迅速发展，从一个新兴技术到逐渐被广泛应用于多个医学专业领域。随着 3D 打印解剖模型和手术导板的普及，以及 3D 打印技术和材料的改进和更易获取，医院内与患者匹配的 3D 打印植入物（包括永久性和再生性）的广泛应用也指日可待。无论其组成和预期使用方式如何，这些 3D 打印物体的生产都依赖于复杂影像数据的收集、解读

和数字到实体的转化，这是放射学的核心所在。因此,未来的医学 3D 打印和放射学将越来越紧密地结合在一起,30 年后,在放射学家领导的团队中不仅会看到解剖模型和导板,还会看到与患者匹配的活体

组织和器官,以及生物机器接口设备的制造。实现这一目标需要持续的技术发展,更重要的是放射学家、医务工作者、工程师和其他人员的持续学习、沟通和合作(图 16.3)。

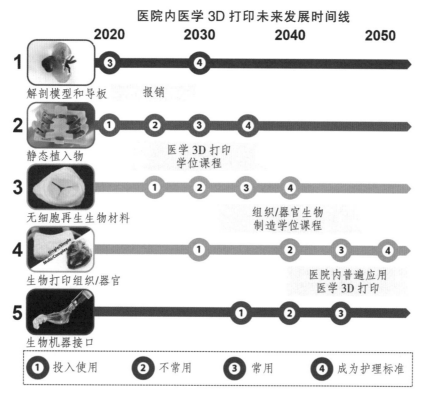

图 16.3　医院内医学 3D 打印的未来。[Panel 2 photo from Kamel MK, Cheng A, Vaughan B, et al. Sternal reconstruction using customized 3D-printed titanium implants. Ann Thorac Surg. 2020;109 (6): e411-e414; Panel 5 photo from Jank BJ, Xiong L, Moser PT, et al. Engineered composite tissue as a bioartificial limb graft. Biomaterials. 2015;61:246-256.]

参考文献

1. Huang M-T, Juan P-K, Chen S-Y, et al. The potential of the three-dimensional printed titanium mesh implant for cranioplasty surgery applications: biomechanical behaviors and surface properties. *Mater Sci Eng C.* 2019;97:412-419.

2. Kamel MK, Cheng A, Vaughan B, et al. Sternal reconstruction using customized 3D-printed titanium implants. *Ann Thorac Surg.* 2020;109(6):e411-e414.

3. Rivera F, Leonardi F, Maniscalco P, et al. Uncemented fully hydroxyapatite-coated hip stem for intracapsular femoral neck fractures in osteoporotic elderly patients: a multicenter study. *Arthroplast Today.* 2015;1(3):81-84.

4. Jank BJ, Xiong L, Moser PT, et al. Engineered composite tissue as a bioartificial limb graft. *Biomaterials.* 2015;61:246-256.

5. Gibson MA, Mykulowycz NM, Shim J, et al. 3D printing metals like thermoplastics: fused filament fabrication of metallic glasses. *Mater Today.* 2018;21(7):697-702.

6. Taylor SL, Jakus AE, Shah RN, Dunand DC. Iron and nickel cellular structures by sintering of 3D-printed oxide or metallic particle inks. *Adv Eng Mater.* 2017;19(11): 1600365.

7. Taylor SL, Ibeh AJ, Jakus AE, Shah RN, Dunand DC. NiTi-Nb micro-trusses fabricated via extrusion-based 3D-printing of powders and transient-liquid-phase sintering. *Acta Biomater.* 2018;76.

8. Jakus AE, Taylor SL, Geisendorfer NR, Dunand DC, Shah RN. Metallic architectures from 3D-printed powder-based liquid inks. *Adv Funct Mater.* 2015;25(45): 6985-6995.

9. Di Prima M, Coburn J, Hwang D, Kelly J, Khairuzzaman A, Ricles L. Additively manufactured medical products — the FDA perspective. *3D Print Med.* 2016;2(1):1.

10. Wong KC, Kumta SM, Geel NV, Demol J. One-step reconstruction with a 3D-printed, biomechanically evaluated custom implant after complex pelvic tumor resection. *Comput Aided Surg.* 2015;20(1):14-23.

11. Siu TL, Rogers JM, Lin K, Thompson R, Owbridge M.

Custom-made titanium 3-dimensional printed interbody cages for treatment of osteoporotic fracture−related spinal deformity. *World Neurosurg.* 2018;111:1−5.

12. Thompson RG. 3.2 − Anatomics 3D-printed titanium implants from head to heel. In: Froes FH, Qian M, eds. *Titanium in Medical and Dental Applications.* Woodhead Publishing; 2018:225−237.

13. Qin J, Yang D, Maher S, et al. Micro- and nano-structured 3D printed titanium implants with a hydroxyapatite coating for improved osseointegration. *J Mater Chem B.* 2018;6(19):3136−3144.

14. Jakus AE, Rutz AL, Shah RN. Advancing the field of 3D biomaterial printing. *Biomed Mater.* 2016;11(1):014102.

15. Rutz AL, Hyland KE, Jakus AE, Burghardt WR, Shah RN. A multimaterial bioink method for 3D printing tunable, cell-compatible hydrogels. *Adv Mater.* 2015;27(9):1607−1614.

16. Laronda MM, Rutz AL, Xiao S, et al. A bioprosthetic ovary created using 3D printed microporous scaffolds restores ovarian function in sterilized mice. *Nat Commun.* 2017;8(1):15261.

17. Jakus AE, Rutz AL, Jordan SW, et al. Hyperelastic "bone": a highly versatile, growth factor−free, osteoregenerative, scalable, and surgically friendly biomaterial. *Sci Transl Med.* 2016;8(358):358ra127.

18. Huang YH, Jakus AE, Jordan SW, et al. 3D-printed "hyperelastic bone" scaffolds accelerate bone regeneration in critical-sized calvarial bone defects. *Plast Reconstr Surg.* 2019; 143(5).

19. Jakus AE, Geisendorfer NR, Lewis PL, Shah RN. 3D-Printing porosity: a new approach to creating elevated porosity materials and structures. *Acta Biomater.* 2018;72.

20. Jakus AE, Laronda MM, Rashedi AS, et al. "Tissue Papers" from organ-specific decellularized extracellular matrices. *Adv Funct Mater.* 2017;27(34):1700992.

21. Jakus AE, Secor EB, Rutz AL, Jordan SW, Hersam MC, Shah RN. Three-dimensional printing of high-content graphene scaffolds for electronic and biomedical applications. *ACS Nano.* 2015;9(4):4636−4648.

22. Jakus AE, Shah RN. Multi and mixed 3D-printing of graphene-hydroxyapatite hybrid materials for complex tissue engineering. *J Biomed Mater Res.* 2017;105(1):274−283.

23. Driscoll JA, Lubbe R, Jakus AE, et al. 3D-printed ceramic-demineralized bone matrix hyperelastic bone composite scaffolds for spinal fusion. *Tissue Engg Part A.* 2019.

24. Liu X, Jakus AE, Kural M, et al. Vascularization of natural and synthetic bone scaffolds. *Cell Trans.* 2018; 27(8).

25. Alluri R, Jakus A, Bougioukli S, et al. 3D printed hyperelastic "bone" scaffolds and regional gene therapy: a novel approach to bone healing. *J Biomed Mater Res.* 2018;106(4):1104−1110.

26. Ghodbane SA, Brzezinski A, Patel JM, et al. Partial meniscus replacement with a collagen-Hyaluronan infused three-dimensional printed polymeric scaffold. *Tissue Eng A.* 2019;25(5−6):379−389.

27. Ng WL, Lee JM, Zhou M, et al. Vat polymerization-based bioprinting—process, materials, applications and regulatory challenges. *Biofabrication.* 2020;12(2):022001.

28. Haake K, Ackermann M, Lachmann N. Concise review: towards the clinical translation of induced pluripotent stem cell-derived blood cells—ready for take-off. *Stem Cell Transl Med.* 2019;8(4):332−339.

29. Pellegata AF, Bottagisio M, Boschetti F, et al. Terminal sterilization of equine-derived decellularized tendons for clinical use. *Mater Sci Eng C.* 2017;75:43−49.

30. Hennessy RS, Jana S, Tefft BJ, et al. Supercritical carbon dioxide−based sterilization of decellularized heart valves. *J Am Coll Cardiol.* 2017;2(1):71−84.

31. Basgul C, Yu T, MacDonald DW, Siskey R, Marcolongo M, Kurtz SM. Structure-property relationships for 3D printed PEEK intervertebral lumbar cages produced using fused filament fabrication. *J Mater Res.* 2018;33(14):2040−2051.

32. *Technical Considerations for Additive Manufactured Medical Devices. Guidance Document Website.* https://www.fda.gov/regulatory-information/search-fda-guidance documents/technical-considerations-additive-manufactured-medical-devices. Published 2017. Accessed 2020.

33. *Framework for the Regulation of Regenerative Medicine Products.* https://www.fda.gov/vaccines-blood-biologics/cellular-gene-therapy-products/framework regulation-regenerative-medicine-products. Accessed 2020.

34. Riggs BL, Melton III LJ, Robb RA, et al. Population-based study of age and sex differences in bone volumetric density, size, geometry, and structure at different skeletal sites. *J Bone Miner Res.* 2004;19(12):1945−1954.

35. DICOM Working Group Minutes. *WG-17 3D.* https://www.dicomstandard.org/wgs/wg-17/. Accessed 2020.

索 引